O. PROKOP · G. BUNDSCHUH

DIE TECHNIK UND DIE BEDEUTUNG DER HAPTOGLOBINE UND Gm-GRUPPEN IN KLINIK UND GERICHTSMEDIZIN

DIE TECHNIK UND DIE BEDEUTUNG DER HAPTOGLOBINE UND Gm-GRUPPEN IN KLINIK UND GERICHTSMEDIZIN

von

Prof. Dr. med. O. Prokop

Direktor des Instituts für Gerichtliche Medizin
der Humboldt-Universität Berlin

Dr. med. G. Bundschuh

Assistent am Institut für Gerichtliche Medizin
der Humboldt-Universität Berlin

Mit einem Beitrag von Dr. Hildegard Falk

Mit 78 Abbildungen und 4 mehrfarbigen Tafeln

BERLIN 1963

WALTER DE GRUYTER & CO.

vormals G. J. Göschen'sche Verlagshandlung · J. Guttentag, Verlagsbuchhandlung
Georg Reimer · Karl J. Trübner · Veit & Comp.

Archiv-Nr. 5 60 26 21 — Satz und Druck: Walter de Gruyter & Co., Berlin W 30

Vorwort

Über die Genetik, Bedeutung und Bestimmungstechnik der menschlichen Blutgruppen sind mehrfach tiefgründige Monographien und Laborbücher geschrieben worden. Mit dem vorliegenden Buch wollen wir die Reihe ausgezeichneter Labor- und Lehrbücher der Blutgruppenkunde des Menschen ergänzen helfen. Sie haben bis jetzt nicht die menschlichen Serumgruppen eingeschlossen, mit denen vorwiegend Gerichtsmediziner und Mikrobiologen heute arbeiten müssen, wollen sie nicht in der Erforschung weiterer erblicher menschlicher Proteine zurückbleiben und den Anschluß als Gutachter vor den führenden Instituten verlieren.

In der jetzt veröffentlichten kleinen und doch fast monographischen Darstellung sollen alle die Probleme gezeigt werden, die für jeden Untersucher auftreten, der sich neu mit dieser Materie befaßt, aber darüber hinaus auch Hinweise für den Spezialisten gegeben werden, der plötzlich besonderen Befunden gegenübersteht, von denen er nicht weiß, wie er sie zu interpretieren hat. Es könnte sein, daß eine Monographie wie diese bald unmodern wird. Die Entwicklung auf dem Gebiet der Erforschung erblicher Proteine geht so stürmisch vor sich, daß bereits nach einem Jahr wesentliche neue Erkenntnisse hinzukommen werden. Als das Manuskript zu diesem Buch abgeschlossen war, kamen die Mitteilung von ALLISON und BLUMBERG über Ag und die ersten größeren Zahlen zur Vererbung der Gc-Gruppen HIRSCHFELDS. Die Zeit ist noch nicht gekommen, auch sie in eine Monographie wie diese hereinzunehmen, aber sie wird kommen, und wir werden auch darüber alle methodischen Einzelheiten mit Erläuterung der wichtigen labortechnischen Daten und Kunstgriffe — vielleicht in einer Ergänzung oder Erweiterung dieser Schrift — berichten. Zu den Haptoglobinen und Gm-Gruppen liegt dagegen in unserem Institut eine Erfahrung vor, die zahlenmäßig wie folgt zu fassen ist: In den letzten drei Jahren wurden fast hunderttausend Haptoglobinbestimmungen und vierzigtausend Gm-Tests durchgeführt und so Schritt für Schritt eine Perfektion erreicht, die es erlaubt, selbst Hinweise und Ratschläge zu geben.

Eine Reihe von technisch nicht unbedeutenden Hinweisen und apparativen Modifikationen, die wir in den letzten Jahren gegeben haben, sind bereits vielerorts eingeführt worden. Wir müssen aber mit großer Dankbarkeit anerkennen, daß eine Reihe von prominenten Wissenschaftlern auch unsere eigenen Kenntnisse vervollkommnen halfen. So gilt unser besonderer Dank Frau Professor Eloise R. GIBLETT, Washington; Herrn Dr. K. HENNINGSEN und Herrn Dr. Frode GALATIUS-JENSEN, Kopenhagen; Herrn Dr. O. SMITHIES, Toronto; Herrn Dr. GILLERT, Berlin und Herrn Professor Dr. Dr. H. BAITSCH, Freiburg i. Br. Zahlreiche Forscher haben uns wertvolles Untersuchungsmaterial zugesandt, und wir haben ihnen dafür recht herzlich zu danken. Wir erlauben uns, hier zu nennen: Dr. GÖHLER, Leipzig; Dr. S. SCHULZE, Dresden; Dr. H. PETTENKOFER Berlin, und zahlreiche Direktoren und Leiter von klinischen Anstalten.

Den Polymorphismus der menschlichen Proteine haben wohl viele namhafte Wissenschaftler schon vor Jahren vorausgeahnt. Einer von ihnen war unser verehrter Lehrer, Professor Dr. H. ELBEL, Direktor des Instituts für gerichtliche Medizin der Universität Bonn. Unser großes Interesse an dem Gebiet stellt eine Fortführung seines Gedankengutes dar, das er uns mit großer Leidenschaft immer wieder vorgetragen hat. Es geziemt sich, daß seine Schüler dies auch an dieser Stelle anerkennen.

Mit großer Dankbarkeit erkennen wir auch an, daß der Verlag Walter de Gruyter & Co. unseren vielfältigen Wünschen drucktechnischer Art entgegengekommen ist und nicht zuletzt, daß er die Bedeutung des Themas erkannt und die Drucklegung dieses Buches in erstaunlich kurzer Zeit ermöglicht hat.

Berlin, Herbst 1962 O. PROKOP · G. BUNDSCHUH

Inhaltsübersicht

Einleitung und Abgrenzung des Stoffes

Unser Wissen um das komplizierte Gefüge der Eiweißkörper des menschlichen Blutes ist bei allen Fortschritten der Wissenschaft noch unvollständig. Die Forschungsergebnisse in ihrer Gesamtheit sind jedoch so groß, daß ein einzelner sie in allen Details nicht mehr überblicken kann. Die überaus stürmische Entwicklung des jüngsten Kapitels der Eiweißwissenschaft, die Erforschung der erblich differenzierten Serumproteide, bekräftigt diese Tatsache.

Die erste Nachricht von dem sicheren Vorhandensein einer erblich bestimmten Strukturverschiedenheit menschlicher Serumproteide stammt aus dem Jahre 1955 (Smithies 1955). Die Vorarbeiten dazu stammen jedoch von Jayle und Mitarbeitern aus den Jahren 1938, 1939, 1940, zit. nach Klein (1960), vgl. Polonovski (1938). Seither haben sich immer größere Forscherkreise diesem Problem zugewendet. Obwohl von allen Interessierten, den Serologen, den Klinikern, Physiologen und Biochemikern, die Serologen diesem Problem, ihrem Fach entsprechend, die größte Aufmerksamkeit entgegenbringen, können sie zu seiner Erforschung doch am wenigsten beitragen, denn die auf diesem Gebiet erforderlichen Arbeitsmethoden sind Rüstzeug des Biochemikers.

Die Arbeitsweisen der *Blutgruppenserologie*, die Agglutination und die Präzipitation versagen auf dem Sektor der *Eiweißserologie* fast vollständig, wenn man vorerst einmal von den Gm-Gruppen absieht.

Die moderne forensische Serologie besteht nunmehr aus zwei Teilgebieten:

1. Die Blutgruppenkunde mit ihren verschiedenen Systemen zuzüglich den „ehrenamtlichen" Blutgruppen, der Sekretoreigenschaft und dem Merkmal, Phenylthiocarbamid zu schmecken und
2. der Kunde von den erblich determinierten Eiweißen, von denen wir gegenwärtig bereits sechs Systeme kennen:

a) die Haptoglobine,	e) die Gc-Gruppen,
b) die Transferrine,	d) die Gm-Gruppen,
c) die Postalbumine,	f) die Gruppe Ag

Die Merkmale a und d sind bereits soweit wissenschaftlich bearbeitet, daß sie in Fällen strittiger Vaterschaft zu einer rechtskräftigen Klärung herangezogen werden können. Dagegen scheint die Heterogenität der Transferrine rassengebunden zu sein. Sie besitzt demzufolge für den Routinebetrieb in der forensischen Serologie kaum eine Bedeutung, dürfte aber bei einer Mischbevölkerung einen gewissen Wert erlangen. Die Postalbumine lassen sich wie die Haptoglobine in der Stärkegelelektrophorese nachweisen. Die bisherigen Untersuchungsergebnisse sind jedoch zu gering und der Nachweis zu umständlich, um für dieses System eine Prognose im Hinblick auf eine künftige Anwendbarkeit zu stellen. Die Gm-Gruppen werden in einem gesonderten Kapitel näher erläutert. Neuere Untersuchungen deuten auf eine Identität zwischen den Postalbuminen (SMITHIES 1959) und den Gc-Komponenten hin (HIRSCHFELD 1959, 1960; SCHULTZE u. Mitarb. 1962, 1. u. 2. Mitteilung).

In Anbetracht der schnellen Entwicklung dieser neuen Forschungsrichtung ist es sicher kein Wagnis, vorauszusagen, daß in absehbarer Zeit von weiteren Eiweißen eine erbliche Strukturverschiedenheit bekannt werden wird. Beim Coeruloplasmin wird sie bereits vermutet, und man geht wohl nicht fehl, sie auch bei den Isoagglutininen, einigen Gamma-Globulinen und anderen Eiweißkomponenten anzunehmen. „Es wird allein eine Frage der Methode sein, ihre Gruppenprägung oder Individualität zu belegen" (BUNDSCHUH, Diss. 1960).

Die mutige Voraussage Karl LANDSTEINERS, daß die Individualität des Blutes mit den Fingerabdrücken des Menschen vergleichbar sein werde, rückt damit erneut und bekräftigt in die Gedankenwelt der Biologie.

Von den erblichen Eiweißen sind die Haptoglobine gegenwärtig am meisten bearbeitet. Der Weg ihrer Entdeckung begann mit der Feststellung von POLONOVSKI und JAYLE 1938, 1939 und 1940, daß die Peroxydaseaktivität des Hämoglobin bei Zusatz von menschlichem Serum erhöht wird.

Diese Aktivierung läßt sich durch eine gegenseitige Beeinflussung von Hämoglobin und Serum erklären. Eine Wechselwirkung der beiden Komponenten kommt nach eigenen Beobachtungen auch darin zum Ausdruck, daß beim Mischen von Hämoglobinlösung und Serum eine neue Eiweißkomponente entsteht, die sich in der Stärkegelelektrophorese bei alkalischem pH anodenwärts vom freien Hämoglobin darstellt (Kapitel Methämalbumin).

Bei Aussalzversuchen stellten POLONOVSKI und JAYLE weiter fest, daß eine bisher unbekannte Komponente beim Globulin ausfiel. Diese Fraktion besitzt die Fähigkeit, sich mit Hämoglobin zu verbinden, sie wurde *Haptoglobin*[1]) genannt. JAYLE und JUDAS vermuteten als erste bereits 1946 eine Uneinheitlichkeit des Haptoglobins, da sie beim Aussalzen von Seren feststellten, daß in acht von zehn Fällen das Haptoglobin beim Globulin und in den restlichen zwei Fällen beim Albumin ausfiel.

Den Forschern der französischen Schule war es auch in den nachfolgenden Jahren mit ihrer Untersuchungstechnik nur möglich, zwei verschiedene Komponenten zu erkennen: die Haptoglobine I und II, wobei sich das eine als ein Dimeres des anderen erwies (JAYLE und BOUSSIER 1955). Der sichere Nachweis der Heterogenität der Haptoglobine wurde erst knapp zehn Jahre später, 1955 durch SMITHIES erbracht. Er verwendete dazu eine Zonenelektrophorese, bei der die Trägersubstanz aus Kartoffelstärkegel bestand.

Mit dieser Untersuchungstechnik lassen sich die Haptoglobine in eindeutig beurteilbare Fraktionen auflösen. Bei dieser verfeinerten Technik wurde erkannt, daß es nicht nur zwei, sondern sogar drei verschiedene Standard-Haptoglobintypen gibt. Durch Familienuntersuchungen zusammen mit WALKER stellte SMITHIES (1955) fest, daß diese Typen genetisch determiniert sind. Heute kennen wir insgesamt zehn verschiedene Haptoglobintypen. Wir wissen, daß die Standardmuster relativ umweltstabil sind und unabhängig von anderen Merkmalen vererbt werden.

---

[1]) hapto = „ich halte fest" (Griech.).

In dem Maße, wie diese Tatsachen bekannt wurden, entwickelte sich auf diesem Gebiet eine fieberhafte Atmosphäre des Forschens in allen Kulturstaaten. Der überragende Wert des Forschungsergebnisses wird für die forensische Serologie allein durch die Tatsache klar, daß die Ausschlußchance der einer Vaterschaft zu Unrecht beschuldigten Männer durch die Haptoglobinbestimmung der an dem Verfahren beteiligten Personen etwa 18% beträgt (0,4 · 0,6 · (1—0,4 · 0,6)) S. 146.

Um die klinische Bedeutung der Haptoglobine zu erfassen, müssen zunächst einige physiologische und patho-physiologische Vorgänge erläutert werden. Es sei hier nur erwähnt, daß die Haptoglobine bei einigen Krankheiten auf das sechs- bis siebenfache des normalen Wertes vermehrt, aber auch bis auf eine Spur, die sich unserem Nachweisvermögen entzieht, vermindert sein können. Aus der quantitativen Bestimmung dieser Eiweiße lassen sich prognostische Rückschlüsse für den Krankheitsverlauf gewinnen, die für den Kliniker von Bedeutung sein können. Aus dem französischen Schrifttum ist zu entnehmen, daß die quantitative Hp-Bestimmung an einigen Kliniken sogar an Stelle der Blutsenkungsgeschwindigkeitsreaktion ausgeführt wird (zit. LAURELL und NYMAN 1957). Aus anderen Ländern sind derartige Hinweise nicht bekannt. Ob diese Auswertung einen Fortschritt in diagnostischer Hinsicht darstellt, muß von klinischer Seite her abgewogen werden.

Das Hp-System

A. Die Stärkegelelektrophorese

Der Nachweis erblicher Blutgruppensubstanzen ist nur durch einen Antikörper möglich. Die Gruppensubstanz selbst bleibt dabei unsichtbar, sie ist nur in ihrer Wirkung, der Antigen-Antikörperreaktion, zu erfassen. Die Diagnose einzelner protein-gebundener Erbmerkmale kann dagegen durch eine unmittelbare visuelle Orientierung erfolgen; zum Nachweis werden die Serumproben durch eine Elektrophorese im Stärkegel fraktioniert und die einzelnen Komponenten durch entsprechende Anfärbungen oder gar Farbreaktionen sichtbar gemacht. Aus der Lage und der Intensität der Fraktionen kann das Serummuster abgelesen werden. Bei der *Stärkegelelektrophorese* wird im Vergleich zur Papierelektrophorese lediglich ein anderes Trägermedium, ein Gelblock aus Kartoffelstärke verwendet.

Für die Entwicklung der Zonenelektrophorese, wobei als Trägermedium ein Gel verwendet wird, haben CONSDEN, GORDON und MARTIN bereits 1946 den Weg gewiesen, indem sie eine Trennkammer beschrieben, bei der als Trägermedium ein Kieselgel verwendet wurde. KUNKEL und SLATER berichten 1953 erstmalig über die Vorzüge des Kartoffelstärkegels beim Zerlegen von Proteingemischen in ihre einzelnen Bestandteile und weisen darauf hin, daß dieses Trägermaterial besonders in den USA von zahlreichen Arbeitsgruppen verwendet wird. Kartoffelstärke als Trägermaterial

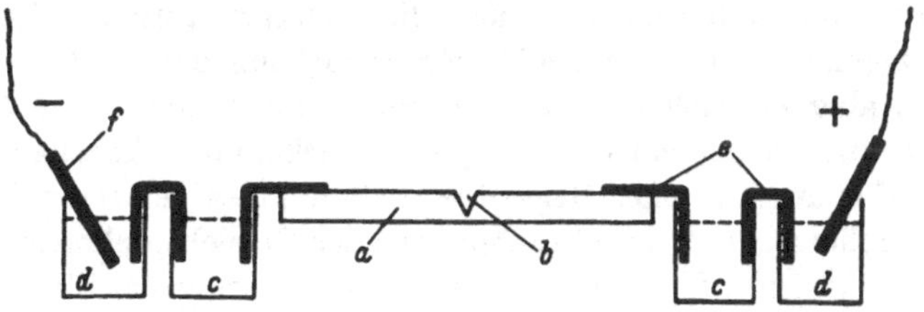

Abb. 1. Schematische Darstellung der Stärkegelelektrophorese, verändert nach SMITHIES (1955)

a Gelblock
b Impfspalt mit Serum
c Brückenpufferlösung
d hypertone Kochsalzlösung
e Stromkontakte aus Filterpapier
f Platinelektroden

besitzt gegenüber anderen geprüften Stoffen (Seesand, Glaspulver, Kunstharz, Agar) den Vorteil der geringsten Elektro-Osmose und Adsorption (zit. bei KNEDEL und SPERL 1960). Während die Adsorption von Albumin an Cellulose bei WHATMAN-Papier Nr. 1 etwa 7 Gamma/cm² beträgt, ist die an das Gel adsorbierte Menge unmeßbar klein (WUHRMANN und WUNDERLY 1957). Eine bis ins einzelne durchgearbeitete Methode des Trennverfahrens unter Verwendung von Kartoffelstärke gibt DIETRICH 1955 an, er verwendete aber kein Gel, sondern lediglich einen Brei aus Stärkekörnern und Pufferlösung. Im gleichen Jahre veröffentlicht SMITHIES seine hervorragenden Untersuchungsergebnisse und begeistert damit alle interessierten Forscherkreise.

I. Methodische Grundlagen

Das Gel wird hergestellt, indem eine partiell hydrolysierte Kartoffelstärke in einem entsprechenden Puffer gekocht und anschließend in noch dickflüssigem Zustand in zweckentsprechende Formen gegossen wird. Es erstarrt darin zu einem elastisch-festen Block. Zur Aufnahme des Serums kann ein Impfspalt direkt hineingegossen oder nach dem Erkalten hineingeschnitten werden. Nach dem Verimpfen des Serums wird an den Enden des Gelblockes eine Gleichspannung angelegt. Infolge des geringen Gelwiderstandes beträgt die Stromstärke ein Vielfaches der Werte, die wir bei gleicher Spannung von der Papierelektrophorese her kennen.

Die von SMITHIES (1955) mit all ihren Einzelheiten angegebene Methode der Untersuchungstechnik ist trotz aller Fortschritte des Verfahrens mit einer Reihe von Teilproblemen behaftet, die einer ausgedehnten Anwendung hinderlich sind. Ein vereinfachtes Verfahren, das auf dem gleichen Prinzip beruht und Vorzüge in der Routineanwendung besitzt, wurde von BUNDSCHUH (1960) beschrieben. Eine besondere Verfeinerung der Originalmethode haben KLEIN und KNÜCHEL 1960 entwickelt. Ihre Methode ist weniger für die Routine, sondern vielleicht mehr für verfeinerte Auftrennungen geeignet.

Obwohl SMITHIES bei seinen ersten Untersuchungen von der Fähigkeit der Haptoglobine, Hämoglobin zu binden und bei der Elektrophorese mitzuschleppen, nur bedingten Gebrauch machte, indem er den Haptoglobin-Hämoglobin-Komplex nicht durch eine Peroxydase-Reaktion darstellte, ihn nicht elektiv anfärbte, sondern die Komplexe nur durch einen der üblichen Proteinfarbstoffe, durch Amidoschwarz 10 B, sichtbar machte, war es ihm doch möglich, die wichtigsten Einzelheiten der Haptoglobine zu erkennen. Durch die Amidoschwarzfärbung des im Gel aufgetrennten Serums kamen aber zugleich noch andere, bisher unbekannte Eiweißkomponenten zum Vorschein: die aus der Papierelektrophorese bekannten Fraktionen zeigten eine völlig neue Aufteilung. In einer Gegenüberstellung eines gefärbten Papierstreifens aus der Elektrophorese und eines Streifens aus der Gelelektrophorese, die beide die Auftrennung des gleichen Serums enthalten, wird die unterschiedliche Auftrennung der Eiweißkomponenten sichtbar.

Die Vielzahl der zum Teil neuen Fraktionen (Tafel I) ist auf den ersten Blick verwirrend. Durch eine doppelte Auftrennung eines Serums, wobei zuerst in Papier getrennt wird, die Fraktionen herausgeschnitten, in das Gel verimpft und erneut getrennt werden, konnte SMITHIES klären, welche Bande aus der jeweiligen papierelektrophoretischen Fraktion hervorgegangen ist.

Der Albuminkomplex wandert auch in der Gelelektrophorese am schnellsten, er wird aber in eine Hauptkomponente und zwei bis drei schwächere Fraktionen aufgesplittert. Daß diese Teilung mit den von HEWITT und später KEKWICK, zit. bei RIVA, G. (1957), durch fraktionierte Aussalzung isolierten drei Albuminkomponenten über-

Tafel I

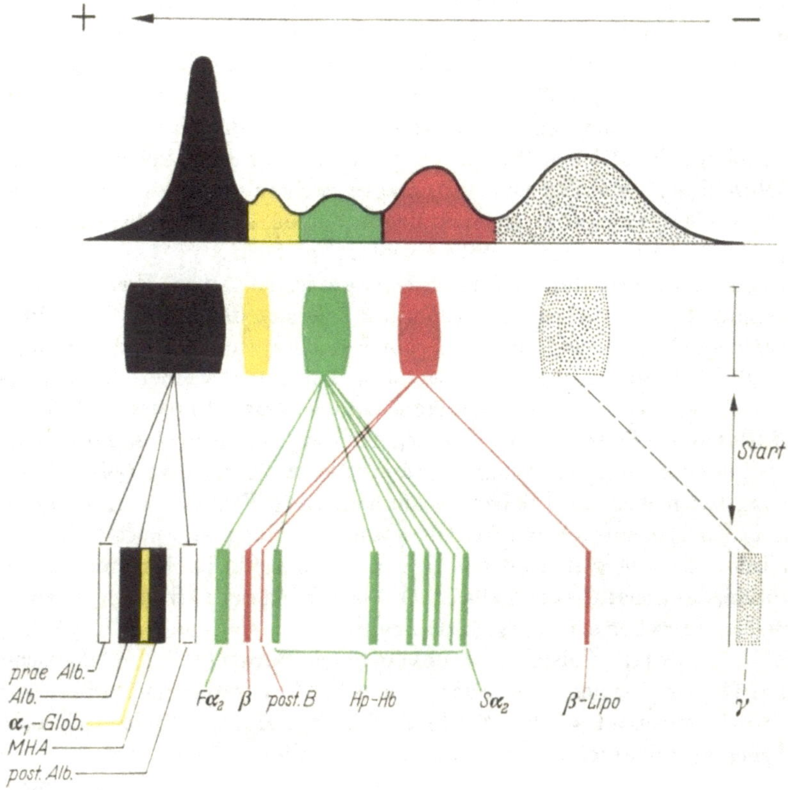

Anmerkung während der Korrektur:

Die als Postalbumin bezeichneten Komponenten, die bei maximalem Trennergebnis als drei Fraktionen erscheinen, gehören neueren Untersuchungen zufolge nicht zum Albumin, sondern stellen eine Mischung aus α-Globulinen dar. (Aufteilung der Präalbumine.)

einstimmt, ist unwahrscheinlich. Die durch Aussalzung gewonnenen Albuminfraktionen, zu denen das Kristalbumin und das Seroglycoid gehören, befinden sich nach der gelelektropboretischen Trennung wahrscheinlich in der Hauptkomponente. Eine Zusammenfassung der Albuminfraktionierungsmethoden wurde von SCHULTZE (1960) gegeben. Die schwächeren Fraktionen, die entsprechend ihrer Lokalisation als Prä- bzw. Postalbumin bezeichnet wurden, lassen sich relativ schwer nachweisen.

Zwischen dem Albumin und dem Präalbumin befindet sich eine schmale Bande, die durch Untersuchungen von POULIK (1959) als saures Alpha$_1$-Globulin identifiziert wurde; Orosomucoid nach KNÜCHEL (1961). Sie kann gedoppelt auftreten, so daß vor dem Albumin bisweilen drei Fraktionen zu erkennen sind. Die andere Präalbuminfraktion soll die Fähigkeit besitzen, Tyrosin zu binden (KNÜCHEL 1961).

Die Alpha$_1$-Fraktion aus der Papierelektrophorese wird in der Gelelektrophorese meist durch das Albumin überdeckt, es müssen besondere Pufferverhältnisse gewählt werden, um sie an der kathodischen Seite des Albumin darzustellen.

Die Postalbumine lassen sich in der Regel noch schwieriger als die Präalbumine nachweisen. Das Serum muß sehr weit aufgetrennt werden, damit die nachfolgenden Fraktionen diese meist nur in geringer Konzentration vorhandenen Komponenten nicht verdecken. Zum Darstellen dieser Fraktionen eignet sich das Trispuffersystem besonders gut. SMITHIES (1959) konnte durch Verwenden einer vertikalen Gelanordnung nachweisen, daß bei den Postalbuminen individuelle Unterschiede bestehen. Die Untersuchung der gleichen Personen nach einem Jahr ergab keinen abweichenden Befund. Obwohl die Daten für sichere Aussagen noch zu gering sind, berechtigen die ersten Untersuchungsergebnisse doch zu der Annahme, daß auch bei diesen Eiweißkörpern genetische Faktoren eine Rolle spielen. (Vgl. S. 52.)

Die Uneinheitlichkeit der papierelektrophoretischen Alpha$_2$-Fraktion ist schon länger bekannt. In der Stärkegelelektrophorese teilt sich das Alpha$_2$-Globulin in zwei Hauptfraktionen, in eine langsamer und eine schneller wandernde, die entsprechend ihrer Beweglichkeit als Fα_2 (fast) und Sα_2 (slow) bezeichnet werden. Die Serumeigenschaft Ag soll der Sα_2-Fraktion angehören. (ALLISON und BLUMBERG 1962.)

Das β-Globulin teilt sich in der Stärkegelelektrophorese in drei Anteile auf. Die schnellere Komponente ist ein wenig langsamer als das schnelle α_2. Bei ungenügender Auftrennung fallen beide Fraktionen zusammen. Die β-Fraktion wird dann von der schnellen α_2 Komponente überdeckt. Oft kann auch noch eine post-β-Fraktion mit verdeckt sein, die sich gleich an das β-Globulin anschließt. Ein hochmolekulares β-Lipoprotein, das SMITHIES ebenfalls durch Verwenden der vertikalen Gelanordnung fand, stellt sich bisweilen als erste größere Fraktion anodenwärts vom Impfschlitz dar.

In der Regel wird die Gelelektrophorese in einem Boratpuffer von alkalischem pH ausgeführt. Der pH-Bereich ist ungefähr von 8 bis 12 variabel und muß dem Säuregrad der Stärke angepaßt werden (S. 23). In diesem Bereich befinden sich alle bisher beschriebenen Proteidanteile des Serums auf der alkalischen Seite ihres isoelektrischen Punktes und wandern, entsprechend ihrer überwiegend negativen Ladung, zur Anode. *Das Gamma-Globulin dagegen wandert bei alkalischem pH zur Kathode.* Aus der Papierelektrophorese ist jedoch bekannt, daß es wie die übrigen Komponenten anodenwärts wandert. Werden beide Elektrophoresemethoden im gleichen pH-Bereich ausgeführt, z. B. pH 9, so ändert sich an der oben beschriebenen Tatsache nichts. In der einen wandert es anodenwärts, in der anderen kathodenwärts.

Damit muß die Regel, daß sich bei alkalischem pH *alle* Plasmaproteine auf der alkalischen Seite ihres isoelektrischen Punktes befinden und demzufolge als Anionen reagieren (WUHRMANN, WUNDERLY 1957, RIVA G. 1957), eingeschränkt werden.

Eine sichere Erklärung für dieses Phänomen kann zur Zeit noch nicht gegeben werden. Es wäre jedoch denkbar, daß die Elektroosmose im Verein mit der retardierenden Kraft (S. 18) stark genug ist, die möglicherweise anodenwärts drängenden Gammaglobuline in ihrer Wanderung zu hemmen und in entgegengesetzte Richtung zu transportieren. Die Elektroosmose soll bei der Stärkegelelektrophorese, wie bereits erwähnt, jedoch kleiner sein als in der Papierelektrophorese. Somit stünden sich zwei widersprechende Fakten gegenüber.

RIVA (1957) gibt den isoelektrischen Punkt des γ-Globulin mit einem pH von 6,4 an. Es wäre denkbar, daß dieser Wert durch Adsorption von Pufferionen an das Eiweißmolekül vorgetäuscht wird und der wirkliche isoelektrische Punkt möglicherweise im stärker alkalischen pH-Bereich läge.

Daß Fremdionen an das Eiweißmolekül adsorbiert werden, ist ebenso in der Stärkegelelektrophorese möglich, die entgegengesetzte Wanderungsrichtung wäre dann gleichfalls erklärt.

Die einzelnen Haptoglobinfraktionen haben sich als α_2-Globulinanteile erwiesen und besitzen eine elektrophoretische Geschwindigkeit, die zwischen der des Post-β-Globulin und der des β-Lipoprotein liegt. Sie stellen sich zu beiden Seiten der langsamlaufenden α_2-Fraktion dar. Bei Verwenden der vertikalen Gelanordnung konnte SMITHIES bis zu 12 verschiedene Haptoglobinfraktionen nachweisen. Die am langsamsten wandernden sind jedoch so schwach, daß sie bei gewöhnlicher Auftrennung nicht in Erscheinung treten (näheres: Kapitel Vertikale Elektrophorese).

Obwohl es für die routinemäßige Hp-Bestimmung unwesentlich ist, soll doch erwähnt werden, daß beim Hinzufügen von Hämoglobin zu dem zu untersuchenden Serum (vor der Elektrophorese) die Verteilung der Proteide in der α-β Region verändert wird. Diese Entdeckung geht auf WIEME und TÜTTLE zurück (zit. bei LAURELL und NYMAN 1957). SMITHIES (1955) untersuchte diese Befunde eingehender und konnte feststellen, daß bei einem Serum vom Hp-Typ 1-1 nach Hb-Zugabe von 125 mg% die $F\alpha_2$-Fraktion schmaler wird und eine neue Bande auftritt, die mit annähernd der gleichen elektrophoretischen Geschwindigkeit wandert, wie das β-Globulin. Durch das Schmalerwerden der $F\alpha_2$-Fraktion wird gleichzeitig eine neue Postalbuminbande sichtbar, so daß insgesamt drei PA-Fraktionen zur Darstellung gelangen können.

SMITHIES nimmt an, daß die letzte PA-Komponente zuvor durch die breitere $F\alpha_2$-Fraktion verdeckt worden war. Bei Zugabe weiterer Hb-Mengen wird die Position der $F\alpha_2$-Bande wieder breiter, was durch das Auftreten von freiem, nicht an Hp gebundenem Hb erklärt werden kann. Das freie Hb wandert bei einem pH von 8—9 etwas langsamer als das $F\alpha_2$, jedoch schneller als das β. Der Beweis kann durch Verimpfen von reiner Hb-Lösung neben einem mit Hb versetztem Serum erbracht werden.

Das Schmalerwerden der $F\alpha_2$-Bande und das Auftreten neuer Fraktionen nach Hb-Zusatz wurde von SMITHIES lediglich im Serum vom Hp-Typ 1-1 beobachtet. Aus Seren mit anderen Hp-Typen ließen sich derartige Befunde nicht erheben (SMITHIES 1955, S. 636).

Die unterschiedliche Auftrennung in Gel und Papier ist durch das verschiedene Trägermedium bedingt.

Das Papier besteht aus einem Gewebe von Baumwollfasern (DITTMER 1956), die im Inneren hohl sind. In diesen Kapillaren und in den einzelnen Gewebszwischenräumen befindet sich während der Elektrophorese Pufferlösung. Die zu trennenden Eiweißmoleküle können damit nicht gradlinig wandern, sondern müssen sich durch die Zwischenräume hindurchwinden.

Ähnlich sieht es im Stärkegel aus. Ein Gel ist keine homogene Masse, sondern ein kolloidales System: das Dispersionsmittel ist die Pufferlösung, die disperse Phase sind die Stärkekörnchen. Vermischt man beides miteinander, so würde ein Sol entstehen. Bei einer Temperatur von 56° C verkleistern die Stärkekörnchen. Dadurch werden an den Stärkemolekülen „Haftgruppen" frei (LEUTHARDT-EDLBACHER 1955), durch die sich die Moleküle untereinander zu einem Gitterwerk verbinden können. Die Verbindung der Moleküle ist möglicherweise chemischer Natur oder durch andere Mechanismen bedingt. Sie kann wie bei der Stärke irreversibel oder wie bei der Gelatine oder dem Agar teilweise reversibel sein, denn gelierte Gelatine wird durch Erwärmen wieder flüssig, ein Stärkegel dagegen nicht.

Die Porengröße des Gels ist nicht bekannt, sie ist wahrscheinlich von dem jeweiligen Depolymerisationsgrad der Stärke abhängig. Da die Albuminmoleküle ein relativ kleines Volumen besitzen und demzufolge, unterstützt durch ihre stark nega-

Tabelle 1

Vergleich der relativen Wanderungsgeschwindigkeit, Ladung, Molekulargewicht und Größenordnung der im Kartoffelstärkegel trennbaren Eiweißfraktionen

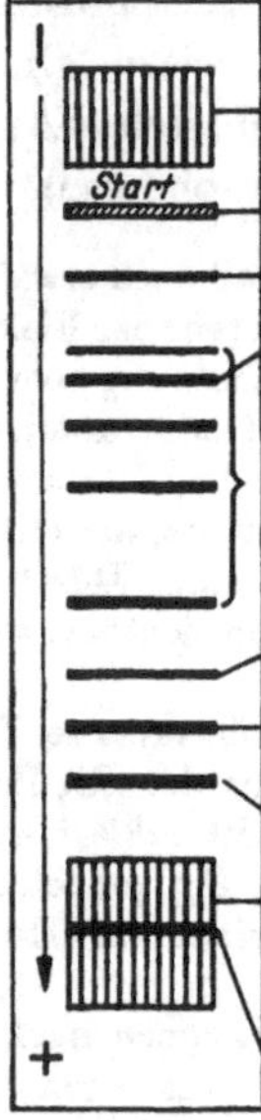

relative Wanderungs-geschwindigk.	Eiweiß-fraktionen	Molekulargew.	pH am I.P.	Å
	Gamma Glob.	156 000	6,4	44 × 235
	Fibrinogen	330 000	5,4	38 × 700
	β-Lipoprot.	1 300 000	—	185 × 185
	S Alpha 2	(a2 300 000)	—	—
	Hp-Hb	Hp 1-1 85 000 Hp 2-1 — Hp 2-2 160 000	4,13 — — — 5,8 —	—
	Beta Glob.	90 000	(5,2)	37 × 190
	Hämoglobin	68 000 x	6,7	64 × 50 [55 × 55 × 700]x
	F Alpha 2	—	(a. 4,8)	—
	Albumin	69 000	4,9	38 × 150
	Alpha 1	—	—	—

Die Werte sind kompiliert aus: Riva, G. (1957), Wuhrmann, F. und Wunderly, Ch. (1957), Edelbacher, S. (1955), Dittmer, A. (1956), Schultze, H. und Heide, K. (1960), Laurell, C. B. und Nyman, M. (1957).

Die in Klammern () stehenden Werte sind wissenschaftlich noch nicht gesichert.

x = Hb vom Pferd.

tive Ladung, sehr schnell wandern, könnte man schlußfolgern, daß die Poren des Gels größer sind als die Albuminmoleküle, deren Abmessung mit 38 × 150 Å angegeben wird. Für die Annahme, daß die Stärkeporen im Größenbereich dieser Abmessung liegen, ist jedoch vorauszusetzen, daß sich die Eiweißmoleküle bei ihrer Wanderung nicht verformen.

Berücksichtigt man die Fähigkeit der Albumine, sich mit Bilirubin oder anderen Stoffen zu beladen und den Ballast bei der Elektrophorese mitzuschleppen — das ist bei ikterischen Seren leicht zu beobachten — so ist der durch die Poren hindurchtretende Komplex sogar noch größer als die Globulinmoleküle, die mit einer Abmessung von 44 × 235 Å ebenfalls noch in das Porengitter eindringen können. Einzelne Poren müssen demzufolge mindestens diese Größe besitzen. Ob die Porengröße konstant ist, wissen wir nicht. Es wäre denkbar, daß die Poren kleiner als die Eiweißmoleküle, aber passiv erweiterungsfähig sind und durch die hindurchtretenden Moleküle vergrößert werden. Dem widerspricht aber die Beobachtung von Smithies (1955), daß bei einer Plasmaauftrennung niemals eine Fibrinogenfraktion beobachtet werden kann. Wird Plasma statt Serum verimpft, so soll sich an der Anodenseite des Impfspaltes eine charakteristische Verfärbung befinden, die von SMITHIES (1955) als Fibrinogenansammlung angesehen wird, die infolge der Molekülgröße nicht in das Gel eindringen konnte. Handelt es sich dabei wirklich um Fibrinogen und entsprechen die oben gegebenen Voraussetzungen den Tatsachen, so kann man schlußfolgern, daß die Poren des Stärkegels eine Größe besitzen, die zwischen der des Gamma-Globulin und der des Fibrinogen liegt.

Welcher Mechanismus auch immer dem Trennvorgang zugrunde liegt, das Gel selbst übt einen entscheidenden Einfluß auf die Fraktionierung des Proteingemisches aus. Eine zu weit oder zu kurz hydrolysierte Stärke erbringt den sicheren Beweis dafür: das Porenlabyrinth wird in beiden Fällen verändert, und eine schlechte Auftrennung ist die Folge.

Wie Untersuchungen verschiedener Autoren bisher gezeigt haben, hat sich die Stärkegelelektrophorese nicht nur in der Auftrennung menschlicher und tierischer Seren gegenüber der Papierelektrophorese als überlegen erwiesen, sondern sich auch bei der Reinheitsprüfung von Diphtherietoxin (POULIK 1956), bei der Auftrennung von kristallinem β-Laktoglobulin in seine zwei Hauptkomponenten und bei der Präparation von Kohlenzym bewährt (SMITHIES, O., DIXON, G. und SMITHIES, unveröffentlichte Arbeit, zitiert bei SMITHIES 1955).

Zum Auftrennen einer Globinlösung konnte diese Methode ebenfalls mit Erfolg angewendet werden (BUNDSCHUH, 1960).

II. Die Trägersubstanz

1. Die Hydrolyse der Stärke

Das Auftrennen der Haptoglobine steht und fällt mit der zum Kochen des Gels verwendeten Stärke. Auf die Erfahrung von SMITHIES (1955) und GALATIUS-JENSEN (1958) aufbauend, wurden an unserem Institut Untersuchungen über die Verwendbarkeit einer landeseigenen Stärke durchgeführt (PROKOP und Mitarb. 1960). Die im Lebensmittelhandel erhältlichen Kartoffelmehle verschiedener Provenienzen und Hersteller ergeben nach weiterer Aufarbeitung ein gut verwendbares Gel.

Zum Herstellen eines Gels, das die Bedingungen der Elektrophorese erfüllt, muß die Stärke zunächst auf eine bestimmte Molekülgröße gespalten werden. Die Spaltung der Molekülketten kann labormäßig in einem Aceton-Salzsäuregemisch erfolgen. Alle vier Größen

1. HCl Konzentration,
2. Mischungsverhältnis von HCl, Aceton und Stärke,
3. Temperatur und
4. Dauer der Hydrolyse

sind voneinander abhängig und müssen empirisch ermittelt werden.

Verwendet man Stärke derselben Firma in verschiedenen Ansätzen und arbeitet dabei unter gleichen Hydrolysebedingungen, so besteht dennoch die Möglichkeit, daß das Endprodukt, die Elektrophoresestärke, eine unterschiedliche Qualität aufweist. Die Unterschiede sind in der Regel minimal, können aber unter Umständen so groß sein, daß eine Auftrennung des Proteingemisches unmöglich wird. Die Abweichungen lassen sich jedoch weitgehend beheben, wenn zur Weiterverarbeitung gleich eine größere Menge Ausgangsstärke beschafft wird, so daß angenommen werden kann: das gesamte Ausgangsmaterial besitzt die gleiche Qualität.

Die Salzsäure: Zur Hydrolyse verwenden wir eine 25%ige analysenreine HCl, die durch Verdünnen aus konzentrierter Säure hergestellt wird (Abb. 2).

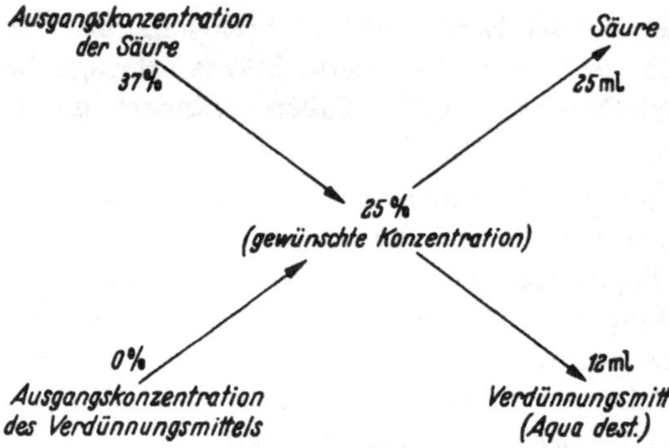

Abb. 2. Verdünnungskreuz.

Links oben und unten in der Darstellung sind die Ausgangskonzentrationen der Flüssigkeiten enthalten, rechts die zu mischenden Mengen Flüssigkeiten, um die in der Mitte der Abb. stehende gewünschte Konzentration zu erhalten.

Das Aceton: Zum Spalten der Stärke ist ein analysenreines Aceton nicht erforderlich, Aceton „reinst" erfüllt sämtliche Forderungen. (Das in Spuren darin enthaltene Methanol verkürzt die Hydrolysezeit lediglich.) Da aber der Methanolgehalt und die übrigen Verunreinigungen von Fall zu Fall unterschiedlich sind, muß jeder Ballon neu erprobt werden.

Die Temperatur und die Hydrolysedauer: Die Hydrolysetemperatur wird von den einzelnen Autoren unterschiedlich angegeben. Je höher die Temperatur ist, desto kürzer wird die Hydrolysezeit sein. Die einmal erprobte Temperatur sollte konstant eingehalten werden. Wird die Temperatur verändert, so muß der Vorgang zwangsläufig durch Änderung eines anderen Faktors kompensiert werden.

Das Gleiche gilt für die Hydrolysedauer. Wir arbeiten bei einer Temperatur von 40° C in einem Trockenschrank, der durch Warmwasser geheizt wird, wie er in histologischen Laboratorien Verwendung findet.

a) Das Mischungsverhältnis und die Hydrolyse

Zur Präparation von 250 g Kartoffelstärke aus handelsüblichen — oft als „Küchenstärke" deklarierten Packungen — werden 300 ml Aceton „reinst" benötigt und 20 ml einer 25%igen HCl. Die Salzsäure und das Aceton werden miteinander vereinigt und zum Vorwärmen in einen Brutschrank von 40° C gestellt. Die Kartoffelstärke wird in einem anderen Gefäß ebenfalls zum Vorwärmen in den Brutschrank gebracht.

Das Vorwärmen ist erforderlich, um eine gleichbleibende Hydrolysetemperatur zu schaffen. Es kann beendet werden, wenn die Stärke und das Flüssigkeitsgemisch die Temperatur von 39° C erreicht haben. Das Vorwärmen dauert mehrere Stunden und geschieht am zweckmäßigsten über Nacht. Das Salzsäure-Acetongemisch verfärbt sich dabei allmählich gelblich-braun. Wenn die Stärke und das Flüssigkeitsgemisch die gewünschte Temperatur erreicht haben, dann werden sie vereint und das Gemisch verrührt. Von diesem Moment an beginnt die Spaltung der Stärkemoleküle. Für die Dauer des Spaltungsprozesses wird das Gemisch aus Stärke, Salzsäure und Aceton wieder in den Brutschrank zurückgestellt und etwa 20 Minuten der gleichen Temperatur ausgesetzt (40° C). Danach sind die einzelnen Molekülketten soweit depolymerisiert, daß eine brauchbare Elektrophoresestärke entsteht. Wie weit die Ketten dabei abgebaut werden und ob sie in gleich große Stücke zerbrechen, ist unbekannt. Mit den üblichen Methoden sind Monosaccharide jedoch nicht nachzuweisen. Vielleicht liegt ein Ionenaustauschvorgang vor.

Während der Hydrolyse wird das Gemisch nicht umgerührt. Nachdem die 20 Minuten verstrichen sind, wird das Gemisch in einen Büchnertrichter gebracht, dessen Boden zuvor mit drei Lagen gewöhnlichem Filterpapier ausgelegt worden war. Um den Filtriervorgang zu beschleunigen, wird der Trichter auf eine Saugflasche gesetzt und die Flüssigkeit mit einer Wasserstrahlpumpe abgesaugt.

Beim Auslegen des Trichters mit Filterpapier ist darauf zu achten, daß die einzelnen Lagen dem Boden dicht anliegen. Ist das nicht der Fall und befinden sich zwischen den einzelnen Lagen noch Luftblasen, so können sehr leicht vom Rand her Stärkekörnchen zwischen die Lagen geraten und das Filterpapier zum Zerreißen bringen. Das geschieht insbesondere dann, wenn der erzeugte Unterdruck sehr groß ist. Der Saugvorgang durch die Wasserstrahlpumpe muß bereits einsetzen, bevor das Gemisch in den Trichter gegeben wird, da sich sonst die am Boden des Trichters festhaftenden Filterpapierlagen wieder lösten. In solchen Fällen gelangt eine größere Menge Stärke aus dem Trichter wieder in das Aceton-Salzsäuregemisch und der Hydrolysevorgang geht weiter. Bis der Trichter gereinigt und erneut mit Papier ausgelegt wäre, könnten einige Minuten vergehen, so daß die Spaltung dann nicht nur 20, sondern 25 bis 30 Minuten andauert. Bei der Empfindlichkeit dieses Prozesses kann eine derartige Verlängerung eine völlige Unbrauchbarkeit der Stärke zur Folge haben.

Das Nachwaschen: Ist das Salzsäure-Acetongemisch abgesaugt, so wird die Stärke mit Aqua dest. nachgewaschen, indem lediglich Aqua dest. durch die im Trichter befindliche Stärke mit der Wasserstrahlpumpe durchgesaugt wird. Prüft man den Säuregehalt der Waschflüssigkeit, so kann man feststellen, daß noch im fünften bis sechsten Liter Waschwasser H^+ nachzuweisen sind. Da kaltes Wasser in der Regel Kohlensäure gelöst enthält und sauer reagiert, hat sich der Umweg als praktisch erwiesen, aus dem Cl-Ionengehalt, der leichter festzustellen ist, auf den Säuregrad zu schließen, dabei wird jedoch vorausgesetzt, daß durch den Waschvorgang von beiden Bestandteilen der Salzsäure gleiche Anteile herausgewaschen werden.

Da es schwierig ist, durch das Wasser sämtliche Salzsäurebestandteile herauszuspülen, hat Smithies (1955) empfohlen, den Spaltprozeß durch Na-Acetatlösung zu unterbrechen. Gibt man das Acetat hinzu, so werden H-Ionen abgepuffert und die Lösung reagiert weniger sauer. Wir verzichten auf diesen Vorgang und waschen die

Stärke mit der zehnfachen Menge Aqua dest. nach. Das sind für 1000 g Stärke, die in einer Charge aufgearbeitet werden, 10 Liter Wasser. In der letzten Waschflüssigkeit lassen sich bei grober Prüfung keine Cl′ mehr nachweisen. Nachdem die Waschflüssigkeit durchgesaugt ist, wird zum besseren Trocknen das Stärkepulver noch mit Aceton nachgespült. Für 1000 g Stärke genügen 1000 ml technisch reines Aceton.

Das Trocknen der Stärke: Das Trocknen der Stärke kann sowohl an der freien Luft als auch im Trockenschrank erfolgen. Wir trocknen zuerst einen Tag an der freien Luft und anschließend 4 bis 5 Stunden im Brutschrank bei 100° C. Die Stärke darf dieser Temperatur jedoch nicht länger ausgesetzt werden, sie würde sonst verbrennen.

2. Das Ausreifen und die Lagerungsfähigkeit der Stärke

Die Länge der Lagerungsfähigkeit wird im wesentlichen durch zwei Faktoren bestimmt:

a) durch den Säuregrad der Stärke
b) durch den Feuchtigkeitsgehalt der Stärke

Zu a) Der Säuregrad des getrockneten Stärkepulvers liegt (in einer wäßrigen Aufschwemmung) bei einem pH von 5,7. Das pH der Stärke vor der Hydrolyse beträgt ebenfalls 5,7. Zum Vergleich wurde das pH der Originalstärke nach SMITHIES festgestellt, es betrug unter gleichen Versuchsbedingungen 6,3. Die pH-Messung ist mit einigen Schwierigkeiten verbunden, denn der störende H_2CO_3-Gehalt muß vor der Messung beseitigt werden (S. 21).

Die Ursache für die saure Reaktion des Stärkepulvers könnte durch ein Zurückbleiben von Säureresten verursacht sein, die trotz reichlichen Nachwaschens nicht zu erfassen sind oder zweitens durch funktionelle, sauer reagierende Endgruppen des Spaltproduktes selbst entstehen. Wird dieses noch sauer reagierende Stärkepulver (pH 5,7) längere Zeit gelagert, so kann man bereits nach 4 bis 5 Wochen feststellen, daß eine „Nachhydrolyse" stattgefunden haben muß, denn eine Stärke, die wenige Tage nach der Fertigstellung eine brauchbare Serumauftrennung ermöglichte, kann nach diesen 4 bis 5 Wochen Lagerung unbrauchbar geworden sein. Das Pulver ergibt beim Kochen dann ein dünnflüssiges Gel, in dem eine Serumauftrennung nahezu unmöglich ist. Diese Erscheinung der „Nachhydrolyse" oder des „Ausreifens" kann ausgenutzt werden, indem die Rohstärke kürzer hydrolysiert und anschließend abgelagert wird, bis die gewünschte Qualität eingetreten ist. Der Reifegrad läßt sich bei einiger Erfahrung sehr leicht durch eine Kochprobe feststellen. Ist die Stärke genügend ausgereift, dann kann sie nötigenfalls mit einer schwach alkalischen Pufferlösung „konserviert "werden. Behandelt man die Stärke nach dieser Zeit oder auch schon früher mit einem entsprechenden Puffer (s. u.) so wird sie nach unseren Erfahrungen nicht weiter abgebaut. Um die Eigenschaft, ein hochgradig *visköses* Gel zu bilden, jedoch nicht zu beeinträchtigen, darf der Konservierungspuffer keine Phosphat- und keine Natriumionen enthalten, denn beide Ionenarten verändern das Stärkemolekül derart, daß ein brüchiges Gel mit einem schlechten Auftrennungsvermögen entsteht. Ob durch den Konservierungspuffer lediglich vorhandene H^+-Reste abgepuffert oder eventuell vorhandene funktionelle saure Endgruppen am Stärkemolekül aufgeladen werden, ist unbekannt.

Tafel II

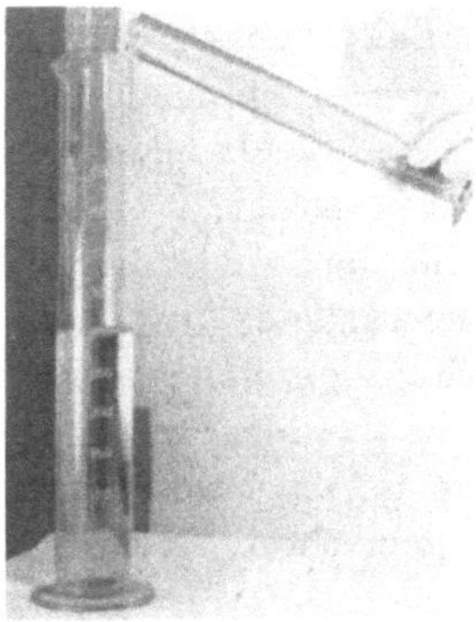

Aceton „reinst", 300 ml und Salzsäure 20 ml (25 %)

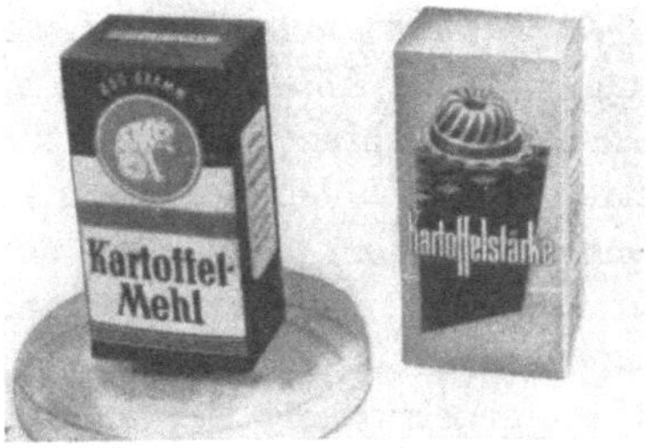

Kartoffelmehl oder Stärke 250 g

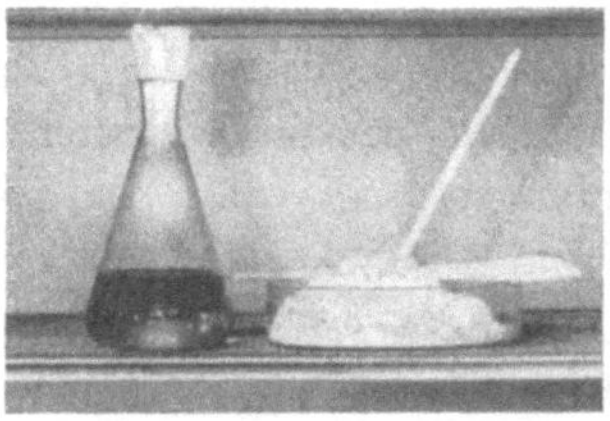

Vorwärmen des Ausgangsmaterials auf 39 °C

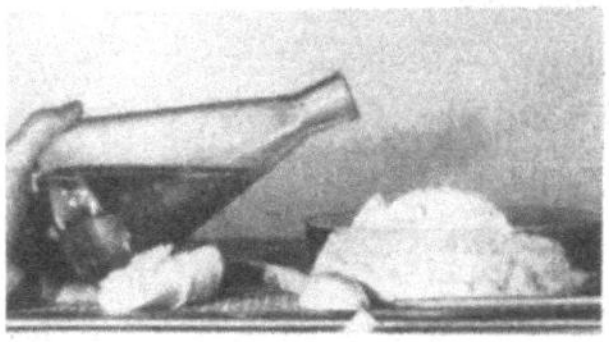

Zusammengeben von Salzsäure-Acetongemisch und Kartoffelstärke nach dem Vorwärmen

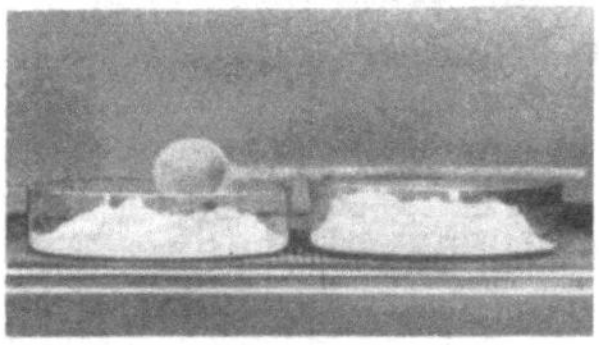

Trocknen der depolymerisierten Stärke bei 100 °C

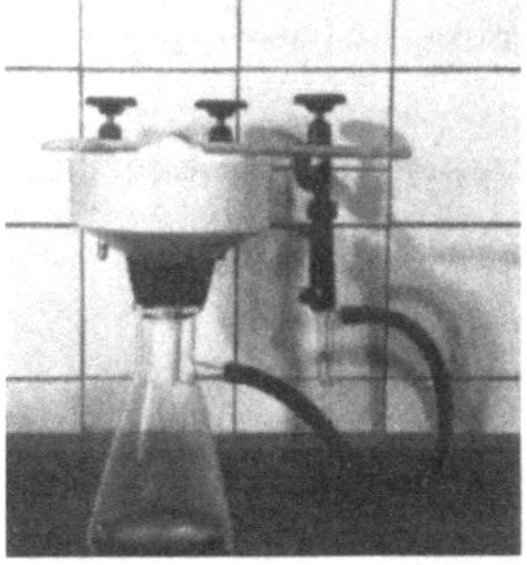

Absaugen des Salzsäure-Acetongemisches nach der Depolymerisation

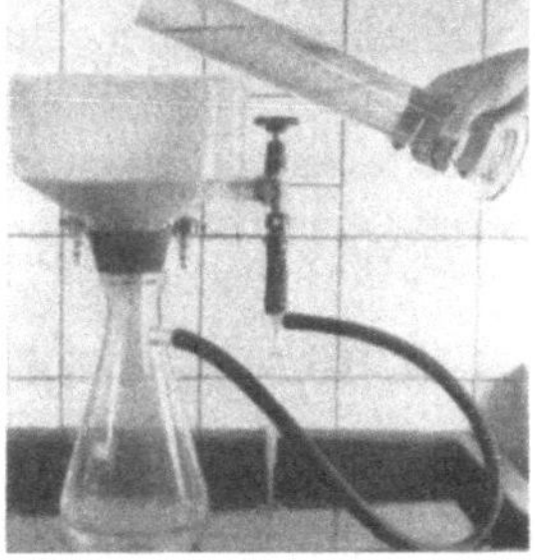

Nachwaschen der hydrolysierten Stärke mit Aqua dest.

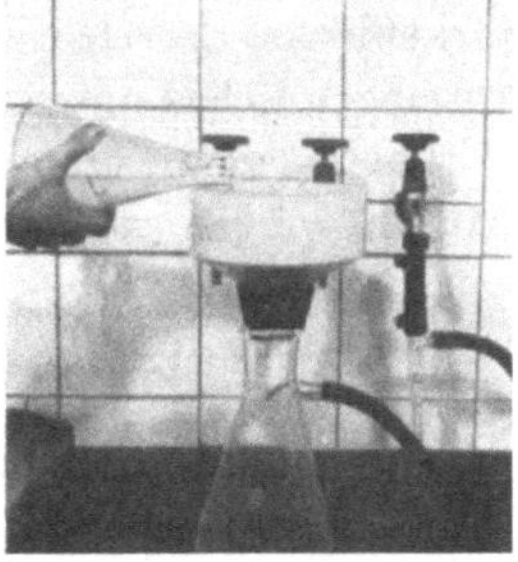

Nachwaschen mit Aceton

Die einzelnen Arbeitsgänge der Stärkehydrolyse

Zum Konservieren wurde der auf Seite 25 beschriebene Trispuffer mit Erfolg verwendet.

Zu b) Ein zu hoher Feuchtigkeitsgehalt der Stärke hat eine Bakterienbesiedlung, einen weiteren Abbau oder gar ein Verkleistern zur Folge. Das Stärkepulver wird damit unbrauchbar. Diese Faktoren müssen bei der Lagerung der Elektrophoresestärke in noch höherem Maße als bei der Lebensmittelstärke berücksichtigt werden, denn die mit dem „Ausreifen" der Stärke erreichte Molekülgröße darf sich während der Lagerung nicht mehr verändern. Das zur Hydrolyse verwendete Ausgangsmaterial hat einen Feuchtigkeitsgehalt von 14%. Die mögliche Lagerungsfrist für Lebensmittelzwecke wird mit zwei Jahren angegeben. Bereits durch einen Feuchtigkeitsgehalt von 20% geht die Lagerungsfähigkeit dieser Stärke auf ein halbes Jahr zurück. Die Elektrophoresestärke, hergestellt nach den oben gemachten Angaben, hat ebenfalls einen Feuchtigkeitsgehalt von 14%. Eine Gewichtskonstanz der Stärke durch weiteres Eintrocknen wird nach einer erneuten Trockenzeit von 5 Stunden bei einer Brutschranktemperatur von 130° C erreicht. Läßt man diese, bis zur Gewichtskonstanz getrocknete Stärke, unter Luftzutritt (Abdichtung gegen Staub!) bei Laboratoriumseinflüssen stehen, so wird sie durch Feuchtigkeitsaufnahme wieder um 7% schwerer, d. h. der minimalste, bei trockener Lagerung bestehen bleibende Feuchtigkeitsgehalt beträgt 7%.

Die unter diesen Bedingungen hergestellte Elektrophoresestärke ergibt nach unseren Erfahrungen reproduzierbare Ergebnisse. Bei einer 12 bis 13%igen Konzentration (auf 100 ml Pufferlösung 12 bis 13 g Stärkepulver) entsteht ein hervorragendes Gel, welches beim Kochen nur wenige Luftblasen bildet, die nicht entfernt zu werden brauchen. Dieses Gel besitzt für die zu trennenden Proteingemische ein gutes Auflösungsvermögen.

Zeichen der zu kurz oder zu lange hydrolysierten Stärke:

Hat die Spaltung zu lange gedauert, so ist die Stärke beim Zubereiten des Gels vollkommen dünnflüssig. Obwohl sie in solchen Fällen nach dem Erkalten noch die gewohnte Festigkeit erreichen kann, hat sie in der Regel doch zugleich auch die Fähigkeit verloren, eine optimale Auftrennung der Proteine zu ermöglichen. Hat die Spaltung noch länger angedauert, so kann auch die Fähigkeit, zu einem festen Gel zu erstarren, verlorengehen.

Eine zu kurze Hydrolysezeit äußert sich nach unseren Erfahrungen in einer sehr hohen Viskosität beim Kochen des Gels und einer klebrigen Konsistenz des erkalteten Stärkeblocks, der sich zugleich schlecht schneiden läßt und eine Auftrennung des Proteingemisches unmöglich macht.

Die Folgen, die ein mangelhaftes Nachwaschen oder eine unsachgemäße Lagerung mit sich bringen, wurden oben bereits erwähnt.

III. Die elektrophoretische Beweglichkeit der Eiweißmoleküle

Das Verhalten der Eiweißmoleküle während der Elektrophorese wird durch den Ampholyt-Charakter der Proteinmoleküle bestimmt. Die Eiweißmoleküle besitzen in verschiedenen pH-Bereichen unterschiedliche Ladungen, sie können als Säuren oder Basen reagieren. Die ionisierbaren Gruppen des Moleküls geben dabei entweder Protonen ab (alkal. Milieu) oder nehmen Protonen auf (saures Milieu) Abb. 3.

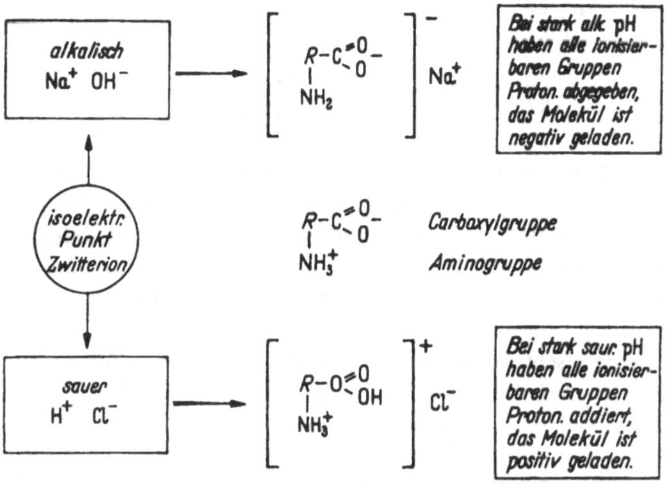

Abb. 3. Ladungsabhängigkeit der Eiweißkörper vom pH

Im gewählten Beispiel sind positive und negative Ladungen in gleicher Anzahl vorhanden. In diesem Zustand befinden sich die Eiweißkörper jedoch nur am isoelektrischen Punkt. In den verschiedenen pH-Bereichen liegen entweder mehr saure oder mehr basische Gruppen vor, dadurch erhält das Molekül in den verschiedenen pH-Bereichen eine unterschiedliche Ladung.

Q = Ladung des Eiweißmoleküls

Durch die Ladungsverhältnisse verhalten sich die Eiweißmoleküle im elektrischen Gleichstromfeld wie Ionen. Die mehr positiv geladenen streben zur Kathode, die mehr negativ geladenen zur Anode. Die als Zwitterionen vorliegenden Teile (Ladungsverhältnisse am isoelektrischen Punkt) bleiben während der Elektrophorese am Startplatz liegen, soweit sie nicht durch Endoosmose weiter transportiert werden.

Werden zum elektrophoretischen Auftrennen der Proteingemische in verschiedenen Ansätzen Pufferlösungen mit *unterschiedlicher Elektrolytkonzentration* verwendet, so kann man beobachten, daß ein Puffer mit hoher Elektrolytkonzentration eine langsamere elektrophoretische Beweglichkeit der Proteinteilchen zur Folge hat, ein Puffer mit niedrigerer Elektrolytkonzentration dagegen eine schnellere Beweglichkeit bedingt. Offenbar beeinflußt die Konzentration der im Puffer vorhandenen Ionen die Laufgeschwindigkeit der Eiweißkörper.

v = Laufgeschwindigkeit
Synonyma: Wanderungsgeschwindigkeit
elektrophoretische Beweglichkeit
elektrophoretische Mobilität

Die Geschwindigkeit v ist damit abhängig von der Ladung Q und der Konzentration der Pufferlösung. Durch Einbeziehen der Pufferkonzentration allein kann die oben beschriebene Erscheinung der unterschiedlichen Beweglichkeit jedoch noch nicht erklärt werden.

Die Oberfläche der Eiweißkörper wird — wenn sich diese in einer Salzlösung befinden — von einer dünnen, durch Adhäsionskräfte gebundenen Lösungsmittelschicht umgeben, in die gleichzeitig einige Kationen eingelagert sind (Goy, A. 1910; zit. bei Büchner, M. 1958). Die negative Gesamtladung des Kolloidteilchens wird dadurch nicht verändert.

Durch die Wirkung dieser ersten elektrisch geladenen Schicht auf andere, in der Umgebung vorhandene, positive Ladungen (Kationen des Puffers) soll sich ein Kraftfeld ausbilden, wodurch weitere Kationen angezogen werden, die sich zu einer zweiten Schicht, der sogenannten „Ionenwolke“ um das Kolloidteilchen herumlagern. In der Ionenwolke befinden sich nur soviele positive Teile, wie das Kernteilchen negative Ladungen enthält.

Die Lösungsmittelschicht mit den eingelagerten Kationen übt einen hemmenden Einfluß, eine sogenannte retardierende Kraft auf die Wanderungsgeschwindigkeit der zu trennenden Teile aus, sie bildet zusammen mit der Ionenwolke eine elektrisch geladene Doppelschicht um das Molekül, beide verursachen ein Phasengrenzpotential.

Wird die Pufferkonzentration erhöht, so rückt die Doppelschicht dichter an das Kernmolekül heran, mit niederer Konzentration entfernt sie sich, durch eine unterschiedliche Pufferkonzentration wird das Grenzphasenpotential variiert. Es wird bei Verdünnung des Puffers (wachsender Abstand der Doppelschicht vom Kolloidteilchen) größer und bedingt eine erhöhte Wanderungsgeschwindigkeit, beim Konzentrieren des Puffers (Zusammenrücken von Kolloidteilchen und Doppelschicht) wird das Grenzphasenpotential kleiner und die elektrophoretische Beweglichkeit des Kernteilchens geringer.

Die retardierende Kraft soll von der chemischen Natur der verwendeten Elektrolyte unabhängig sein, die Wertigkeit spielt jedoch eine entscheidende Rolle.

Konzentration und *Wertigkeit* der in der Pufferlösung vorhandenen Elektrolytionen sind zwei verschiedene Größen, sie lassen sich zu einer, der Ionenstärke, zusammenfassen.

μ = Ionenstärke

Damit wird verständlich, daß die Laufgeschwindigkeit v nicht nur von Q und der Konzentration, sondern von Q und μ abhängig ist.

Die Ionenstärke ist definiert nach Lewies (zit. bei Rauen, S. 623) als die halbe Summe des Quadrates der Ionenwertigkeit, multipliziert mit den Konzentrationen der jeweiligen Ionen, ausgedrückt in Grammäquivalenten/Liter.

$$\mu = \frac{1}{2}(w^2 \cdot c)$$

μ = Ionenstärke
w = chemische Wertigkeit des Ions
c = Konzentration des Ions (in mol)

Da sich in einer Lösung mindestens zwei verschiedene Ionen befinden, muß die Formel erweitert werden, die Kräfte addieren sich:

Beispiel: Errechnung der Ionenstärke einer 0,2 molaren NaCl-Lösung:

$$\mu = \frac{1}{2}(w_1^2 \cdot c_1 + w_2^2 \cdot c_2)$$

Beide Ionen, das Na^+ ($= w_1$) und das Cl^- ($= w_2$) sind einwertig. Sie liegen beide in einer 0,2-molaren Konzentration vor.

$$\mu = \frac{1}{2}(1^2 \cdot 0{,}2 + 1^2 \cdot 0{,}2)$$
$$\mu = 0{,}2$$

Ähnlich sieht es bei einer Na_2SO_4 Lösung in beispielsweise 0,3 molarer Konzentration aus:

erstes $Na^+ = w_1 =$ einwertig
zweites $Na^+ = w_2 =$ einwertig
$SO_4^{--} = w_3 =$ zweiwertig

$$\mu = \frac{1}{2}(w_1^2 \cdot c_1 + w_2^2 \cdot c_2 + w_3^2 \cdot c_3)$$
$$= \frac{1}{2}(1^2 \cdot 0{,}3 + 1^2 \cdot 0{,}3 + 2^2 \cdot 0{,}3)$$
$$= 0{,}9$$

Die Formel läßt sich für jede beliebige Salzlösung anwenden und sieht verallgemeinert wie folgt aus:

$$\mu = \frac{1}{2}\sum^{s} w_1^2 \cdot c_1$$

(s = Anzahl der verschiedenen Ionen)

Die Wanderungsgeschwindigkeit der Proteinteile ist aber nicht nur von den beiden Größen Q und μ abhängig. Eine einfache Überlegung macht verständlich, daß sich auch die Höhe der angelegten Spannung auf v auswirken muß. Entsprechende Versuche bestätigen die Richtigkeit dieser Überlegung. Die anliegende Spannung, gemessen zwischen Kathode und nacheinanderfolgenden Gel-Bezirken ist unterschiedlich. Sie wird kleiner, je weiter anodenwärts die Messung vorgenommen wird, *die Spannung fällt ab.*

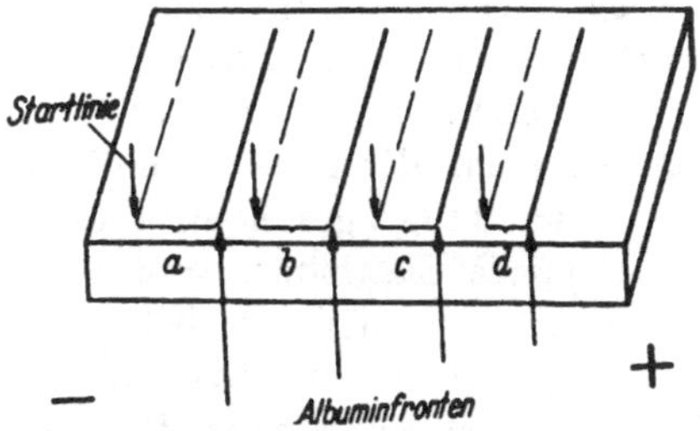

Abb. 4. Die Wanderungsgeschwindigkeit der Eiweißkörper in Abhängigkeit von der Feldstärke. a, b, c, d = in gleicher Zeit zurückgelegte Wegstrecken gleicher Eiweißmoleküle, die elektrophoretische Beweglichkeit wird in Anodennähe kleiner.

Bei der Stärkegelelektrophorese, bei der bis zu zehn und mehr Seren hintereinander verimpft werden können, wird der Einfluß des Spannungsabfalles deutlich sichtbar. Am schnellsten wandern die Serumproben, die am weitesten kathodenwärts verimpft werden, am langsamsten die anodenwärts aufgetragenen Seren (Abb. 4).

Die Spannung in Verbindung mit der Wegstrecke ergibt die Feldstärke H.

$$H = \frac{\text{Volt}}{\text{cm}}$$

Es wurde bereits erwähnt, daß auch die Größe und Form der zu trennenden Moleküle eine unterschiedliche Laufgeschwindigkeit verursachen. Nach Owen und

Got (1957) sollen kugelige Teilchen im Stärkekegel im allgemeinen schneller wandern können als langgestreckte. Die Form und die Größe der Teile bedingen einen *Reibungswiderstand*, der sich aus der Viskosität des Mediums n und dem Radius r der Teilchen berechnen läßt. Da die Teilchen in einigen Fällen stark von der Kugelgestalt abweichen, brächte die Anwendung dieser Formel einen Fehler in die Rechnung.

Als letzter Faktor, der sich auf die elektrophoretische Mobilität der Eiweißmoleküle auswirkt, muß die Temperatur genannt werden. Sie wird während der Elektrophorese größer. Die Menge der entstehenden Joulschen Wärme ist aus der Abbildung 20 Seite 39 bei entsprechender Versuchsanordnung abzulesen. Höhere Temperaturen rufen eine größere Verdunstung als niedere hervor. Das Trägermedium, in diesem Fall ein Kartoffelstärkegel, trocknet dabei unterschiedlich aus und setzt dem Strom und auch dem zu trennenden Gemisch einen verschieden großen Widerstand entgegen.

Wie aus dem bisher Gesagten hervorgeht, hängt die Geschwindigkeit v, mit der die Eiweißmoleküle im elektrischen Feld getrennt werden, von vielen Faktoren ab, für die Routinearbeit brauchen jedoch nur drei Größen beachtet zu werden:

1. das pH des *Stärkegels*,
2. die Ionenstärke des *Gelpuffers*,
3. die Feldstärke.

Einzelheiten zu diesen Größen werden in den entsprechenden Kapiteln näher erläutert.

IV. Die Pufferlösungen

Zum Durchführen der Stärkegelelektrophorese werden zwei verschiedene Puffer benötigt. Eine Pufferlösung wird analog der Papierelektrophorese zum Überleiten des Stromes benötigt und soll im folgenden kurz als *Elektrodenpuffer* bezeichnet werden. Der andere dient zur Herstellung des Gels und wird in den nachfolgenden Ausführungen als *Gelpuffer* bezeichnet.

Der Elektrodenpuffer kann mehrere Male verwendet werden, der Gelpuffer dagegen nicht, denn das Gel muß für jede Auftrennung neu hergestellt werden.

Die an das Gel gestellten Anforderungen: ein optimales Trennvermögen und eine ausreichende Elastizität, werden nicht allein durch den Hydrolysegrad der Stärke bestimmt, sondern sind in beträchtlichem Maße auch von den verwendeten Puffern abhängig. Die Wasserstoffionenkonzentration und die Ionenstärke verdienen dabei besondere Aufmerksamkeit. Für die Elastizität des Gels sind auch die im Puffer enthaltenen Salze von Bedeutung, denn ein Gel, gekocht in Phosphatpuffer, ist in der Regel brüchiger als ein Gel aus Boratpuffer.

Die Angaben der einzelnen Autoren über das pH der von ihnen verwendeten Puffer sind recht unterschiedlich. Die Puffer müssen dem Säuregrad des Trägermediums, der Stärke, angepaßt werden! Eine saure, also unsauber ausgewaschene Stärke verlangt zur guten Auftrennung einen Puffer mit einem stärker alkalischen pH, eine annähernd neutral reagierende Stärke ergibt dagegen schon in einem Puffer mit weniger alkalischem pH eine sehr brauchbare Auftrennung. So sind die unterschiedlichen Angaben der einzelnen Autoren verständlich, die von 8,4 bis 11,5 reichen. Aus diesem Grunde ist es auch eine Pseudogenauigkeit, die pH-Werte der Puffer mit mehr als einer Stelle nach dem Komma anzugeben.

Die Wasserstoffionenkonzentration *des fertigen Gels* wird bestimmt durch das pH des Puffers, seiner Pufferkapazität und dem Säuregrad des Stärkepulvers, das zum Herstellen des Gels verwendet wurde. Eine gute Auftrennung des Haptoglobin-Hämoglobinkomplexes erfolgt nach unseren Erfahrungen bei einem *pH des Gels* von annähernd 9,0. Je alkalischer jedoch das Gel ist, um so besser wird das freie Hämoglobin vom Haptoglobin-Hämoglobinkomplex getrennt. Dadurch ist eine Ahaptoglobinämie bereits im Boratpuffer sicher zu erkennen. Da die Auftrennung des Komplexes durch das stärker alkalische Milieu nicht beeinträchtigt wird, ist es empfehlenswert, bei einem pH von etwa 10 zu arbeiten. Der bei uns verwendete Puffer hat sogar ein pH von 11,0. Wird das Gel zu alkalisch gewählt, dann ist zwar der Hp-Typ 1-1 sauber zu erkennen, aber ein Hp-Typ 2-2 nicht von einem 2-1 Typ zu unterscheiden.

Die pH-Messung des Gels ist mit den gleichen Schwierigkeiten verbunden, wie sie bereits bei der pH-Messung des Stärkepulvers erwähnt wurde. Das Messen mit Hilfe von pH-Papier ermöglicht nur eine gröbere Orientierung, genauere Werte ergibt die Messung mit der Glaselektrode. Sie kann so durchgeführt werden, daß Teile des Gels in Aqua dest. aufgenommen und homogenisiert werden. Der Fehler, der durch die Verdünnung eintritt, ist minimal und kann vernachlässigt werden. Nach längerem Auslaugen wird die Lösung filtriert und das Filtrat abgekocht, damit die störende Kohlensäure entweicht. Es muß unter Luftabschluß erkalten; man kann so vorgehen, daß auf die Flüssigkeit eine Ölschicht gegeben wird.

Die pH-Messung eines Gels mit gutem Trennvermögen ergab in mehreren Versuchen einen Durchschnittswert von 8,9. Die Messungen vor und nach der Auftrennung an der Anoden- und Kathodenseite schwankten um geringe Werte.

Die Mengenangabe der zum Herstellen des Puffers benötigten Substanzen erfolgt in Gramm, weil sich erfahrungsgemäß das Abwägen fester Substanzen für den Routinebetrieb am besten bewährt hat, man kann auf größere Flaschen mit Vorratslösungen verzichten. Eine Lauge müßte bei exakter Versuchsbedingung auch gegen Säure titriert und eingestellt werden, bei der Routinearbeit kann jedoch darauf verzichtet werden. Es sei aber darauf aufmerksam gemacht, daß Ätznatron sehr hygroskopisch ist, und man mit der abgewogenen Menge bei abgelagerter Substanz aufgenommene Feuchtigkeit mitgewogen hat. Dieser Fehler läßt sich für den Routinebetrieb praktisch vernachlässigen. Die bei Ätznatron in Klammern dahinterstehenden ml-Angaben beziehen sich auf 1 n NaOH und entsprechen den davorstehenden Grammengen Trockensubstanz. Das Ansetzen der Puffer braucht nicht mit CO_2-freiem Wasser zu erfolgen.

1. Boratpuffer

Wir verwenden einen Boratpuffer folgender Zusammensetzung:

A) Gelpuffer:

4,63 g	H_3BO_3	
3,33 g	NaOH	(83,0 ml 1 n)

ad 5000 ml Aqua dest.
vor Gebrauch 1:1 mit Aqua dest. verdünnen

$$\mu = 0{,}05 \quad pH = 11$$

B) Elektrodenpuffer (nach GALATIUS-JENSEN, pers. Mitt. 1960):

37,2 g H_3BO_3
4,8 g NaOH (120 ml 1 n)

ad 4000 ml Aqua dest.

$$\mu = 0{,}93 \quad pH = 9{,}0$$

Die Ionenstärke: Die Berechnung der Ionenstärke sowie die theoretischen Grundlagen wurden bereits auf Seite 18 besprochen. Sie soll für den gegebenen Puffer noch einmal als Beispiel errechnet werden:

Ein Liter des oben beschriebenen Puffers enthält

0,463 g H_3BO_3 = 0,00749 m
0,333 g NaOH = 0,00832 m
(Molekulargewicht der Borsäure 61,84)
(Molekulargewicht der Natronlauge 40,00)

$$\mu = \frac{1}{2}(w_1^2 \cdot c_1 + w_2^2 \cdot c_2 + w_3^2 \cdot c_3 + w_4^2 \cdot c_4 + \ldots)$$

w_1 = Wertigkeit des 1. H^+ = 1
c_1 = Konzentration dieses Ions = 0,00749
w_2 = Wertigkeit des 2. H^+ = 1
c_2 = Konzentration dieses Ions = 0,00749
w_3 = Wertigkeit des 3. H^+ = 1
c_3 = Konzentration dieses Ions = 0,00749
w_4 = Wertigkeit des BO_3-Ions = 3
c_4 = Konzentration dieses Ions = 0,00749
w_5 = Wertigkeit des Na^+ = 1
c_5 = seine Konzentration = 0,00832
w_6 = Wertigkeit des OH-Ions = 1
c_6 = seine Konzentration = 0,00832

$$\mu = \frac{1}{2}(3\,(1^2 \cdot 0{,}00749) + 3^2 \cdot 0{,}00749 + 2\,(1^2 \cdot 0{,}00832))$$

$$\begin{aligned} = \quad 3 \cdot 0{,}00749 &= 0{,}0224 \\ 9 \cdot 0{,}00749 &= 0{,}0674 \\ 2 \cdot 0{,}00832 &= 0{,}0166 \\ &\quad + \\ \hline &\quad 0{,}1064 \end{aligned}$$

$$\mu = \frac{1}{2} \cdot 0{,}1064 = 0{,}05$$

Bei Verwendung dieser Puffer beträgt die Dauer der Elektrophorese ungefähr zwei Stunden. Wird die Gelpufferstammlösung jedoch nicht 1:1, sondern z. B. 1:2 verdünnt (ein Teil Stammlösung, zwei Teile Wasser), so verkürzt sich die Dauer der Elektrophorese bei unveränderter Spannung ungefähr um die Hälfte d. h., die Eiweiße besitzen bei einer niedrigeren Ionenkonzentration eine größere elektrophoretische Geschwindigkeit, wie das bereits auf Seite 18 näher erläutert wurde. Die Qualität der Auftrennung wird dadurch verschlechtert.

2. Phosphatpuffer

Verschiedene Untersucher fordern zur Sicherung der Ergebnisse, insbesondere bei der Diagnose einer Ahaptoglobinämie, die Seren nicht nur im Boratpuffer (alkalisches pH), sondern auch im Phosphatpuffer bei annähernd neutralem pH aufzutrennen

(GRIMS, 1961). In diesem pH-Bereich erfährt das freie Hämoglobin eine Ladungsverschiebung und stellt sich kathodenwärts vom Impfspalt dar. Die Hämoglobin-Haptoglobinkomplexe behalten ihre ursprünglichen Ladungsverhältnisse bei und wandern anodenwärts.

Der isoelektrische Punkt vom Hämoglobin liegt bei pH 6,7. Das pH des Gels, welches aus einem Phosphatpuffer gekocht wurde, der ein pH von 7,5 besitzt, liegt bei ungefähr 7,0. Das Gel-pH und das des isoelektrischen Punktes vom Hämoglobin liegen so dicht beisammen, daß das freie Hämoglobin bei dieser Methode kaum eine elektrophoretische Beweglichkeit besitzt. Es wird durch endosmotische Strömung kathodenwärts getragen (Abb. 5).

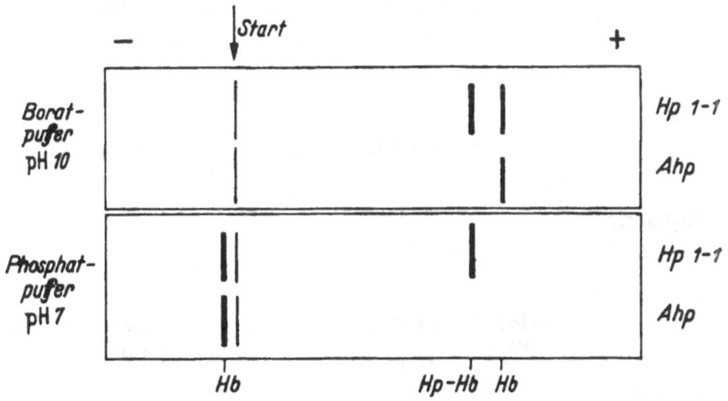

Abb. 5. Auftrennung eines Serums vom Hp Typ 1-1 in Boratpuffer (oben) und in Phosphatpuffer (unten)

Die Einführung dieses Puffers in die Haptoglobinbestimmungstechnik erfolgte u. E. durch HEREMANS, I. (1956) zit. bei STEINBACH und Mitarbeiter (1959), später durch LAURELL (1959). Der Puffer für das Gel soll ein pH von 7,5 besitzen, der Puffer für die Elektrodenabteilung wird mit pH 7,0 angegeben. Das pH des fertigen Gels beträgt bei Verwendung dieses Puffers 7,1, wenn das verwendete Stärkepulver schwach sauer reagierte (nach unseren Versuchen pH 6,4). Das Gel verliert bei Verwendung dieses Puffers an Elastizität, es wird brüchig und trennt nicht so gut.

Die Tatsache, daß sich das freie Hämoglobin kathodenwärts darstellt, wird von einigen Untersuchern als Vorteil bei der Diagnose einer Ahaptoglobinämie angesehen, weil dadurch keine Haptoglobin-Hämoglobin-Bande verdeckt werden kann. Wählt man den *Boratpuffer* jedoch alkalisch genug (pH 10 bis 11) und nicht nach der Originalangabe von SMITHIES 8,4, so wird das freie Hämoglobin weit genug vom Hämoglobin-Haptoglobin-Komplex getrennt und übt ebenfalls keinen störenden Einfluß auf die Diagnose aus. Eine Ahaptoglobinämie ist nach unseren Erfahrungen durch Verwenden eines Phosphatpuffers nicht sicherer zu erkennen, als durch Verwendung eines Boratpuffers mit stärker alkalischem pH, denn das schlechthin als Ahaptoglobinämie bezeichnete Serummuster ist in der Regel entweder ein Hp-Typ 1-1, 2-2 oder 2-1, dessen Haptoglobinspiegel lediglich auf so niedrige Werte abgesunken ist, die sich unserem Nachweisvermögen entziehen. Er könnte theoretisch und sicher auch in der Praxis Null betragen. Der niedrigste, noch nachweisbare Haptoglobinspiegel soll bei 5 mg% (Hämoglobinbindungskapazität) liegen (S. 56). Haptoglobinspiegel, die in diesem Intervall liegen (0 bis 5 mg %), können weder mit dem Phosphatpuffer noch mit einem alkalischen Boratpuffer-Gel erfaßt werden. Nach unseren Erfahrungen ist die Auftrennung im Phosphatpuffergel bei so niedrigen Werten sogar unempfindlicher. Die schwache Bande eines 2-2 Types (Hp-Fraktion II b in Abb. 27) kommt im Phosphatpuffer-Gel fast nie zur Darstellung. Die Diagnose eines Hp-Types Ca, den GALATIUS-JENSEN (1958) beschrieben hat, ist demzufolge durch diesen Puffer nahezu unmöglich.

Eine unumstrittene Überlegenheit besitzt das Phosphatpuffer-Gel jedoch beim Trennen stark hämolytischer Seren (Transport) oder beim Nachweis von Haptoglobintypen aus Blutspuren. In solchen Fällen verwenden wir einen Puffer, der nach den von LAURELL (1959) angegebenen Werten aus Michaelischer Stammlösung hergestellt wird. In Gramm umgerechnet, setzt er sich wie folgt zusammen:

A. *Gelpuffer*:

3,58 g Na_2HPO_4 Dihydrat nach SÖRENSEN (= 0,0066 m)
0,73 g KH_2PO_4 (= 0,0066 m)

ad 4000 ml Aqua dest.

$\mu = 0{,}08 \quad pH = 7{,}5$

B. *Elektrodenpuffer*:

53,4 g Na_2HPO_4 Dihydrat nach SÖRENSEN (= 0,03 m)
29,1 g KH_2PO_4 (= 0,03 m)

ad 4000 ml Aqua dest.

$\mu = 0{,}36 \quad pH = 7{,}0$

3. Tris-Zitronensäurepuffer

ARONSSON und GRÖNWALL geben (1957) einen neuen Puffer für die Papierelektrophorese an, mit dessen Hilfe das menschliche Serum nicht nur in 5 oder 6 Fraktionen, sondern in neun Streifen aufgetrennt werden kann. Der Puffer enthält u. a. Tris-(hydroxymethyl)-aminomethan, kurz als Tris bezeichnet. Es ist eine organische Verbindung und besitzt als ionisierbaren Anteil die Aminogruppe.

Tris:

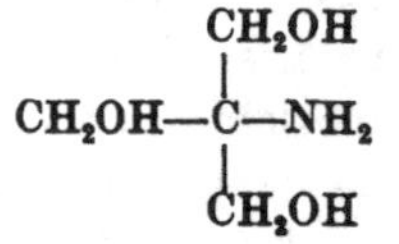

POULIK (1957) verwendete für die Stärkegelelektrophorese einen ähnlichen Puffer und berichtet ebenfalls über signifikant bessere Auftrennungsergebnisse. Als Ursache für die bessere Trennung vermutet er einen eintretenden Spannungswechsel im Gel, der wahrscheinlich in einem Austausch der im Gel vorhandenen Zitrationen (vgl. Ansatzvorschriften des Puffers S. 25) durch Borationen aus dem Elektrodenpuffer begründet liegt. Der Spannungswechsel durchwandert als sichtbare Grenzlinie das gesamte Gel. Diese Linie ist braun gefärbt (s. Abb. 6), sie ist zuerst kathodenwärts sichtbar und wandert bei einer Feldstärke von 6 V/cm mit einer Geschwindigkeit von etwa 1 cm/Stunde anodenwärts. Die Geloberfläche zeigt im Bereich dieser Grenzlinie eine deutlich sichtbare Vertiefung.

Ob der Spannungsabfall *anodenwärts* von der Grenzlinie die einzige Ursache für die bessere Auftrennung ist, bedarf noch genauerer Untersuchungen. Es ist anzunehmen, daß das organische Molekül an den besseren Trennungsbedingungen nicht unbeteiligt ist.

Zusammensetzung der Pufferlösungen

A. *Gelpuffer* (nach Poulik):

0,076 m Tris
0,005 m Zitronensäure

Um das angegebene pH von 8,65 zu erhalten, müssen von den oben angegebenen Lösungen 590 ml Tris und 1000 ml Zitronensäure zusammengegeben werden. Die Ionenstärke dieses Puffers beträgt $\mu = 0{,}18$. Bei dieser relativ hohen Ionenstärke ist die elektrophoretische Beweglichkeit der Eiweißmoleküle sehr klein.

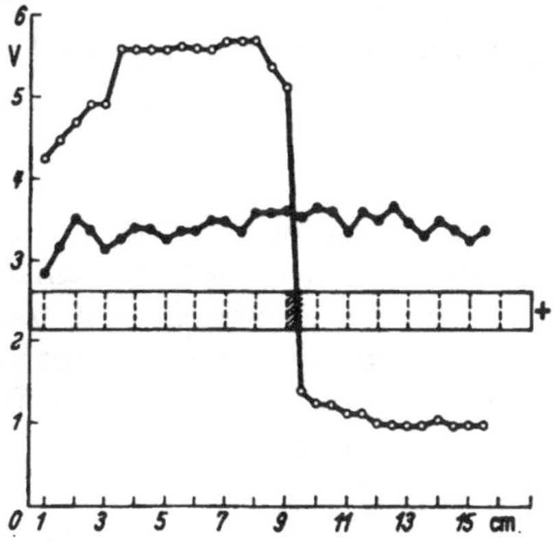

Abb. 6. Spannungsgradienten, gemessen mit einem Vakuum-Röhrchen-Voltmeter in Abständen von 0,5 cm entlang der Gelkante während der gesamten Elektrophoresezeit; -●-●-●- = durchschnittliche Spannungsgradienten zwischen den Elektroden in der Boratpufferlösung; -○-○-○- = Spannungsgradienten im Tris-Zitronensäurepuffer; die schraffierte Linie zeigt die Position der gefärbten braunen Linie zum Zeitpunkt des Messens (vgl. Tafel IV). Entnommen aus Poulik (1957).

Um die Herstellung des Puffers zu vereinfachen, kann in Gramm umgerechnet werden, dabei ergibt sich:

Molekulargewicht:

Tris	121	0,076 m = 9,19 g/Liter
Zitronensäure	192	0,005 m = 0,96 g/Liter

Auf 2000,0 ml bezogen, werden benötigt:

Tris	6,82 g
Zitronensäure	1,20 g
Aqua dest. ad . .	2000,0 ml

Mit der oben angegebenen Lösung (0,075 m Tris oder 0,005 m Zitronensäure) einstellen auf pH 8,65. Soll eine größere elektrophoretische Beweglichkeit der Eiweißmoleküle erreicht werden, dann kann die Stammlösung entsprechend verdünnt werden. Wird in einem Verhältnis 1:2 verdünnt, so hat der Puffer eine Ionenstärke von 0,06 und ist annähernd gleich konzentriert wie der weiter oben beschriebene Boratpuffer ($\mu = 0{,}05$).

A. Elektrodenpuffer:

NaOH . . . . . 5,0 g (126 ml 1m)
Borsäure . . . . 37,0 g
Aqua dest. ad . 2000 ml
pH = 8,5

Eine weitere Variation im Gebrauch dieses Puffers wurde von KLEIN (1960) angegeben. Für die ersten 3 bis 3½ Stunden wird in den Brückengefäßen ebenfalls der Tris-Zitrat-Puffer verwendet, erst für die weitere Trennzeit der eigentliche Boratpuffer. Die Zusammensetzung der Puffer erfolgt wie oben angegeben.

Nachdem der Pufferwechsel in den Elektrodengefäßen vorgenommen wurde, beginnt sich der Gelblock an der Kathodenseite „zusammenzuziehen", er verringert sein Volumen. Dadurch bekommt der Gelblock die Tendenz einzureißen. Die schwächsten Punkte sind die Impfschlitze. Mit dem Fortschreiten der sichtbaren braunen Grenzlinie wird der gefährdete Bezirk größer, das Gel kann unter Umständen quer zur Laufrichtung durchreißen.

Dem Austrocknen kann vorgebeugt werden, indem die Impfpapiere in den Schlitzen belassen und die Geloberfläche mit Öl abgedeckt, eine möglichst niedrige Spannung gewählt wird und die Trennung unter Kühlschranktemperaturen erfolgt.

V. Die Gelzubereitung

Die von SMITHIES (1955) angegebene Methode der Gelzubereitung ist für einen größeren Routinebetrieb ungeeignet. Er beschreibt, daß die benötigte Menge Stärkepulver mit der entsprechenden Menge Pufferlösung unter ständigem Schütteln bis zum Aufbrechen der Stärkekörnchen in einem Kolben erhitzt werden soll. Das dauert je nach Menge 8 bis 10 Minuten. Der Kolben wird in dieser Zeit beträchtlich heiß; ihn ständig über der Flamme zu schütteln, ist für die Laborantin eine erhebliche Zumutung. Trotz vorsichtigem Hantieren kann der Kolben zerspringen und das heiße Gel Schaden anrichten. Diese Nachteile werden in Publikationen meist nicht erwähnt. Das ständige Schütteln des Kolbens ist nach der SMITHIES-Methode aber notwendig, um ein Anbrennen der Stärke zu verhindern. Das Erhitzen muß dabei in einem *Kolben* durchgeführt werden, um anschließend einen Unterdruck erzeugen zu können, durch den die Luftblasen aus dem Gel beseitigt werden.

Durch eigene Versuche wurde eine andere Methode gefunden, um die Luftblasen zu entfernen. Kocht man die Stärke nicht nur solange, bis die Körnchen aufgebrochen sind — das ist bei 56°C der Fall — und ein dickflüssiges Gel ergeben, sondern bei gleichzeitiger Temperaturerhöhung längere Zeit darüber hinaus, so wird das Gel wieder dünnflüssig, und die Luftblasen steigen von selbst nach oben. Das Kochen selbst kann dabei in einem Becherglas erfolgen und geschieht zweckmäßigerweise in einem Wasserbad. Nach dieser Methode haben wir die Stärke bis zu einer Stunde gekocht und dabei beobachten können, daß das Gel in heißem Zustand wasserdünn wurde, aber in erstarrtem Zustand ebenfalls einen elastisch festen Block bildete. Da auch diese Arbeitsweise für den Routinebetrieb ungeeignet erschien, wurde von uns bereits früher eine Methode empfohlen (BUNDSCHUH, 1960), bei der die Stärke nur solange erhitzt wird, bis die Körnchen gerade aufbrechen. Die bis dahin enstandenen Luftblasen sind so minimal, daß sie während der Elektrophorese nicht stören

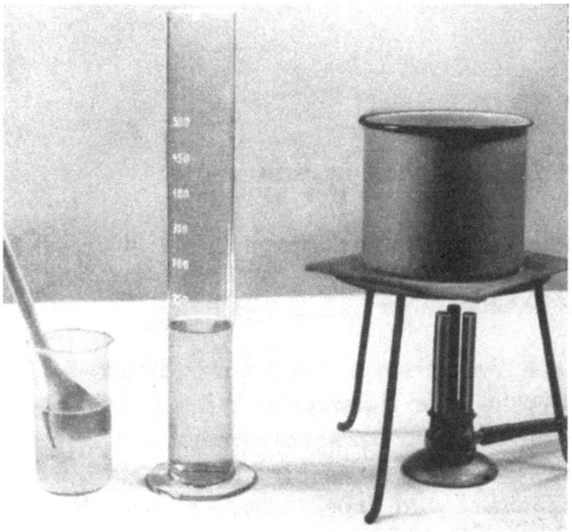
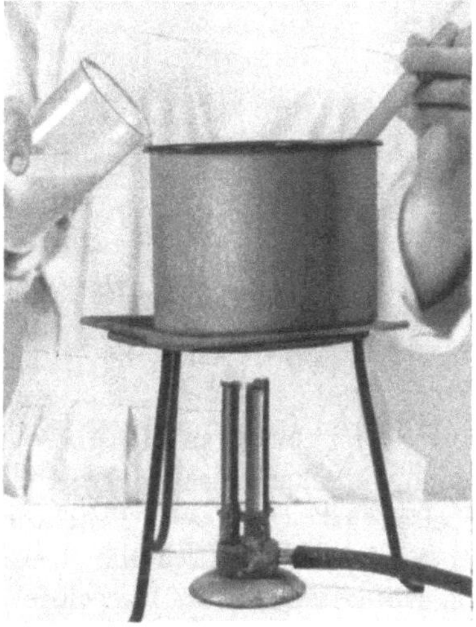

a) b)

Abb. 7. Zubereiten des Gels

und demzufolge nicht entfernt zu werden brauchen. Bei dieser Methode wird die erforderliche Menge Puffer (Gelpuffer) geteilt. Ungefähr Dreiviertel der Gesamtmenge werden bis zum Sieden erhitzt, in das restliche Viertel wird das Stärkepulver *kalt* eingerührt. Sowie die größere Menge kocht, wird die kleinere Menge, die zuvor gut umgerührt sein muß, schnell hinzugegeben (Abb. 7a, 7b). Die Stärkekörnchen brechen sofort auf und ergeben bei richtigem Hydrolysegrad ein dickflüssiges Gel. Wenige Sekunden nach dem Zusammengeben der beiden Teile wird der Topf von der Flamme genommen. An dem Farbumschlag von weiß nach farblos ist zu erkennen, daß alle Körnchen aufgebrochen sind. Bevor das Gel in die Form gegossen wird, muß es homogen gerührt werden, dazu eignet sich am besten ein Holzlöffel, zum Kochen des Gels ein Blechtopf.

Wenn die Stärke nicht zu konzentriert, d. h. nicht zu dickflüssig ist, steigen nach dem Gießen die wenigen, noch vorhandenen Luftblasen an die Oberfläche des Gels und zerplatzen. Bei Zimmertemperatur erstarrt das Gel in etwa einer Stunde zu einem elastisch-festen Block, in den hinein die Serumproben verimpft werden können. Mehr als zwei bis drei Stunden sollten zwischen dem Gießen des Gels und dem Verimpfen der Seren nicht vergehen, der Block trocknet sonst zu stark aus. Durch Abdecken des noch flüssigen Gels mit einer Glasplatte kann das Austrocknen weitgehend eingeschränkt werden, für die Routinearbeit ist diese Maßnahme nicht erforderlich.

Beim Fehlen der Glasabdeckung bildet sich auf der Oberfläche der Stärke eine feine Membran, die aber in keiner Weise stört, sondern beim Umklappen des Gels nach dem Aufschneiden sogar von Nutzen ist.

Das beschriebene Verfahren wurde mit einer selbst präparierten Stärke entwickelt (Prokop und Mitarbeiter 1960). Die Originalstärke nach Smithies läßt sich in dieser Weise nicht verarbeiten. Es tritt eine zirkuläre Verkleisterung ein, die einer guten Auftrennung hinderlich ist.

B. Die qualitative Haptoglobinbestimmung

I. Die horizontale Versuchsanordnung

1. Die Trennkammer

Die von SMITHIES 1955 beschriebene Versuchsanordnung wurde bereits in Abbildung 1 schematisch dargestellt. Obwohl viele Untersucher mit dieser Methode arbeiten, ist sie unseres Erachtens nach für Routinezwecke weniger gut geeignet. Ein Verfahren, welches den Routineanforderungen weitgehend gerecht wird, wurde von BUNDSCHUH (1960) beschrieben. Das Gel wird dabei nicht in einzelne Rinnen, sondern als Block gegossen, dabei ergeben sich drei Vorteile:

a) Das Gel kann nach der Elektrophorese im durchgehenden Block aufgeschnitten und umgeklappt werden.
b) Das Kennzeichnen der einzelnen Gelstreifen, das nach der SMITHIES-Methode erforderlich ist, um Verwechselungen vorzubeugen, kann bei diesem Verfahren fortfallen.

Aus diesen beiden Vorteilen ergibt sich ein beachtlicher Zeitgewinn. Ein Gelblock mit beispielsweise 200 verschiedenen Serummustern läßt sich in der gleichen Zeit entwickeln wie einGelblock mit nur 20 Serumproben, es werden in beiden Fällen nur wenige Minuten dazu benötigt.

c) Ein weiterer Vorteil besteht darin, daß die einzelnen Serumproben in verschieden breite Schlitze verimpft werden können. Für Demonstrationen oder zum Anfertigen von Photographien sind breite Auftragungen der einzelnen Proben oft zweckmäßiger.

Diesen Vorteilen steht ein Nachteil gegenüber: sind nur wenige Seren zu untersuchen, z. B. drei oder vier, so ist bei diesem Verfahren dazu die gleiche Menge Stärke erforderlich, mit der bei maximaler Ausnutzung 50 bis 60 verschiedene Proben untersucht werden könnten. Durch Konstruktion verschieden großer Formen wurde dieser Nachteil weitgehend beseitigt.

In den folgenden Abbildungen (8, 9, 11) wird eine Form mit einem Fassungsvermögen von 300 ml schematisch dargestellt. Bei guter Ausnutzung können mit dieser Form 60 bis 80 verschiedene Serumproben in einem Lauf untersucht werden.

Teil A, die Trennkammer, besteht aus Polyvinylchlorid (PVC). Die Enden des Formbodens sind nach unten offen und so konstruiert, daß sie durch Kappen oder einfache Gasschläuche verschlossen werden können. Sind die Enden verschlossen, dann kann die dickflüssige Stärke hineingegossen werden. Nachdem sie erkaltet ist, müssen die Verschlüsse — wenn kein durchlässiges Material verwendet wurde — wieder entfernt werden, denn durch die offenen Formbodenenden ragt das Gel während der Elektrophorese direkt in die Elektrodenpufferlösung hinein. Das Überleiten des Stromes durch mehrere mit Pufferlösung getränkte Filterpapierlagen kann dadurch wegfallen.

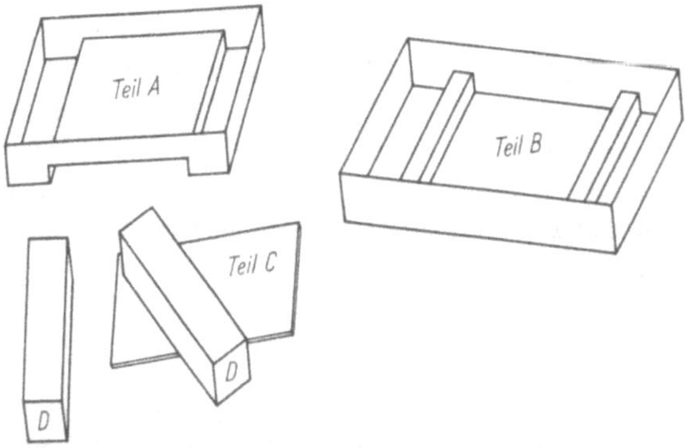

Abb. 8. Die einzelnen Teile der Elektrophoresekammer

A Behälter für den Elektrodenpuffer
B Trennkammer
C Glaseinlage für die Trennkammer
D Kunststoffschwämme zum Abdichten der Trennkammer. Überleitung des Stromes

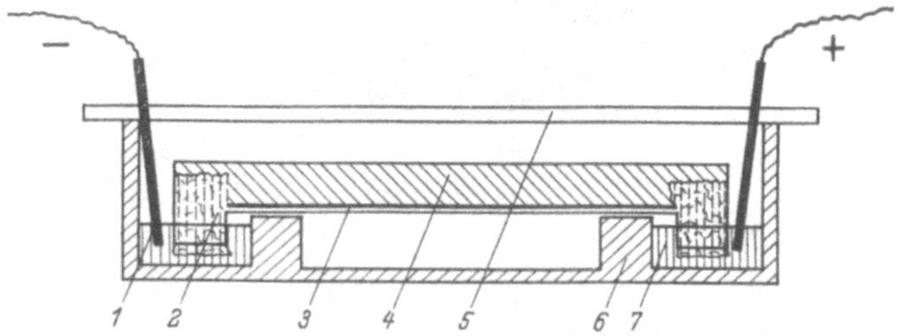

Abb. 9. Die von uns verwendete Elektrophoresekammer im Querschnitt

1 Platinelektroden
2 Kunststoffschwämme
3 Glaseinlage
4 Trennkammer mit Stärkegel
5 Abdeckung der Elektrophoresekammer
6 Wandung der Elektrophoresekammer
7 Elektrodenpufferlösung

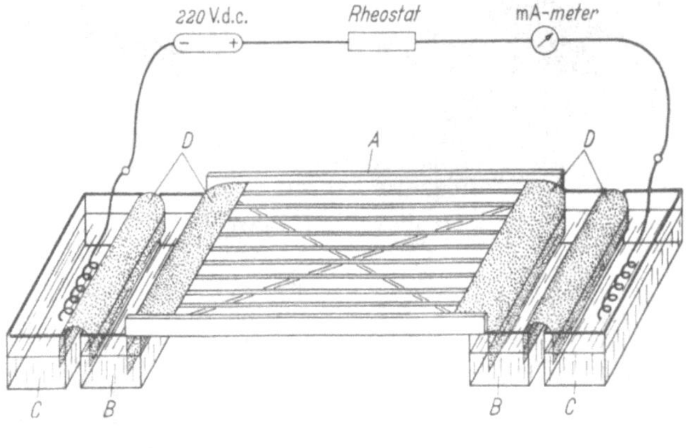

Abb. 10. Trennkammer für die Stärkegelelektrophorese nach SMITHIES (aus GALATIUS-JENSEN 1960

A = Trennkammer
B = Brückenpuffergefäße
C = Kochsalzlösung (10%-ig) mit Silberdrahtelektroden
D = Filterpapierbrücken

Auf Anregung von O. Prokop werden die offenen Formbodenenden neuerdings mit Kunststoffschwämmen abgedichtet. Die Schwämme können während der Elektrophorese in der Form verbleiben und als Stromüberleitung dienen. Sie dichten besser ab und ermöglichen zugleich einen besseren Kontakt mit der Flüssigkeit. War die Form mit Gasschlauchstücken abgedichtet, so können sich beim Einsetzen von Teil A in Teil B zwischen Gel und Pufferoberfläche Luftblasen bilden, die einen kontinuierlichen Stromfluß verhindern.

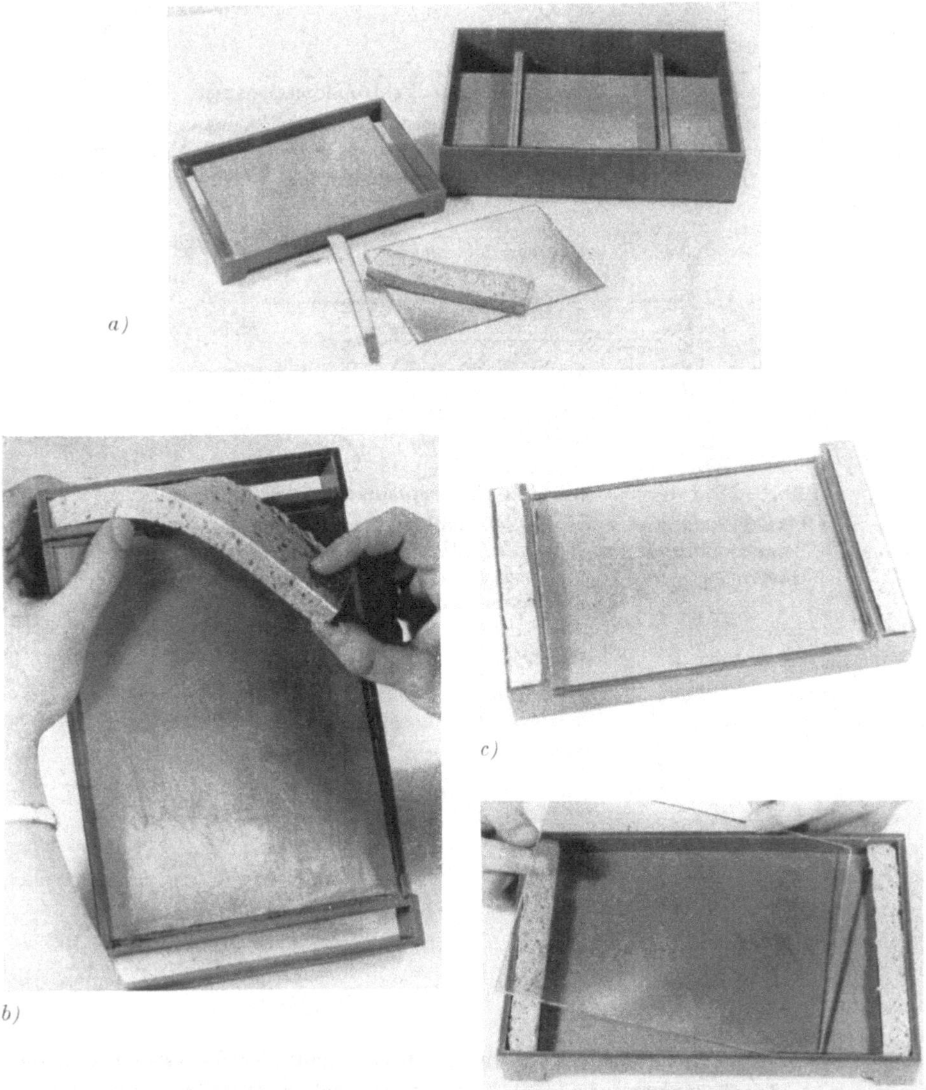

Abb. 11a—d. Montage der bei uns entwickelten Trennkammer

Bei Verwendung der Schwämme wird Stärke eingespart. Da die Schwämme ein verzweigtes System darstellen, halten sie zugleich Hydrolyseprodukte aus der Pufferlösung zurück. Die Schwämme werden erst nach Beendigung der Elektrophorese aus der Form (Teil A) herausgenommen.

Das Reinigen der Schwämme geschieht durch mehrmaliges Ausdrücken in warmem Wasser. Bis zur nächsten Verwendung können sie in einem Glas mit Pufferlösung aufbewahrt werden, denn frei an der Luft liegend, trocknen sie zu sehr aus und müssen zum Gebrauch erst wieder in Pufferlösung getränkt werden.

Auf den Mittelteil des Formbodens wird, bevor das Gel hineinkommt, eine Glasplatte gelegt, dadurch läßt sich der Gelblock zum Entwickeln besser herausheben.

Wie aus der Abbildung hervorgeht, liegen die Elektroden direkt in der Pufferlösung und nicht wie bei der von SMITHIES beschriebenen Methode in einem mit hypertoner Kochsalzlösung gefüllten Gefäß vor der Pufferlösung (Abb. 10). Eine nachteilige Beeinflussung auf die Trennung hat sich durch diese Vereinfachung nicht feststellen lassen.

Als Elektrodenmaterial eignet sich am besten Platindraht, Nickelelektroden scheinen ebenfalls recht widerstandsfähig zu sein, auch V2A-Kanülen lassen sich mit Erfolg verwenden; Kohle zerfällt dagegen sehr leicht und verunreinigt die Pufferlösung. Elektroden aus Silberdraht werden angegriffen und müssen nach mehrmaligem Gebrauch erneuert werden.

2. Serum- und Hämoglobinzubereitung

Im ersten Kapitel wurde erwähnt, daß die Haptoglobine die Fähigkeit besitzen, mit Hämoglobin einen schwer dissoziierbaren Komplex zu bilden. Diese Eigenschaft kann ausgenützt werden, um die Komplexe aus Haptoglobin und Hämoglobin durch eine Peroxydase-Reaktion elektiv darzustellen (S. 41). Will man von dieser Fähigkeit Gebrauch machen, so muß dem Serum vor der Elektrophorese Hämoglobin zugesetzt werden.

Zum Herstellen einer Hämoglobinlösung kann sowohl Zitrat- als auch Nativblut verwendet werden. Wird Nativblut dazu verwendet, dann muß der Blutkuchen durch ein feines Sieb gedrückt und in hypertoner Kochsalzlösung aufgeschwemmt werden.

Die Erythrozytenaufschwemmung wird anschließend zentrifugiert. Der Überstand, eine rötlich gefärbte Flüssigkeit, wird mit der Wasserstrahlpumpe abgesaugt und verworfen. Das Sediment wird erneut mit hypertoner (3 bis 10%iger) Kochsalzlösung durchgeschüttelt. Dieser Waschvorgang muß mindestens sechs- bis siebenmal wiederholt werden, um die Serumbestandteile weitgehend herauszuwaschen. Werden nicht alle Anteile herausgewaschen, so kann es zu einer Unspezifität der zu untersuchenden Seren kommen (Kapitel Serumunspezifität). Nachdem die letzte Waschflüssigkeit abgesaugt wurde, wird das Erythrozytensediment mit der vierfachen Menge Wasser versetzt, dabei hämolysieren die Erythrozyten. Die Hämolyse kann auch mit Äther vorgenommen werden, die Haptoglobinbindungsfähigkeit wird dadurch nicht beeinträchtigt. Die Stromata brauchen nicht abzentrifugiert zu werden.

Die Hämoglobinstammlösung ist ohne Konservierungsmittel unter Aufbewahrung bei Kühlschranktemperatur bis zu einem halben Jahr zu verwenden. Zur besseren Haltbarkeit kann jedoch ein Konservierungsmittel hinzugegeben werden, z. B. Natrium-Azid (eine Skalpellspitze auf 100 ml) oder Toluol. Dadurch wird die Haltbarkeit der Hämoglobinlösung nach BAITSCH (zit. bei GRIMS 1961) auf acht Monate erhöht. Kommt es jedoch darauf an, eine besonders exakte Auftrennung vielleicht eines seltenen Serums vorzunehmen, dann sollte eine frische Hämoglobinlösung verwendet werden.

Die Serumgewinnung erfolgt nach der gleichen Methode, wie sie in der Blutgruppenserologie geübt wird. Es läßt sich dabei so einrichten, daß von dem zur Blutgruppenbestimmung gewonnenen Serum ein Teil — es genügen 0,5 ml — in kleinere Röhrchen abpipettiert wird. Steht nicht soviel Serum zur Verfügung, so genügt bereits ein einziger Tropfen, der in einer Kapillare aufgezogen wird. Für die übliche Untersuchung haben sich Glasröhrchen mit den in der Abbildung 12 gezeigten Maßen als sehr brauchbar erwiesen.

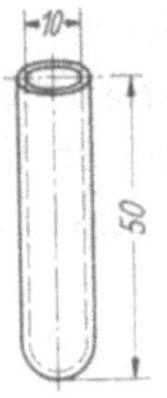

Abb. 12. Die Maße sind in mm angegeben

Längere oder dünnere Röhrchen sind ungeeigneter, weil sich das Serum aus ihnen schwieriger verimpfen läßt. Bevor das Serum jedoch verimpft wird, muß der Hämoglobinzusatz erfolgen. Im Schrifttum wird oft erwähnt — soweit der Verfasser auf die Methode eingeht — daß die zugesetzte Hämoglobinmenge 300 mg% betragen soll. Das ist eine richtige, jedoch theoretische Forderung, da es für eine qualitative Haptoglobinbestimmung überflüssig ist, die Konzentration der Hämoglobinlösung zu ermitteln. Es genügt eine einfache Hämoglobinlösung, die dem Serum als „Indikator" zugetropft wird.

Eine Gruppen- cder Artspezifität des Hämoglobin zu beachten, ist ebenfalls nicht erforderlich (über verwendbare Hämoglobine S. 71).

Von einer Hämoglobinstammlösung, die nach den oben beschriebenen Angaben hergestellt werden kann, wird ein Tropfen Hb auf 10 Tropfen klares Serum gegeben (Abb. 13). Sind die Seren durch vorhandenes Hämoglobin bereits hämolytisch, dann

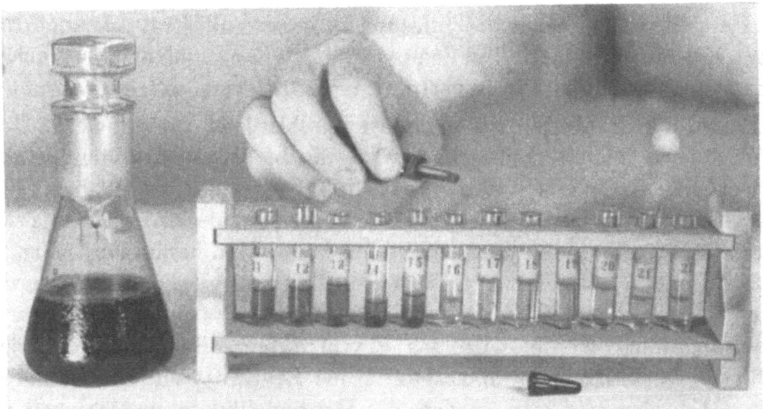

Abb. 13. Versetzen der Serumproben mit Hb-Lösung

muß der Hb-Zusatz entsprechend kleiner sein oder gänzlich ausbleiben. Die Serumtropfen brauchen nicht abgezählt zu werden. Beim Benutzen gleichgroßer Röhrchen läßt sich die Menge durchaus abschätzen, 10 Tropfen aus normalen Pipetten sind ungefähr 0,5 ml.

Das Hinzugeben der Hämoglobinlösung erfolgt zweckmäßig mit einem Serumtropffläschchen.

Unmittelbar nach dem Hb-Zusatz können die Seren verimpft werden, man muß die Röhrchen zuvor umschütteln, damit sich die „Indikatorlösung" verteilt.

3. Verimpfen der Serumproben

Die Serumproben können durch verschiedene Techniken in das Gel hineingebracht werden. Es soll zunächst die einfachste und zugleich die zweckmäßigste Methode beschrieben werden:

Nachdem die Stärke zu einem festen Gel in der Form erstarrt ist, müssen zum Auftragen der Serumproben Impfschlitze in das Gel gelegt werden. Das kann sowohl mit einem Messer als auch mit einem anderen Instrument erfolgen. Wurde das Gel während des Erstarrens nicht mit einer Glasplatte abgedeckt, so daß sich eine festere Haut an der Oberfläche des Gelblockes bilden konnte, dann ist zum Anfertigen der Impfspalten ein Skalpell am geeignetsten (Abb. 14).

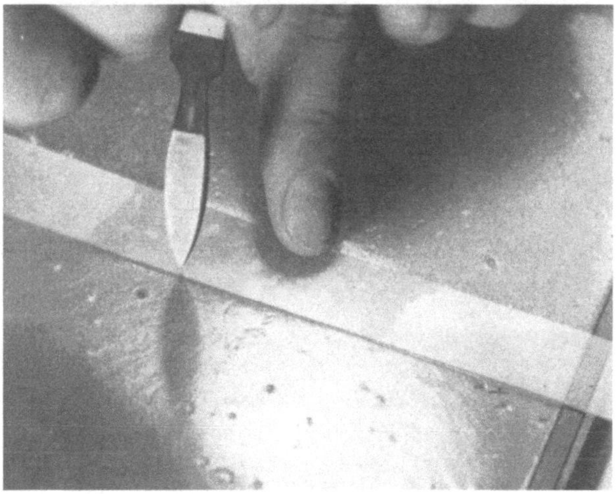

Abb. 14. Anfertigen der Impfschlitze; die an die Oberfläche des Gels aufgestiegenen Luftblasen stören den Trennvorgang nicht

Nach einer anderen Methode werden die Impfschlitze schon mit hineingegossen (vertikale Anordnung, SMITHIES 1959). (Das erscheint uns für die Routinetechnik jedoch ungeeignet.) Das Messer, mit dem die Schlitze angefertigt werden, muß senkrecht gehalten und bis auf die Glasplatte bzw. bei der Original-SMITHIES-Methode auf den Boden der Form durchgestoßen werden. Je nachdem, wie breit die Impfschlitze werden sollen, wird das Skalpell anschließend in waagerechter Richtung weitergeführt. Klebt die Stärke dabei an der Messerschneide fest, dann sollte man das Messer vor dem Schneiden in Pufferlösung tauchen (Gelpuffer). Beim Anordnen der Impfschlitze ist darauf zu achten, daß die Schnittführung nicht bis an den Rand der Form reicht. Es bestünde in solchen Fällen weniger Gefahr, daß das Serum „ausläuft", sondern das Umklappen des aufgeschnittenen Gelblockes würde später wesentlich erschwert werden. Der Block würde an den Stellen, an denen der Rand zerschnitten ist, sehr leicht einreißen. Ein durchgehender Rand von 6 bis 8 mm reicht aus, das zu verhindern. Das Einschneiden geschieht leichter mit Hilfe einer Führungslinie als aus freier Hand. Ein Lineal aus Kunststoff eignet sich sehr gut dazu. Je dünner und biegsamer es ist, desto besser erfüllt es seine Aufgabe. Durch leichten Druck mit dem Finger kann es auf die Stärke festgeklebt werden, es verrutscht dann nicht und alle Impfschlitze liegen in gleicher Reihe. Um bei maximaler Ausnutzung der Form zu verhindern, daß die Serumproben ineinanderlaufen, können die Impfschlitze nicht parallel zur Frontseite der Form, sondern in einem Winkel von etwa 30° dazu angelegt werden. Dadurch wird der Abstand zwischen den einzelnen Impfschlitzen größer (Abb. 15).

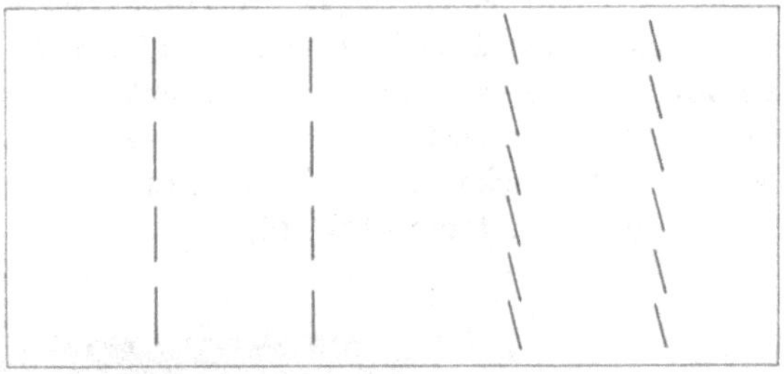

Abb. 15. Durch schräge Anordnung der Impfschlitze (rechts im Bild) können in einer Reihe mehr Serumproben untergebracht werden

Sind die Impfschlitze vorhanden, dann muß ein Protokoll angefertigt werden; dazu brauchen lediglich auf einem Blatt Papier in gleicher Reihenfolge wie die Impfschlitze längliche Kästchen aufgedruckt zu werden, in die hinein die Nummer der Serumproben und nach der Elektrophorese die Untersuchungsergebnisse geschrieben werden können (Abb. 18).

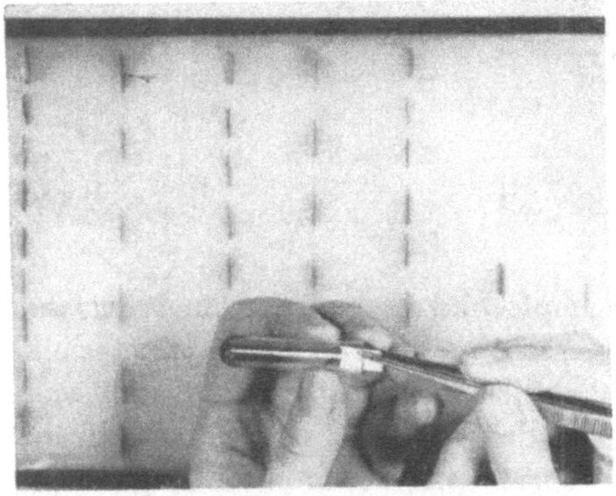

Abb. 16. Tränken des Impfpapiers mit dem Untersuchungsserum

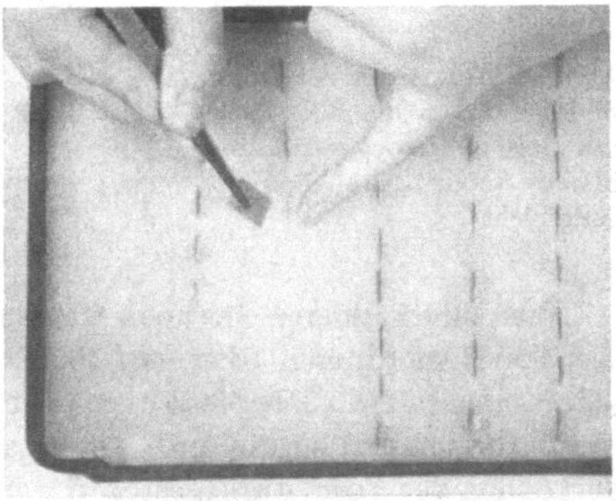

Abb. 17. Einstecken der mit Serum getränkten Filterpapierstreifen in das Gel

Wurde eine Serumprobe in das Gel verimpft, dann muß anschließend sofort die Nummer des betreffenden Röhrchens in das Protokollkästchen eingetragen werden; nur so läßt sich eine Verwechselung vermeiden. Um auch ein wiederholtes Verimpfen einer Serumprobe auszuschließen, sollte jedes fertige Röhrchen in einen zweiten Ständer und nicht an seinen ursprünglichen Platz zurückgestellt werden (Vgl. Abb. 18).

In der Routinearbeit hat es sich als zweckmäßig erwiesen, mit dem Beimpfen des Gelblockes stets an der gleichen Ecke zu beginnen.

Der Impfspalt läßt sich durch seitlichen Zug mit dem Finger bequem spreizen. Tropfte man das Serum mit einer Pipette oder Kapillare nur hinein, so zöge sich der Impfspalt nach Entfernung des spreizenden Fingers durch die Elastizität des Gels soweit zusammen, daß fast das gesamte Serum herausgepreßt werden würde. Werden jedoch mit Serum getränkte Filterpapierstreifchen in den Schlitz hineingesteckt, so kann das Serum nicht herausgepreßt werden. Die Spaltränder können sich nur unvollständig schließen und lassen einen Raum von der Dicke des verwendeten Papiers zwischen sich frei. Ein vollständiges Schließen des Spaltes ist erst möglich, nachdem das Papier entfernt wird. Es erfüllt somit zwei Aufgaben: Es dient:

1. als Serumträger und
2. erfüllt es die weitaus wichtigere Aufgabe, den Spalt gerade soweit zu spreizen, daß nur eine bestimmte Menge Serum darin Platz hat.

Verbleibt das Papier während der gesamten Elektrophorese im Gel, so könnte 1. über längere Zeit Serum nachlaufen; eine Schleppenbildung wäre die Folge, 2. treten an den Berührungsstellen (Gel-Papier) Grenzflächenspannungen auf, die ebenfalls zu einer unscharfen Zeichnung der Muster beitrügen. Wird jedoch das Impfpapier etwa 5 Minuten nach Elektrophoresebeginn aus den Impfschlitzen herausgezogen, so ist das Gel noch elastisch genug, ein vollständiges Aneinanderlegen der Spaltränder zu ermöglichen. Dabei wird das überschüssige Serum herausgepreßt und zugleich erreicht, daß in allen Impfstellen ungefähr die gleiche Serummenge vorliegt.

Zum Verimpfen des Serums läßt sich jedes beliebige Filterpapier verwenden. Die gewöhnlichen Papiere besitzen den Nachteil einer geringen Zerreißfestigkeit. Chromatographie- oder Elektrophoresepapiere besitzen in feuchtem Zustand eine größere Zerreißfestigkeit und lassen sich deshalb leichter aus dem Gel herausziehen.

Von der Firma Schleicher & Schüll wurden bereits Impfpappen aus Filterkarton in den Handel gebracht. Diese Pappen sind ungefähr zehnmal stärker als Papier. Sie lassen sich zwar leichter in das Gel hineinstecken, haben aber den Nachteil, daß sie den Spalt zu sehr spreizen. Die Spaltränder trocknen dabei beträchtlich aus. Nach unserer Erfahrung sind sie weniger gut geeignet als die Elektrophorese-Papiere der gleichen Firma. Aus einem großen Bogen lassen sich die Impfpapiere mit einer Schere leicht zuschneiden.

Je nach der Breite des Impfspaltes sollten auch unterschiedlich große Papierstückchen verwendet werden, es ist darauf zu achten, daß der Impfspalt stets ein wenig breiter ist als das verwendete Papier, nur dann läßt es sich mit der Pinzette leicht in den Spalt hineinstecken. Das Papier sollte aus den gleichen Gründen auch etwas schmaler sein als das Röhrchen, in dem es mit Serum getränkt wird (Abb. 16). Beim Eintauchen des Papiers in das Serum ist es günstig, die Pinzette — nachdem das Papier auf den Boden des Röhrchens stößt — ein wenig zu öffnen, beim Schließen

Verimpft von: [illegible] Datum: 8. 9. 1961

Abgelesen von:

8	16	24	32	40	48	56
7	15	23	31	39	47	55
6	14	22	30	38	46	54
5	13	21	29	37	45	53
4	12	20	28	36	44	52
3	11	19	27	35	43	51
2	10	18	26	34	42	50
1	9	17	25	33	41	49

Seren Nr. 1 – Nr. 56 Inst. f. Gerichtl. Med. Proben entnommen am 7. 9. 1961
Namen mit Stempelbuchst. [illegible]

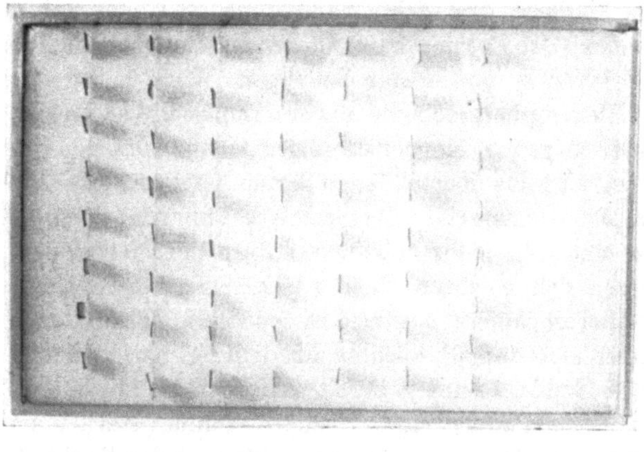

Abb. 18.
Beimpfte Form (unten) mit Untersuchungsprotokoll (oben). An die linke Seite des Gels wird die Kathode, an die rechte die Anode gepolt

bleibt dadurch an der Innenseite der Branchen Serum haften, welches zusammen mit dem am Papier vorhandenen Teil ausreicht, den Impfspalt zu füllen.

Bevor mit der gleichen Pinzette eine neue Serumprobe verimpft wird, müssen die Branchen durch mehrmaliges Schwenken im Wasserbad gereinigt und anschließend an einem Tuch getrocknet werden.

Bisweilen steht zur Haptoglobinbestimmung nur eine geringe Menge Serum zur Verfügung. Bei einiger Übung reicht bereits ein Tropfen aus. Es kann unter Umständen auch nur ein Röhrchen zur Verfügung stehen, an dessen Wand noch Serumspuren hängen (Blutentnahme bei Kleinkindern). Im letzten Falle ist es möglich, mit einer feinen Kapillare eine kleine Menge Aqua dest. oder Gelpufferlösung an die Wand des Röhrchens zu blasen und wieder aufzusaugen. Dieser Vorgang sollte mehrere Male wiederholt werden. In der gleichen Weise wird eine Spur Hämoglobin dazu gemischt. Da diese Menge nicht ausreicht, auch einen noch so schmalen Impfspalt zu füllen, muß das ebenfalls sehr schmal gewählte Impfpapier zuvor mit Pufferlösung getränkt werden. Der Kapillarinhalt wird anschließend auf das untere Ende des Papiers geblasen und das Papier so in den Impfspalt gesteckt, daß der Tropfen auf die Anodenseite zu liegen kommt. Befindet sich der Haptoglobinspiegel eines so untersuchten Serums im Bereich der Norm, so läßt sich bei dieser Technik in der Regel noch eine einwandfreie Diagnose stellen.

Das Verimpfen der Serumproben mit Hilfe von Filterpapierstreifen ist für die gewöhnliche Untersuchung am zweckmäßigsten. Wird jedoch eine sehr große Anforderung an die Serumauftrennung gestellt, so wurde von SMITHIES (1955) empfohlen, Stärkekörner mit Serum zu vermischen und den Impfspalt mit diesem Brei zu tamponieren. Bei der vertikalen Elektrophoreseanordnung wird das Serum dagegen ohne jegliches Trägermedium verimpft. Dadurch wird eine noch bessere Fraktionierung möglich.

4. Stromanschluß

Für die Routineuntersuchung ist es nicht unbedingt erforderlich, an den Gelblock einen Gleichstrom mit konstanter Spannung anzulegen; auch aus dem Netz entnommener Gleichstrom kann durch Vorschalten eines regelbaren Widerstandes für die Gel-Elektrophorese verwendet werden. Die dadurch erreichbaren Elektrophoresemuster gestatten ebenfalls eine sichere Diagnose. Steht jedoch ein Gleichrichter mit Spannungskonstanthalter zur Verfügung, dann ist das Arbeiten leichter, da sich die Spannung besser regulieren läßt.

Wie bereits auseinandergesetzt wurde, richtet sich die Dauer der Elektrophorese nach der Wanderungsgeschwindigkeit der einzelnen Eiweißkörper. Die Geschwindigkeit v wird aber durch die anliegende Spannung bezogen auf die Wegstrecke — ausgedrückt in der Feldstärke $\left(H = \frac{\text{Volt}}{\text{cm}}\right)$ — entscheidend beeinflußt. Die Feldstärke ist in den einzelnen Gelabschnitten unterschiedlich.

Die Pufferkonzentration und die Viskosität des Gels, die ebenfalls die Geschwindigkeit mitbestimmen, werden durch Verdünnen des Puffers beim Herstellen des Gels innerhalb einer bestimmten Fehlerbreite verändert. Eine unterschiedliche Laufgeschwindigkeit ist die Folge. Aus den aufgeführten Gründen erscheint es uns daher unzweckmäßig, in den einzelnen Versuchen die Spannung als Ausdruck der Feldstärke stets gleich zu wählen, wir benutzen als Indikator für eine richtige Versuchsanordnung bereits seit längerer Zeit die *Stromstärke*. Durch die tägliche Arbeit konnte dabei für die erforderlichen Werte eine einfache Faustregel aufgestellt werden (s. u.).

Die bei uns verwendeten Trennkammern haben ein Fassungsvermögen von 300 bis 800 ml (Abb. 8 Teil A). Die Angaben 300 bis 800 ml entsprechen der Menge der Pufferlösung, die zum Herstellen des Gels benötigt wird.

Die erforderliche Spannung ist an den gebräuchlichen Konstantgleichrichtern in Stufen oder sogar stufenlos regelbar. Bei einer gegebenen Spannung fließt, entsprechend der Ionenstärke des verwendeten Puffers und den Ausmaßen des Gelblockes, eine bestimmte Stromstärke. Sie wird in mA gemessen und soll nach unseren

Erfahrungen *je ml Gel*, an das die Spannung angelegt wird, $^1/_{10}$ *mA* betragen. Das würde für eine Gelmenge von 800 ml 80 mA bedeuten, für eine Gelmenge von 300 ml 30 mA. Die dazu erforderliche Spannung variiert in bestimmten Grenzen und beträgt 150 bis 300 Volt oder wenig darüber, gemessen zwischen den beiden Elektroden. Die Ionenstärke des Gelpuffers beträgt 0,05 (Gelblockabmessung 13:18:1,2 cm).

Bei diesen Werten kann die Elektrophorese nach 1½ bis 2 Stunden beendet werden. Eine längere Trennzeit ist für die normale qualitative Hp-Bestimmung nicht erforderlich. Wird besonderer Wert auf eine gute Darstellung sämtlicher Eiweißfraktionen gelegt (Färbung mit Amidoschwarz 10B), dann sollte die Trennzeit bei halber Stromstärke auf 8 bis 10 Stunden ausgedehnt werden.

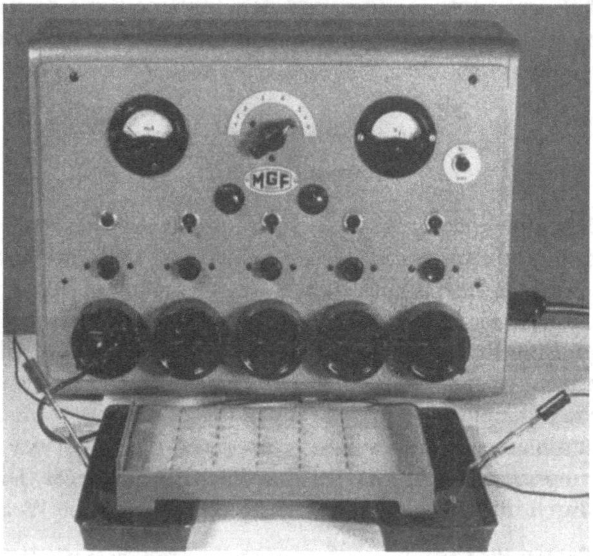

Abb. 19. Vollständige Elektrophoreseanordnung, statt der Pufferwanne (Abb. 8 Teil B) können, wie im Bild, einfache Federschalen verwendet werden

Die bei voller Stromstärke entwickelte Temperatur liegt nur wenig über 35°C. Höhere Temperaturen werden nur durch veränderte Versuchsbedingungen hervorgerufen, sie sollten jedoch vermieden werden, da sie sich nachteilig auf die Trennschärfe auswirken.

Zu Beginn der Elektrophorese kann die gewünschte Stromstärke bei einer Spannung von 300 Volt (unter Verwendung einer Form mit 600 ml Inhalt) noch nicht erreicht werden. Erst nachdem sich das Gel entsprechend erwärmt hat, liefern 300 Volt, bzw. niedere Spannungen die nötige Stromstärke (Abb. 20).

Andere Untersucher[1]) arbeiten bei niederen Temperaturen, sie verringern die Spannung und verlängern die Trennzeit. Da die Eiweiße im Organismus einer Temperatur von mindestens 37°C ausgesetzt sind, ist nicht einzusehen, weshalb sie bei gleichen Temperaturen in der Elektrophorese geschädigt werden sollen. Die erfolg-

---

[1]) GALATIUS-JENSEN — pers. Mitt. (1960).

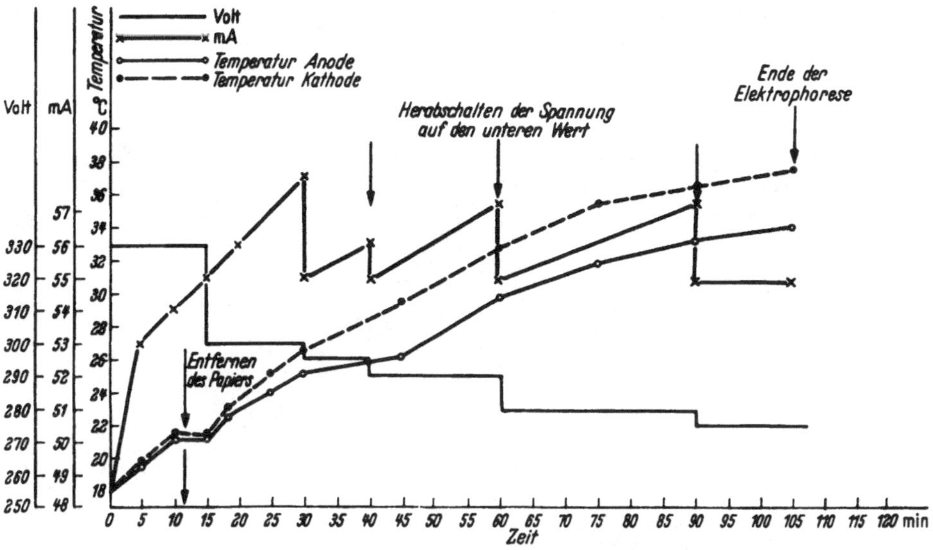

Abb. 20. Der Temperaturverlauf während der Elektrophorese, Verhältnis von Stromstärke und Spannung

Die an der Kathodenseite verimpften Serumproben haben eine Strecke von 20 mm zurückgelegt, die an der Anodenseite in der gleichen Zeit nur eine Strecke von 17 mm

reichen Auftrennungen bei diesen Temperaturen bestätigen die Richtigkeit dieser Überlegung. Von einigen Untersuchern[1]) wird die entsprechende Joulsche Wärme durch Kühlvorrichtungen abgeleitet. Die Bestimmungsmethoden werden dadurch nur kompliziert und die Untersuchungskosten unter Umständen erhöht. Eine Kühlvorrichtung ist für die Routinearbeit nicht erforderlich (Abb. 19).

5. Entwickeln der aufgetrennten Proteingemische

a) Aufschneiden des Gelblockes

Auf einem Querschnitt des in der folgenden Abbildung gezeigten Gelblockes ist zu erkennen, daß in den tieferen Schichten des Trägermediums günstigere Trennbedingungen vorhanden sind: die Eiweißfraktionen sind hier weiter gewandert. Das ist verständlich, da ja die oberen Schichten während der Elektrophorese — wie erwähnt — durch Verdunstung austrocknen.

Um das Austrocknen einzuschränken, kann zu Beginn der Elektrophorese, nachdem die Filterpapierstreifchen aus den Impfschlitzen entfernt worden sind, ein Ölfilm auf die Geloberfläche gelegt werden. Wir haben in unseren ersten Versuchen, wie in der Originalarbeit von Smithies beschrieben wurde, Paraffinöl dazu verwendet. Nach der Elektrophorese muß der Ölfilm durch Abgießen oder durch saugendes Papier entfernt werden.

Die unterschiedliche Wanderung der Eiweiße in den einzelnen Gelabschnitten wird dadurch aber nicht verhindert. Das Kondenswasser aus dem Gel steigt dabei lediglich bis unter die Ölschicht und läßt die Geloberfläche aufquellen.

---

[1]) Baitsch, München und Krauland, Berlin — pers. Mitt.

Da bei Verwendung eines Ölfilmes keine bessere Auftrennung ermöglicht wird, und das Öl die verwendeten Geräte verschmiert, verzichten wir auf den Ölfilm. Es genügt, während des Trennvorganges über das Gel eine Glasplatte zu legen, die eine Verschmutzung von außen verhindert und die Verdunstung eindämmt.

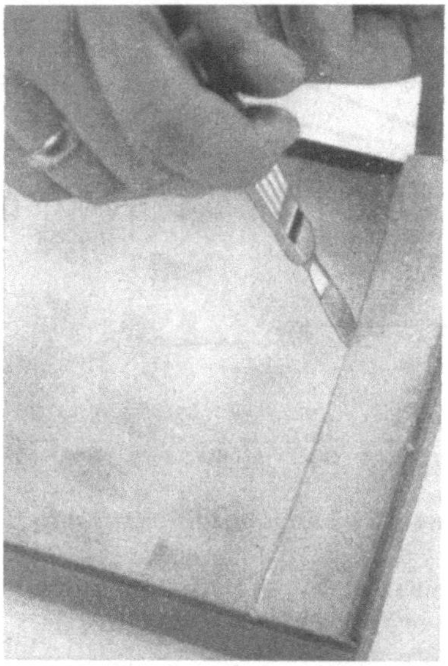

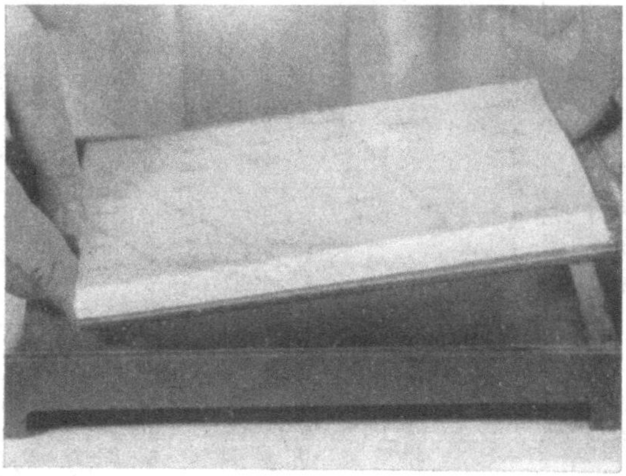

Abb. 21 a (links). Herausheben des Gels; die Gelenden, die zur Stromüberleitung erforderlich waren, werden verworfen

Abb. 21 b (oben). Herausheben des Gels, der Gelblock liegt auf der Glasplatte

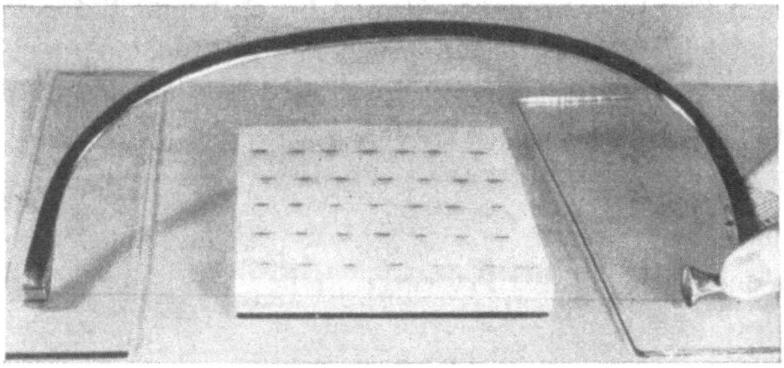

Abb. 22. Aufschneiden des Gelblockes

Abb. 23. Umklappen des aufgeschnittenen Gelblockes

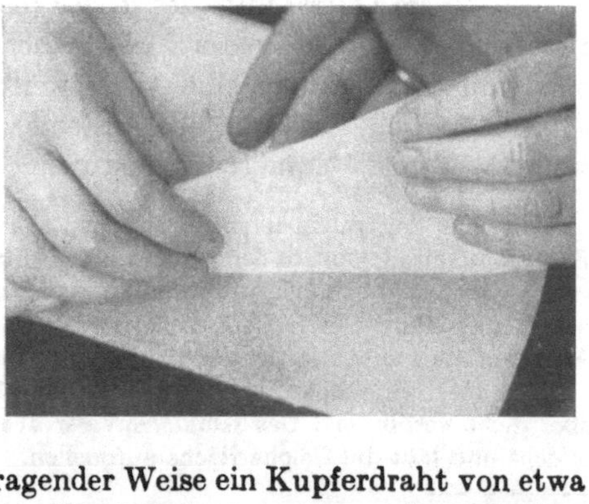

Die günstigeren Trennbedingungen liegen offenbar in den mittleren Schichten des Trägermediums. Zum Anfärben der Proteinfraktionen muß der Gelblock deshalb aufgeschnitten werden (Abb. 21 bis 23). Da die Gelplatte nicht — wie bei der Originalmethode nach SMITHIES — durch längsverlaufende Rippen zerteilt wird, kann mit *einem* Schnitt das gesamte Gel durchtrennt werden.

Zum Aufschneiden eignet sich in hervorragender Weise ein Kupferdraht von etwa 0,2 mm Dicke, der zwischen den Enden eines Sägebügels ausgespannt ist. Ein derartiger Draht steht in jeder kupfernen Lampenlitze zur Verfügung. Die Schichtdicke kann durch entsprechende Unterlagen, auf denen der Sägebügel geführt wird, eingestellt werden. Beim Durchziehen des Drahtes durch das Gel muß darauf geachtet werden, daß in den Impfspalten keine Filterpapierreste mehr vorhanden sind, sie würden am Draht hängen bleiben und die Oberfläche verderben.

Beim Abheben der oberen Gelhälfte sollte ein Einreißen vermieden werden, denn beide Schnittflächen sind zum Anfärben verwendbar. Bei ausreichender Elastizität des Gels und einiger Übung des Untersuchers ist ein Abheben der oberen Schicht, ohne daß sie zerreißt, mühelos möglich. Unterstützend wirkt beim Umklappen der bereits weiter oben erwähnte festgetrocknete Rand des Gels. Würden beim Anfertigen der Impfschlitze die Schnittführungen bis an den Rand des Gelblockes gelegt, so wäre dieser eingeschnitten und das Umklappen wesentlich schwieriger. Man kann sich in solchen Fällen dadurch helfen, daß man die Gelplatte quer durchschneidet und die obere Schicht in zwei Teilen abhebt.

Beim Betrachten des Präparates ist dem Ungeübten bisweilen unklar, welches Eiweißmuster der zuerst verimpften Serumprobe entspricht. Das läßt sich durch wenige Überlegungen leicht ableiten, man muß nur wissen, ob die zuerst verimpfte Serumreihe zur Anoden- oder zur Kathodenseite des Gels wurde. Es ist daher zu empfehlen, stets an der gleichen Ecke, z. B. links unten zu beginnen, nach oben mit dem Beimpfen fortzufahren und diese Seite entsprechend der Platzaufteilung in der Form (Abb. 18) entweder immer zur Anoden- oder immer zur Kathodenseite des Gels zu machen.

Wurde in einem gewählten Beispiel links unten begonnen und an diese Seite die Kathode gelegt, dann kann nur die Seite der fertigen Gelplatte die zuerst beimpfte sein, an der die *Impfschlitze* am Rande liegen, die Seite auf der die Eiweißfraktionen, d. h. das freie Hämoglobin am Rande liegt, muß die zuletzt beimpfte sein.

Werden zum Anfärben beide Hälften verwendet, so muß die spiegelbildliche Anordnung der Serumproben im oberen Teil bei Protokolleintragungen beachtet werden, dennoch befindet sich die zuerst verimpfte Serumprobe wieder an der Seite, an der die *Impfschlitze* am Rande liegen.

b) Das elektive Anfärben der Eiweißfraktionen

Zum Sichtbarmachen der Serummuster können zwei Verfahren angewendet werden:

Darstellung durch Peroxydasereaktionen[1])
Darstellung durch Proteinfarbstoffe

Die Peroxydasereaktionen: Peroxydasen sind Enzyme, die Sauerstoff von Superoxyden auf Akzeptoren übertragen oder die Oxydation des Akzeptors beschleunigen.

1. Als Katalysator wird die (Pseudo)-peroxydasewirkung des Hämoglobins benutzt. Die wirksame Komponente ist bereits in seinem farbgebenden Anteil, im Hämin, vorhanden und hier wiederum auf das als Komplex gebundene Eisen im Porphyrin zurückzuführen. Das Hämoglobin hat seine Peroxydaseaktivität durch die Bindung an das Haptoglobin nicht verloren, sie hat sich sogar verstärkt.

---

[1]) Die Benzidintechnik wurde u. W. zuerst von Franklin und Quastel (1949) in die Hp-Bestimmung eingeführt. Zit. bei Allison und ap Rees (1957).

2. **Als Sauerstoffspender wird oft H_2O_2 verwendet. Für unsere Zwecke ist das Bariumperoxyd besser geeignet. Es liegt in fester Form vor und kann nach weiter unten folgenden Angaben mit dem Akzeptor *Benzidin* leicht gemischt werden.**
3. **Als Sauerstoffempfänger werden Substanzen verwendet, die im oxydierten Zustand eine andere Farbe aufweisen als im reduzierten. Dazu eignen sich:**

Benzidin

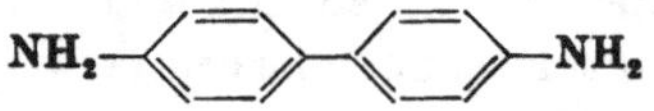

o-Tolidin

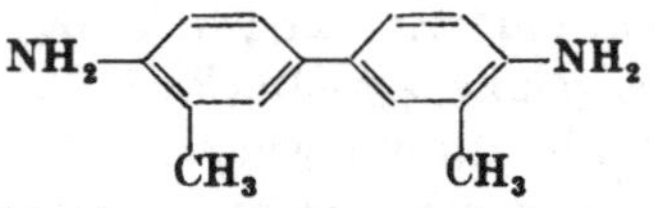

o-Dianisidin

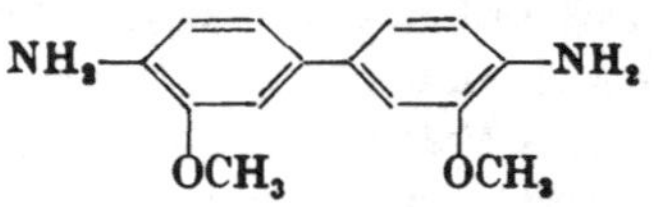

Toluidin

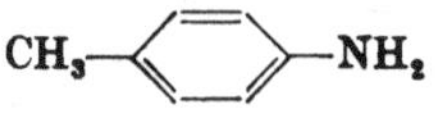

leuko-Malachitgrün

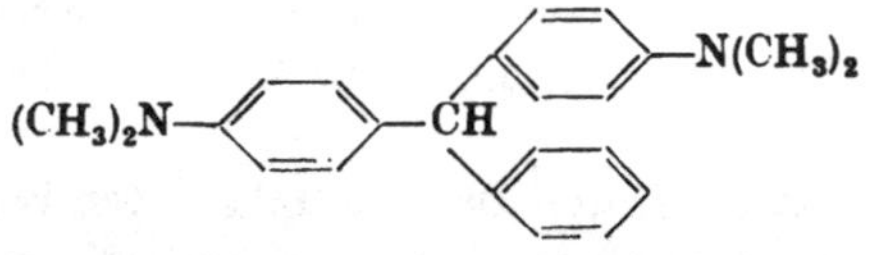

Kommen alle drei Reaktionskomponenten miteinander in Berührung (Sauerstoffspender, Sauerstoffempfänger, Katalysator), so entsteht durch die Oxydation z. B. von Benzidin, welches farblos ist, ein blau-grün gefärbtes Benzidinderivat, das Benzidinblau, eine Verbindung aus Benzidin und seinem Chinonimin (Edlbacher 1955).

Bei anderen Farbstoffen verhält es sich ähnlich.

farblos → grün
leuko-Malachitgrün ⟶ Malachitgrün

Die Reaktionen laufen im sauren Milieu (Essigsäurezugabe) ab.

Nach unserer Erfahrung besitzt das Benzidin für die Routinearbeit die günstigsten Voraussetzungen. Es läßt sich mit dem Sauerstoffdonator *Barium-Peroxyd*, das ebenfalls in fester Form vorliegt, leicht mischen und für längere Zeit aufbewahren.

Für die qualitative Haptoglobinbestimmung ist es nicht erforderlich, ein analysenreines Benzidin zu verwenden. Wo es jedoch zur Verfügung steht, ermöglicht es ein sauberes Arbeiten.

Zum Abwägen der beiden Mengen

1 Gewichtsteil Benzidin
4 Gewichtsteile Barium-Peroxyd

genügt eine einfache Laborwaage. Beide Teile werden in einem Mörser gut vermischt und anschließend in eine Vorratsflasche gegeben.

Das Sichtbarmachen der hämoglobinhaltigen Eiweißkomponenten des Stärkegels durch die Peroxydasereaktion geschieht in der Praxis wie folgt:

Eine Messerspitze (Skalpell) des Reaktionsgemisches aus der Vorratsflasche wird in ein Schälchen gegeben und mit 5 bis 10 ml einer etwa 50%igen Essigsäure aufgelöst.

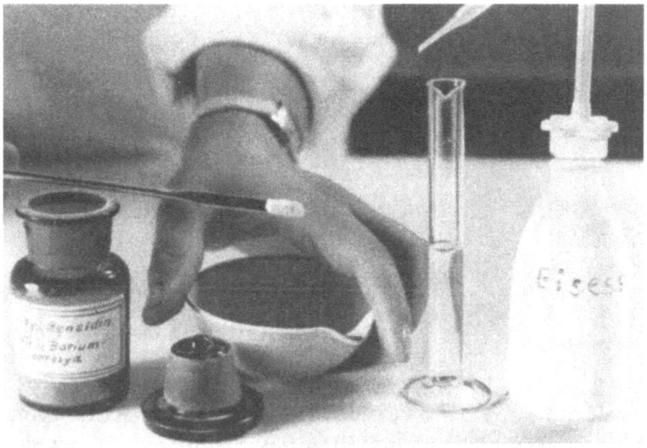

Abb. 24. Die entstandene saure Lösung enthält den Sauerstoffspender und den Sauerstoffempfänger, sie ist noch farblos

Das farblose Reaktionsgemisch (Abb. 24) wird auf eine Schnittfläche des Gelpräparates gebracht, das geschieht am zweckmäßigsten mit einem Haarpinsel (Abb. 25). An den Berührungsstellen von Reaktionsgemisch und Katalysator (hämoglobinhaltige Eiweißfraktionen) entsteht das bereits erwähnte Benzidinblau. *Es werden nicht die Haptoglobinfraktionen oder die Komplexe aus Hämoglobin-Haptoglobin angefärbt, sondern es verfärbt sich lediglich der Sauerstoffakzeptor, das Benzidin.* Die Reaktion findet begreiflicherweise nur an den Stellen im Gel statt, an denen sich auch der Katalysator befindet. Da an den Katalysator, an das Hämoglobin, zugleich das Haptoglobin gebunden ist, wird durch die Farbreaktion die *Lage* der Haptoglobinkomponenten sichtbar. Somit ist das Hämoglobin *Katalysator* für die Farbreaktion und *Indikator* für das Sichtbarmachen der Haptoglobinfraktionen.

Das Reaktionsgemisch muß möglichst schonend auf die Geloberfläche aufgetragen werden, eine zu reichlich aufgetragene Lösung würde ein Verschwimmen der einzelnen Banden verursachen. Ein Aufsprühen der Benzidin-Bariumperoxydlösung ist nicht ratsam. Als sehr brauchbar hat sich dagegen erwiesen, auf die Geloberfläche zunächst einen Bogen glattes Filterpapier zu legen und erst die Oberfläche des Filterpapiers mit dem Reaktionsgemisch zu bestreichen.

Durch den Saugeffekt des Papiers tritt eine annähernd gleichmäßige Verteilung der Lösung ein. Verwenden läßt sich jedes Filterpapier, geriffeltes ist weniger gut geeignet. Das Abdecken der Geloberfläche mit Papier hat noch einen weiteren Vorteil: Da der Pinsel, mit dem das Reaktionsgemisch aufgetragen wird, nicht direkt mit dem Hämoglobin in Berührung kommt, kann dieses nicht am Pinsel festhaften und beim erneuten Eintauchen in das Reaktionsgemisch dorthin verschleppt werden. Die Reaktionslösung bleibt sauber. Beim Auflegen des Papiers dürfen sich keine Luftblasen zwischen der Geloberfläche und dem Papier bilden, an diesen Stellen käme das Reaktionsgemisch nicht mit der Geloberfläche in Berührung.

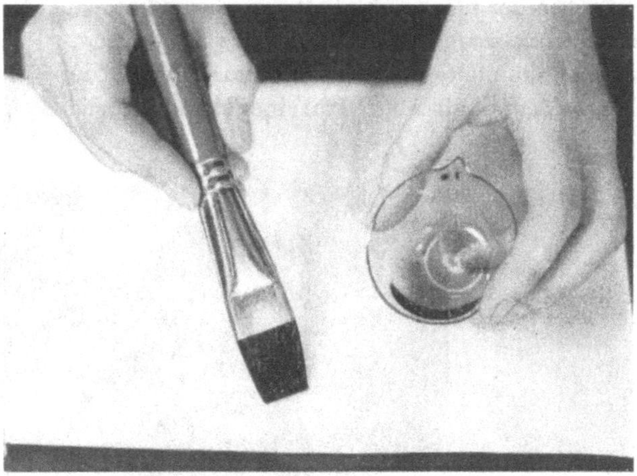

Abb. 25. Auftragen des Reaktionsgemisches

Bereits ein bis zwei Minuten nach dem Auftragen der Lösung scheinen durch das Filterpapier blau-grüne Streifen hindurch. Je nach der Konzentration der Lösung tritt die Farbreaktion schneller oder langsamer auf. Wird eine konzentriertere Lösung verwendet, so sind die einzelnen Streifen intensiv blau gefärbt, sie verändern sich aber schneller, verschwimmen und verdecken leicht schwächere Streifen. Bei einer weniger konzentrierten Lösung ist das nicht der Fall, die Streifen sind dann nicht so intensiv gefärbt.

Das Papier kann abgezogen werden, wenn genügend Reaktionsgemisch diffundiert ist. Es dauert nur wenige Minuten und kann leicht an der Streifenbildung unter dem Papier erkannt werden (Abb. 26). Ist das Papier nicht feucht genug, so klebt es beim Abziehen an der Geloberfläche fest und kann diese zerstören. Bei guter Auftrennung des Proteingemisches können im Filterpapier die einzelnen Fraktionen als Abklatsch

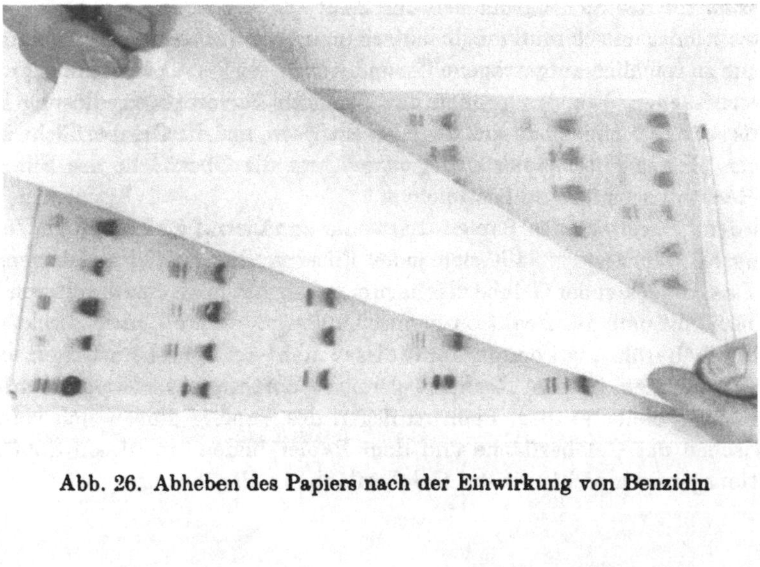

Abb. 26. Abheben des Papiers nach der Einwirkung von Benzidin

vorhanden sein. Das Papier zu trocknen, um es als Abklatschpräparat zu verwenden, ist nicht möglich, denn der Papierbogen verfärbt sich genau wie das Gel nach wenigen Minuten blau-braun.

Unmittelbar im Anschluß an das Sichtbarmachen der Eiweißbanden durch die Benzidinreaktion muß die Diagnose der Serummuster erfolgen, denn bei Anwenden der Benzidintechnik sind sie nur begrenzt haltbar, sie verwischen je nach Farbintensität nach 30 Minuten bis mehreren Stunden. Wie bereits oben gesagt wurde, verlöschen die weniger intensiv gefärbten Streifen langsamer als stark gefärbte Präparate. Die letzteren enthalten mehr Reaktionsgemisch, die Reaktion kann länger andauern.

Über eine Konservierung des Benzidinpräparates durch Glycerin hat Klein (1960) berichtet. Eine Methode zur begrenzten Haltbarmachung durch Naphtholgelb-S wurde von Bundschuh (1960) beschrieben (S. 47).

Für die Überlassung der weiteren nachfolgenden Färbevorschrift danken wir Herrn Oberarzt Dr. med. F. Knüchel, Heidelberg, Kohlhof.

Benzidin	400 mg
H_2O	200 ml
Eisessig	1 ml

In der Wärme lösen, nach dem Erkalten ist die Lösung gebrauchsfertig. Vor Gebrauch zur gesamten Menge 0,2 ml H_2O_2, 33%ig, zusetzen.

Das Stärkepräparat wird direkt in die Lösung hineingelegt. Nachdem sich die Eiweißmuster dargestellt haben, kann es zur Konservierung in ein Glycerinbad übertragen werden (S. 47).

Nach unseren Erfahrungen ist das weiter oben beschriebene Gemisch aus Benzidin und Bariumperoxyd für die Routinetechnik besser geeignet, es ist einfacher herzustellen und leichter anzuwenden.

Die Peroxydasereaktionen besitzen gegenüber Proteinfarbstoffen den Vorteil der elektiven Darstellung der hämoglobinhaltigen Fraktionen, unbefriedigend ist jedoch die beschränkte Haltbarkeit des Peroxydasepräparates. Um diesen Nachteil weitgehend auszuschalten, wurden von Owen und Mitarbeitern (1958) verschiedene Reagentien auf ihre Verwendbarkeit in der Haptoglobinuntersuchungstechnik überprüft und die Ergebnisse miteinander verglichen.

Tabelle 2

Vergleich der Peroxydase-Reagentien
(nach Owen und Mitarbeitern 1958)

Substanz	Empfindlichkeit (10^{-2} μmg/cm^2)	Bemerkungen
o-Dianisidin	5	Farbe stabil
o-Tolidin	10	Farbe verschwindet in Stunden, markierter Hintergrund
Benzidin	20	Farbe schwindet in Min.
p-Anisidin	40	Farbe schwindet in Min.
Amidopyrin	> 80	
leuko-Malachitgrün	> 80	
Guajakol	> 80	

Nach ihren Untersuchungen ist o-Dianisidin nicht nur empfindlicher als Benzidin, sondern ergibt auch ein haltbareres Präparat. Das Benzidinreagenz ist aber wesentlich einfacher zu verwenden, das gibt in der Routinetechnik den Ausschlag. Das leuko-Malachitgrün ist weniger empfindlich.

Herstellen des Reaktionsgemisches[1]) o-Dianisidin — H_2O_2 (nach Owen u. a.)

O-Dianisidin	100,0 mg
Äthanol[2])	70,0 ml
Acetatpuffer 1,5 m pH 4,7	10,0 ml
H_2O	18,0 ml

auflösen und vor Gebrauch 2 ml H_2O_2 [2]) zugeben.

Das zu färbende Stärkegel wird bei dieser Technik 15 Minuten in die o-Dianisidin-Lösung gegeben und anschließend dreimal in einem Wasserbad gewaschen. Die entstehenden Streifen färben sich dabei intensiv braun, die hämoglobinfreien Bezirke verändern ihre Farbe nicht. Das gefärbte Präparat ist ohne weitere Behandlung ungefähr einen Monat haltbar.

leuko-Malachitgrün:

Herstellen der Lösung (nach Owen und Mitarbeitern)

leuko-Malachitgrün	100,0 mg
Äthanol	70,0 ml
Acetatpuffer 1,5 m, pH 4,7	10,0 ml
Aqua dest.	18,0 ml

Behandlung und Weiterverarbeitung wie o-Dianisidin.

Laurell und Nyman (1957) verwendeten leuko-Malachitgrün zur halbquantitativen Haptoglobinbestimmung mit Hilfe der Gelelektrophorese. Sie haben die Farbsubstanz lediglich in verdünnter Essigsäure aufgelöst und vor dem Gebrauch Wasserstoffsuperoxyd dazugegeben.

In einer späteren Arbeit gibt Nyman (1959) an:

leuko-Malachitgrün	10,0 g
Essigsäure[3])	500,0 ml
Aqua dest.	750,0 ml
Edta[4])	1,0 g

In dunklen Gefäßen kann die Lösung in der Kälte aufgehoben werden. Vor Gebrauch setzten sie eine frische 0,06%-ige H_2O_2-Lösung zu.

c) Konservierung des Präparates

Der Nachteil der geringen Haltbarkeit des Benzidinpräparates gegenüber anderen Farbpräparaten kann durch Nachbehandlung mit Glycerin oder einer wäßrigen Naphtholgelb-S-Lösung kompensiert werden.

---

[1]) Die Lösung wurde analog zu der von Moretti und Mitarbeitern (1957) verwendeten Benzidinlösung hergestellt.

[2]) Die Prozentangaben sind in der Publikation von Owen und Mitarbeitern, Moretti und Mitarbeitern nicht enthalten.

[3]) Die Prozentangabe der Essigsäure bzw. der Mengenangaben zugesetzten Wasserstoffsuperoxydlösung fehlen in der Publikation.

[4]) Äthyldiamintetraessigsäure.

Konservierung durch Glycerin (Gratzer und Beaven 1960): Nachdem die Streifen gut erkennbar und blaugrün gefärbt sind, wird das Stärkepräparat mit Aqua dest. abgespült, oberflächlich getrocknet und in reines Glycerin gelegt. Dabei schrumpft das Präparat geringfügig zusammen, die Benzidinreaktion wird unterbrochen.

Konservierung durch Naphtholgelb-S: Bei Versuchen, den Grundfarbton der Stärke zu verändern, behandelten wir das Gel u. a. mit Naphtholgelb-S. Das Gel war nach der Farbeinwirkung nicht mehr lichtblau, sondern zeisiggelb; das später entstehende Benzidinblau entwickelte sich zu einem intensiven Blau-schwarz. Das Präparat blieb unter Laborbedingungen mehrere Tage frei an der Luft liegen, dabei schrumpfte es durch Eintrocknung und wurde transparent. Die Farbstreifen wurden kontrastreicher.

Zum Herstellen eines Trockenpräparates kann eine 2 mm dicke Gellamelle auf eine Glasplatte gelegt (mit der angefärbten Seite auf das Glas) und bei 40° C bis 60° C im Trockenschrank getrocknet werden. Damit das Wasser gleichmäßig aus der gesamten Lamelle verdunstet, ist zu empfehlen, die Gelfläche mit Filterpapier abzudecken. Nach 12 Stunden ist die Lamelle auf Papierdicke zusammengetrocknet und kann vorsichtig von der Glasunterlage abgehoben werden.

Herstellung der Lösung:

Naphtholgelb-S	0,5 g
Aqua dest. ad	100,0 ml

(In geschlossenen Flaschen längere Zeit haltbar und wiederholt zu verwenden.)

Anwendung:

Die Naphtholgelb-S-Lösung wird in gleicher Weise aufgetragen wie die Benzidinlösung. Nach 2 bis 3 Minuten wird die Filterpapierabdeckung entfernt, erst jetzt wird — wie oben beschrieben — das Benzidinreagenz aufgepinselt. Das Gel behält seinen neuen, grünlich-gelben Grundton bei, die langsam entstehenden blau-schwarzen Farbstreifen heben sich gut dagegen ab.

Wie die konservierende Wirkung vor sich geht, ist unbekannt.

In der Wollfärbetechnik werden Wollfasern bei bestimmten Techniken mit Naphthol „imprägniert", das so behandelte Gewebe nimmt manche später einwirkenden Farben besser an und behält den erworbenen Farbton bei. Ein ähnlicher Vorgang scheint sich auch im Stärkepräparat abzuspielen.

d) Die Haptoglobinnomenklatur

Die neue Bezeichnungsweise Hp 1-1, Hp 2-2 und Hp 2-1, die von Smithies und Walker (1955) eingeführt wurde, stellt gegenüber der alten Nomenklatur von Smithies (1955) eine günstigere Lösung dar; sie benennt nicht nur den Phänotyp, sondern läßt sehr eindeutig, analog zum MN-Blutgruppensystem, den Genotyp erkennen. Die Hp-Muster mit gleichen Zahlen (Hp 1-1, Hp 2-2) sind homozygot, das mit ungleichen Zahlen (Hp 2-1) ist der bei entsprechender Elternpaarung entstehende Mischtyp (weitere Angaben Kapitel Vererbung).

Bei einer guten Auftrennung bereitet die Diagnose der einzelnen Muster kaum Schwierigkeiten. Man muß die Anzahl der Fraktionen und ihre Anordnung zueinander jedoch kennen, um das Bild richtig einzuordnen (Abb. 27 u. Tafel III).

Der weniger erfahrene Betrachter geht häufig von der *mechanistischen* Vorstellung aus, daß ein Gemisch zweier Seren in vitro vom Hp-Typ 2-2 und 1-1 den Mischtyp 2-1 ergäbe. Das ist nicht der Fall, obwohl die Lage der Fraktionen des heterozygoten Types diesen Gedanken begünstigt. Die Inkorrektheit dieser Vorstellung läßt sich durch ein Experiment leicht bestätigen (Kapitel Fehlerquellen).

Dieses Problem hat Analoga in der klassischen Blutgruppenkunde. So ist AB nicht ein „Gemisch" der Genprodukte A und B. Ein Blutmuster R'R° zeigt u. U. andere Reaktionen als R_1r, obwohl beide phänotypisch die Faktoren R' und R° (D) enthalten. Eine Mischung von α und β (B und A-Serum) ergibt kein $0\alpha\beta$-Serum usw.

Eine Ahaptoglobinämie wird in der Abbildung 39 gezeigt. Bei der Untersuchung unausgelesener Seren kommt sie in etwa 0,5% der Fälle vor (Einzelheiten S. 55).

Die für den Typ Hp 1-1 charakteristische Hp-Hb Komponente (I) findet sich auch beim Typ Hp 2-1 in der gleichen Position, sie liegt in der Regel in geringerer Konzentration vor, beim Hp-Typ 2-2 ist sie nicht vorhanden.

Die Hp-Hb Komponente (IIa) ist charakteristisch für den Hp-Typ 2-1 und kommt unter den normalen Hp-Mustern nur bei diesem vor, sie besitzt eine geringfügig größere elektrophoretische Mobilität als die Hp-Hb Komponente IIb, die für den Hp-Typ 2-2 typisch ist, diese liegt in der Regel in nur geringer Konzentration vor.

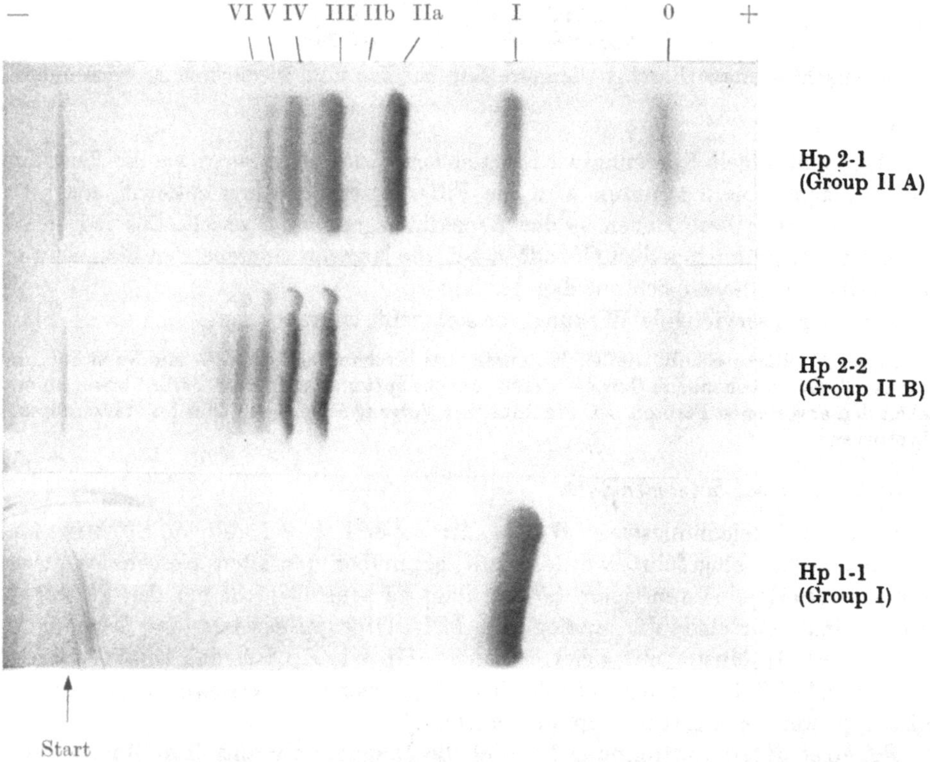

Abb. 27. Normale, durch Benzidin dargestellte Haptoglobinmuster; die in Klammern stehende Nomenklatur (rechts im Bild) entspricht der alten Bezeichnungsweise nach SMITHIES

Von den hochpolymeren Fraktionen der Hp-Typen 2-1 und 2-2 wandern die des Hp-Types 2-1 geringfügig schneller als die des Hp-Types 2-2. (Die Bezeichnung der einzelnen Komponenten mit O = Hb; I, II, III usw. für die nacheinanderfolgenden Hp-Hb-Komplexe wird von den Verfassern zur besseren Orientierung im Schriftverkehr vorgeschlagen.)

e) Darstellung der Eiweißmuster durch Proteinfarbstoffe

Von verschiedenen Autoren wird auch für die routinemäßigen Haptoglobinbestimmungen eine zusätzliche Färbung des Präparates durch einen Proteinfarbstoff empfohlen. In der Regel wird dazu Amidoschwarz 10B verwendet. Den Verfassern scheint ein derartiges Vorgehen überflüssig, weil die Diagnose dadurch nicht eindeutiger wird. Wenn eine Serumprobe schlecht aufgetrennt wurde, dann kann weder durch die eine noch durch die andere Färbetechnik ein klares Haptoglobinmuster dargestellt werden. *Bei einer guten Auftrennung erübrigt sich die zusätzliche Färbung durch den Proteinfarbstoff.*

Ein mit Amidoschwarz gefärbtes Stärkepräparat ist bei entsprechender Behandlung unbegrenzt haltbar und könnte für Demonstrationen, etwa bei Gericht, Verwendung finden. Die Vielzahl der Fraktionen, die bei dieser Technik dargestellt werden, und die Ähnlichkeit der Muster untereinander sind jedoch so groß, daß sie den Juristen eher verwirren als überzeugen. Die Anwendung eines Proteinfarbstoffes besitzt unseres Erachtens lediglich eine Bedeutung in der wissenschaftlichen Arbeit, dort ist sie bisweilen unentbehrlich.

Die Zusammensetzung und das Anwenden einer Amidoschwarz-Lösung kann in gleicher Weise erfolgen, wie es von der Färbetechnik aus der Papierelektrophorese her bekannt ist. Da das Stärkepräparat in der Regel nicht für quantitative Auswertungen verwendet wird, ist ein vollständiges Entfärben der proteinfreien Gel-Bezirke nicht erforderlich.

Die Zusammensetzung der Farblösung variiert in den Veröffentlichungen der einzelnen Verfasser. Wir verwenden für die Amidoschwarzfärbung eine Stammlösung von

9 Teilen Methanol p. A.
und 1 Teil Eisessig p. A.

In diesem Gemisch wird die Farbsubstanz Amidoschwarz 10B in der Wärme bis zur Sättigung gelöst. Die entstandene Farblösung wird nach dem Erkalten gefiltert und ist dann gebrauchsfertig.

Färbevorgang:

Mit Hilfe einer Brücke oder eines Siebes aus PVC oder ähnlichem Material wird das zu färbende Stärkegel mit der Schnittfläche nach oben für etwa 10 Minuten in die Farblösung gebracht (Abb. 28 und Tafel IV).

Das Entfärben der proteinfreien Gel-Bezirke wird ebenfalls wie in der Papierelektrophoresetechnik in mehrmals zu wechselnden Bädern, bestehend aus der oben beschriebenen Stammlösung, vorgenommen. Dem Gel wird dadurch nicht nur der Farbstoff, sondern auch zugleich Wasser entzogen, es schrumpft dabei um etwa 5% zusammen. Das fertige Präparat kann in einer leicht tingierten Farblösung (Konzentration des letzten Entfärbebades) über Jahre aufgehoben werden.

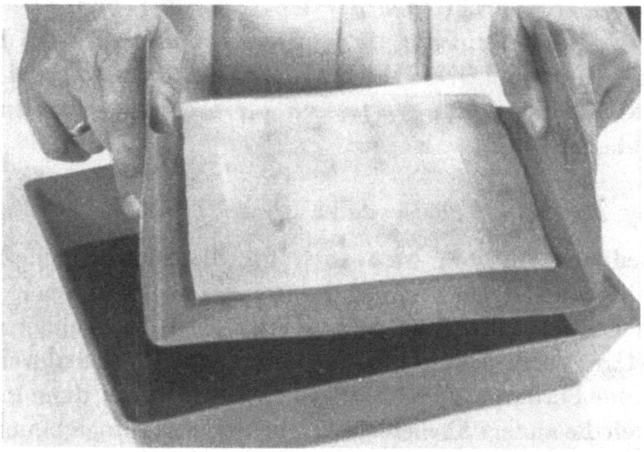

Abb. 28. Anfärben des Gels mit Amidoschwarz 10 B

Weitere Proteinfarbstoffrezepte:

Azokarmin

1. Lösungsgemisch	Methanol 9 Teile Eisessig 1 Teil
2. Farbsubstanz	Azokarmin B in 0,25% iger Konzentration lösen
3. Färbedauer	10 Minuten
4. Entfärben	in drei nacheinanderfolgenden Bädern des oben beschriebenen Lösungsgemisches

(weniger gut geeignet).

Lichtgrün S F

1. Farblösung	0,5 g% Lichtgrün in 5% iger Trichloressigsäure lösen
2. Färbedauer	1 Stunde
3. Entfärben	in 5% iger Trichloressigsäure

Supracenviolett

1. Lösungsgemisch	40,0 g Trichloressigsäure ad 1000 ml Aqua dest.
2. Farbsubstanz	0,4 g Supracenviolett
3. Färbedauer	10 bis 12 Stunden
4. Entfärben	in mehrmals zu wechselnden Bädern des Lösungsgemisches innerhalb 1 bis 2 Tage

Die Färbetechnik mit Supracenviolett wurde uns freundlicherweise von Herrn Oberarzt Dr. Knüchel mitgeteilt, sie eignet sich zum Überfärben von mit Benzidin oder anderen Peroxydasereagentien vorbehandelten Präparaten (Progressivfärbung). Danach färben sich die hämoglobinhaltigen Banden schwarz, die übrigen Eiweißkomponenten blau.

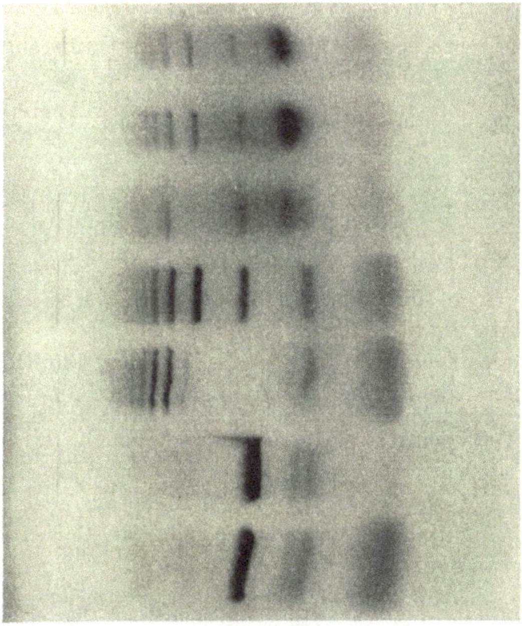

Tafel III

Hämaktive Komponenten des menschlichen Serums nach Stärkegelelektrophorese.
Färbung: Benzidin in Verbindung mit Naphtholgelb-S

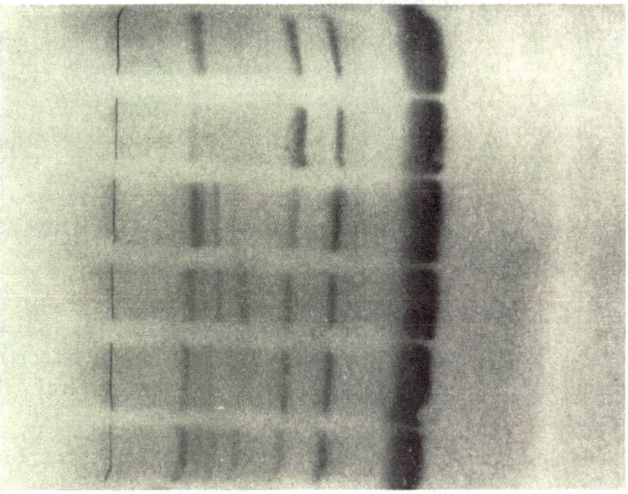

Tafel IV

Eiweißkomponenten des menschlichen Serums nach Trennung in der Stärkegel-elektrophorese (Gleiches Präparat wie Tafel III).
Färbung: Amidoschwarz 10 B

II. Die vertikale Versuchsanordnung

Obwohl durch Einführen des organischen Tris-Zitrat-Puffers das Auftrennen von Proteingemischen im Stärkegel weitgehend verfeinert wurde, zeigt das Diagramm bei horizontaler Versuchsanordnung dennoch eine nur unvollkommene Trennung der kathodennahen Haptoglobinfraktionen. Als Ursache vermutete SMITHIES (1959) eine zwischen Gel und Impfmedium bestehende Grenzflächenspannung. Sie zu umgehen, mußte eine Methode ausgearbeitet werden, bei der das zu untersuchende Proteingemisch ohne Impfträger in das Gel gebracht werden konnte; die Trennkammer mußte dazu aufgerichtet, vertikal gestellt werden. Mit dieser Technik erreichte SMITHIES (1959) bei einer 16 bis 20 stündigen Trennzeit wesentlich bessere Ergebnisse als bei horizontaler Anordnung der Kammer.

Bei der vertikalen Versuchsanordnung wird eine Form, ähnlich der in Abbildung 11, in noch horizontaler Lage mit dem dickflüssigen Gel gefüllt. Um beste Ergebnisse zu erzielen, soll das Gel überall gleich dick sein und eine Dicke von 6 mm nicht überschreiten. Um das zu erreichen, muß die Unterlage waagerecht und eben sein, und die Oberfläche des Gels mit einem Deckel — bestehend aus Glas oder Kunststoff — abgedeckt und gleichmäßig beschwert werden. Um den Deckel nach dem Erkalten des Materials leicht von der Oberfläche des Gels lösen zu können, wird von SMITHIES empfohlen, ihn vor dem Auflegen mit Paraffinöl zu überziehen. Wird als Abdeckung PVC verwendet, dann kann auf den Ölfilm verzichtet werden.

An der Innenseite des Deckels befinden sich in bestimmter Anordnung zueinander kleine Zähnchen von der Größe des Impfspaltes, die beim Auflegen des Deckels auf die Trennkammer in das noch flüssige Gel hineingedrückt werden. Diese Partien des Deckels werden nicht mit Öl abgedeckt. Ist das Gel erstarrt, so kann der Deckel gelöst werden. Er muß vorsichtig abgehoben werden, um beim Herausziehen der Zähne die Impfschlitze nicht zu beschädigen.

Bei noch horizontaler Lage der Kammer wird das Gel mit Serum beschickt — etwa 0,05 ml in jeden Impfspalt. Ebenfalls in den Spalt hinein, auf die Oberfläche des Serums, wird flüssiges Paraffin gegeben, das nach dem Erkalten die Serumproben fixiert. Die Oberfläche des übrigen Gels wird anschließend gleichfalls mit flüssigem Paraffin abgedeckt. Erst nachdem das Wachs fest geworden ist, wird die Trennkammer aufgerichtet und so in der Vorrichtung befestigt, daß sich die Impfschlitze in genau waagerechter Lage befinden, denn nur dann kann das Serum an allen Stellen des Impfschlitzes gleichmäßig in das Gel übertreten (Abb. 29).

Die Impfschlitze können bei entsprechender Polung der Elektroden sowohl im unteren als auch im oberen Teil der Trennkammer angeordnet werden. Bei einem Abwärtswandern der Proteine scheinen die erzielten Ergebnisse jedoch besser zu sein.

Der Stromanschluß und das Entwickeln der Eiweißmuster erfolgt wie bei der horizontalen Elektrophorese.

SMITHIES (1959) sowie HARRIS und Mitarbeiter (1960) berichten über eine erfolgreiche Anwendung dieser Methode bei der Auftrennung von Seren, deren Muster besonders deutlich dargestellt werden sollen. In mehreren Fällen konnte SMITHIES bis zu 12 einzelne Hb-Hp-Komponenten in Seren vom Haptoglobintyp 2-2 nachweisen. Ferner wurden gleichzeitig die Postalbumine gut beurteilbar dargestellt. HARRIS und Mitarbeiter (1960) wendeten dieses Verfahren an, um einen seltenen

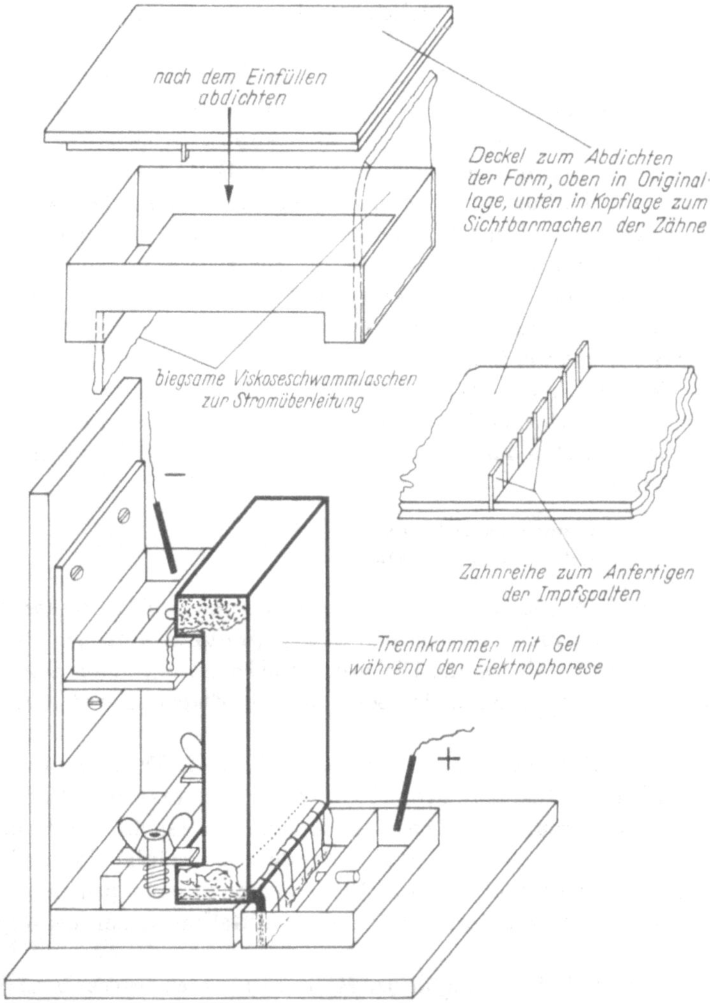

Abb. 29. **Apparatur für die vertikale Stärkegelelektrophorese, es wird die gleiche Trennkammer verwendet wie für die horizontale Apparatur**

Transferrintyp und eine Modifikation des Haptoglobintypes 2-1 darzustellen. Als Routineverfahren ist diese Methode jedoch weniger gut geeignet. Sie wird Trennungen vorbehalten bleiben, an die besondere Anforderungen gestellt werden. Aber auch in solchen Fällen eignet sich nach unseren Erfahrungen besser das diskontinuierliche Tris-Borat-Puffersystem (S. 24); (Tafel III).

III. Die zweidimensionale Serumauftrennung

Durch die Möglichkeit, ein heterogenes Proteingemisch in *verschiedene Dimensionen* elektrophoretisch zu zerlegen, wird die Anzahl der differenzierbaren Komponenten beträchtlich größer. Bei einer gezielten Fragestellung kommt es weniger darauf an, das gesamte Serum in möglichst viele Fraktionen zu zerlegen, sondern mehr, einen bestimmten Komplex in seine einzelnen Banden zu zerteilen. Legt man die Spannung z. B. zunächst links und rechts an ein Trägermedium an, trennt unter diesen Bedingungen das Proteingemisch auf und polt die Elektroden anschließend so, daß sie an das gleiche Trägermedium, um 90° gedreht, zu liegen kommen, dann wandern die Komponenten mit der gleichen relativen Geschwindigkeit nur in einen anderen Bereich; ihr Abstand, ihr Verhältnis zueinander verändert sich nur proportional. Die einzelnen Fraktionen legen bei dieser Technik lediglich eine längere Strecke zurück. Das reicht in der Regel nicht aus, zusätzliche Feinheiten sichtbar zu machen. Um weitere Details hervorzuheben, muß ein *Faktor* in der Versuchsanordnung verändert werden: Entweder muß die *trennende Kraft, das Trägermedium* selbst oder aber *das pH* variiert werden.

Bei der von Graszmann und Hannig (1958) (vgl. Hannig, K. 1958) beschriebenen Apparatur zur kontinuierlichen Ablenkungselektrophorese werden die Bestandteile des Untersuchungsgemisches durch zwei qualitativ verschiedene Kräfte in die beiden Dimensionen getrennt:

a) durch den elektrischen Gleichstrom und
b) durch die Schwerkraft.

Da als Trägermedium jedoch Papier verwendet werden muß, ist dieses Verfahren für die Stärkegeltechnik nicht verwendbar. Die Schwerkraft läßt sich bei der Gelelektrophorese nicht durch ein zweites Gleichstromfeld ersetzen, da aus beiden Gleichstromfeldern *eine* resultierende, mehr oder weniger diagonal verlaufende Kraft entstünde.

Von der zweiten Möglichkeit, das *Trägermaterial* für die Trennung in die zweite Dimension zu ändern, haben Smithies (1955) sowie Smithies und Poulik (1956) Gebrauch gemacht. Sie trennten zunächst auf Papier, schnitten die Fraktionen heraus und verimpften sie in ein Stärkegel, dabei wurde zwangsläufig das Puffersystem mitverändert. Die Versuche von Smithies (1955) dienten dazu, zu prüfen, aus welcher papierelektrophoretischen Fraktion die jeweiligen Gelfraktionen hervorgegangen sind.

Durch eine weitere Verfeinerung dieser Methode konnten Smithies und Poulik individuelle Unterschiede beim Transferrin nachweisen. Über Ergebnisse durch Kombination der einzelnen Möglichkeiten beim Untersuchen von Haptoglobinen und Transferrinen berichten:

Poulik und Smithies (1958), Horsfall und Smithies (1958), Harris und Mitarbeiter (1960); beim Untersuchen von Albumin:

Poulik und Zuelzer (1960), Berg und Roller (1960).

Eine wesentliche Verbesserung für die Haptoglobinuntersuchung konnte durch die Kombination der einzelnen Möglichkeiten in der zweidimensionalen Trennung bisher nicht erreicht werden.

IV. Abweichende Haptoglobinmuster

1. Seltene Phänotypen

a) Die Ahaptoglobinämie

Neben den drei Standardtypen sind in den nachfolgenden Jahren weitere, jedoch nur selten vorkommende Haptoglobinmuster gefunden worden. Außer diesen seltenen Bildern kann bisweilen ein vollständiges Fehlen der Haptoglobine beobachtet werden. Diese sogenannte AHAPTOGLOBINÄMIE kommt bei unausgelesenem Material in Deutschland in etwa 0,5% vor.

Das Fehlen von Haptoglobinen im menschlichen Serum wurde bereits 1944 von POLONOVSKI beobachtet. ALLISON und Mitarbeiter (1958) fanden bei Nigeriern in 30% der Fälle ein Fehlen von Haptoglobinen im Serum. Sie schlugen für diese Gruppe die Bezeichnung Hp o-o vor und setzten somit die Existenz eines rezessiven Gens Hp° voraus, das in derartigen Fällen in homozygoter Form vorläge. Eine gleiche Möglichkeit wird von GALATIUS-JENSEN (1958$_2$) in Erwägung gezogen. Die Existenz eines solchen Gens ist gegenwärtig sehr unwahrscheinlich geworden. Die in der Folge gefundenen Fälle von familiär gehäuft auftretender Ahaptoglobinämie (GALATIUS-JENSEN 1958$_2$/60$_1$), sowie HARRIS und Mitarbeiter (1958$_1$) ließen sich durch ein Hp°-Gen wohl leicht erklären, die ***inkompatiblen Mutter-Kind-Paarungen***, die HARRIS und Mitarbeiter (1958$_1$) veröffentlichten, unterstützen diese Hypothese ebenfalls. In dem gegenwärtig vorhandenen Familienuntersuchungsgut und den bisher untersuchten Mutter-Kind-Kombinationen (Zusammenstellung S. 148) ist u. E. die von HARRIS und Mitarbeitern beschriebene Sippe die einzige, in der sich die Hp-Muster nicht durch den angenommenen Erbgang über die zwei Gene Hp^1 und Hp^2 erklären lassen. Durch eine Kontrolluntersuchung konnte die von HARRIS und Mitarbeitern veröffentlichte Inkompatibilität nicht bestätigt werden (GALATIUS-JENSEN, pers. Mitt. 1960). MÄKELÄ und Mitarbeiter (1959) schätzen die Frequenz eines hypothetischen „silent gen" auf 0,02%. Inwieweit erbliche oder rassengebundene Faktoren bei der Ahaptoglobinämie — entsprechend den Erfahrungen aus der Blutgruppenkunde — eine Rolle spielen könnten, soll in dem Kapitel über Vererbung weiter erläutert werden. Für den Regelfall sind Erbfaktoren nicht anzunehmen. Bei erwachsenen Personen sollte man in diesen Fällen am ehesten an ein intravasales hämolytisches Geschehen oder an einen anderen Krankheitsprozeß denken, der schon abgelaufen sein oder sich noch im Inkubationsstadium befinden kann (S. 116 u. 127). Aus diesen Gründen verbietet sich das Einbeziehen dieses Musters in das Ausschlußschema bei Paternitätsuntersuchungen.

Bei Kindern ist eine Ahaptoglobinämie in den ersten Lebensmonaten durchaus physiologisch, sie muß jedoch nicht vorhanden sein. Nach dem vierten Lebensmonat ist sie unter normalen Bedingungen äußerst selten (GALATIUS-JENSEN 1957/58) (physiol.Ahp). Eine Ahaptoglobinämie ist in der Abbildung 39 gezeigt. (Weitere Einzelheiten über die bei Kindern vorkommende oder über die durch Krankheit bedingte Ahaptoglobinämie, sowie über gleichzeitige Veränderungen im übrigen Serumeiweißspiegel siehe Kapitel „klinische Bedeutung".)

Aus dem wenigen bisher Gesagten ist bereits ersichtlich, daß eine Ahaptoglobinämie aus mehreren Ursachen entstehen kann. Eine Einteilung entsprechend den zugrunde liegenden Ursachen scheint daher gerechtfertigt:

primäre Ahaptoglobinämie = genetisch bedingt
sekundäre Ahaptoglobinämie = durch Krankheit entstanden
physiologische Ahaptoglobinämie = bei Säuglingen vorkommend.

Entsprechend den Ursachen, werden die einzelnen Formen der AHp in den dazugehörigen Kapiteln näher erläutert.

Der relativ hohe Prozentsatz an Ahaptoglobinämien unter den Nigeriern (ALLISON und Mitarbeiter 1958), (METHA und JENSEN 1960) und bei Afrikanern (MOŪLLEC und Mitarbeiter 1960) kann möglicherweise durch einen Untersuchungsfehler vorgetäuscht sein. Die auf Expeditionen gesammelten Seren werden meist eingefroren transportiert und erst in einem größeren Laboratorium untersucht! Beim Einfrieren tritt erfahrungsgemäß eine Entmischung des Serums auf (GAMRITH und SPEISER 1951), die zu Fehldiagnosen führen kann, wenn die Entmischung des Serums nicht beachtet und vor der Untersuchung behoben wird (LINNET-JEPSEN und Mitarbeiter 1958), (PROKOP und Mitarbeiter 1960).

Eine weitere Möglichkeit, die hohe Rate an Ahaptoglobinämien bei den Nigeriern zu erklären, könnte im Vorhandensein einer latenten, intravasalen Hämolyse, etwa bei einer Malaria, gesucht werden, und die von GALATIUS-JENSEN sowie von HARRIS erwähnten Fälle einer familiär gehäuft auftretenden Ahaptoglobinämie können möglicherweise nicht durch ein Hp°-Gen entstanden sein, sondern unter Umständen durch einen vererbten, klinisch stumm verlaufenden hämolytischen Prozeß, denn der Haptoglobinspiegel kann bereits vor dem Auftreten klinischer Symptome auf nicht erfaßbare Werte absinken, wie wir das in einem Fall an Hand mehrerer Kontrollen deutlich nachweisen konnten (S. 116).

KAHLICH-KOENNER und WEIPPL (1961) vertreten die Ansicht, daß Haptoglobinspiegel unter 25 mg% HbK nicht mehr mit der Stärkegelelektrophorese zu erfassen seien, Hp-Spiegel zwischen 25 und 40 mg% HbK sich schwach darstellen und Konzentrationen über 40 mg% HbK gut nachweisbar seien. Andere Autoren haben jedoch noch Hp-Spiegel mit 4—5 mg% HbK in der Stärkegelelektrophorese erfassen können, in solchen Fällen, bei einem Hp-Typ 2-2, waren in charakteristischer Position nur noch 2 Banden angedeutet vorhanden (BAITSCH 1961).

Diagnostische Schwierigkeiten treten bei einer Ahaptoglobinämie eines nicht entmischten Serums nur in geringem Maße auf; sie sind durch entsprechende Pufferwahl leicht zu beseitigen. Die einzige Verwechslungsmöglichkeit bietet ein schlecht aufgetrenntes Haptoglobinmuster vom Typ 1-1. Auf Seite 21 wurde aber schon darauf hingewiesen, daß in einem Boratpuffer von stark alkalischem pH (pH 10-11) eine Ahaptoglobinämie sehr leicht von einem Hp-Typ 1-1 zu unterscheiden ist. Auf den Phosphatpuffer konnten wir beim Abgrenzen dieser Fälle stets verzichten. Es muß aber eindringlich davor gewarnt werden, mit der Diagnose bei Paternitätsuntersuchungen in nicht eindeutigen Fällen leichtfertig zu sein. Man ist eher berechtigt, bei nicht deutlich voneinander getrennten Banden (freies Hb einerseits und Hb-Hp 1-1 Komplex andererseits) eine Ahaptoglobinämie anzunehmen, als einen Hp-Typ 1-1 zu diagnostizieren. Ersteres würde lediglich bedeuten, daß das Untersuchungsergebnis für ein Paternitätsverfahren nicht zu verwenden ist, das letztere jedoch könnte einer Verwechslung mit ihren schwerwiegenden Folgen gleichkommen! Ist z. B. der Gelpuffer für die verwendete Stärke nicht alkalisch genug, so sind die beiden erwähnten Banden nur unvollkommen voneinander getrennt. Eine Ahaptoglobinämie mit einem breiten Hb-Streifen kann unter diesen Bedingungen ähnlich aussehen wie das unsauber getrennte Hp-Muster vom Typ 1-1. Diagnostizierte man derartige Bilder als Hp-Typen 1-1, so würde man in 10 von 11 Fällen richtig „raten". Im 11. Fall aber könnte theoretisch die Katastrophe der Verwechslungen eintreten: denn dieses als Hp-Typ 1-1 bezeichnete Muster entspricht möglicherweise einer pathologisch bedingten Ahaptoglobinämie, die durch Absinken des Hp-Spiegels unter die Grenze der Nachweisbarkeit aus einem Hp-Typ 2-2 oder 2-1 hervorgegangen ist. Damit wäre ein 2-2 oder 2-1 Haptoglobinmuster, welches als Ahaptoglobinämie maskiert erschien, fälschlicherweise als Haptoglobintyp 1-1 bezeichnet worden. Die möglichen juristischen Folgen können schwerwiegend sein. Genau betrachtet, liegt die Gefahrenquelle nicht bei der Ahaptoglobinämie, sondern bei dem schlecht getrennten Hp-Muster 1-1.

Folgendes Beispiel möge die Verwechslungsgefahr deutlich werden lassen: Von einem Serologen bekamen wir die Seren von Mutter und Kind zugeschickt, mit der Bitte, den Hp-Typ zu kontrollieren. Die Mutter besaß ein normales Hp 2-2 Muster, das Kind sollte einen Hp-Typ 1-1 besitzen. Bei unserer Kontrolluntersuchung zeigte sich jedoch, daß das 7jährige Kind eine Ahaptoglobinämie mit deutlicher Methämalbuminbildung aufwies (Abb. 30). Die Methämalbuminbande, die vor dem freien Hb liegt, wurde möglicherweise als Hb und das eigentliche Hb als Hp-Hb-Komplex angesehen. Bei einer Kontrolluntersuchung nach etwa 3 Wochen war ein deutliches Hp 2-2 Muster sichtbar.

Um in derartigen Zweifelsfällen zu einer richtigen Diagnose zu kommen, ist wieder zu empfehlen, einen „Hb-Blindwert" mitzuverimpfen, das menschliche Haptoglobin liegt stets kathodenwärts (vgl. Abb. 40), das Methämalbumin immer anodenwärts davon (Abb. 30), auch ist das MHA in der Regel sichelförmig angeordnet (S. 76).

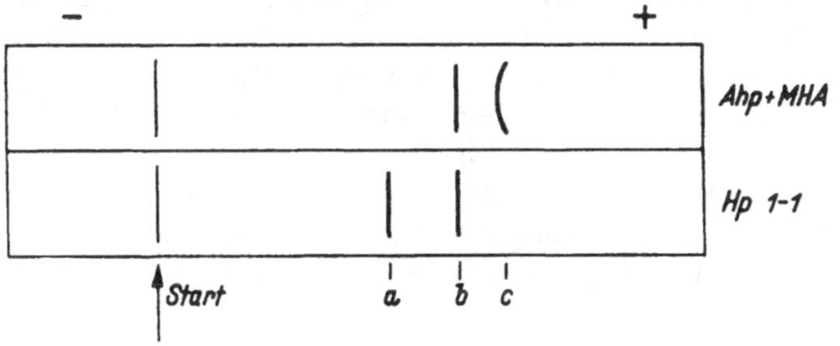

Abb. 30. Vergleich eines Hp-Types 1-1 mit einer Ahaptoglobinämie (Ahp), die mit einer Methämalbuminbildung (MHA) kombiniert ist

a = Hb-Hp (1-1), *b* = freies Hb, *c* = Methämalbumin (MHA)

Eine Verwechslungsgefahr dieser Art ist mit anderen Haptoglobinmustern nicht möglich. Auf die oben beschriebene Gefahrenquelle wird auch von Baitsch und Liebreich (1961) sowie von Weippl (1961) hingewiesen.

Eine weitere Möglichkeit, zu einer Fehldiagnose zu gelangen, ist bei Verwendung von Hämoglobinlösungen gegeben, die in der Stärkegelelektrophorese schon selbst zwei deutlich voneinander getrennte Komponenten mit unterschiedlicher elektrophoretischer Beweglichkeit besitzen. Das ist insbesondere bei einer frischen Lösung von Pferdehämoglobin der Fall (Abb. 31). Um diese Fehlermöglichkeit zu umgehen,

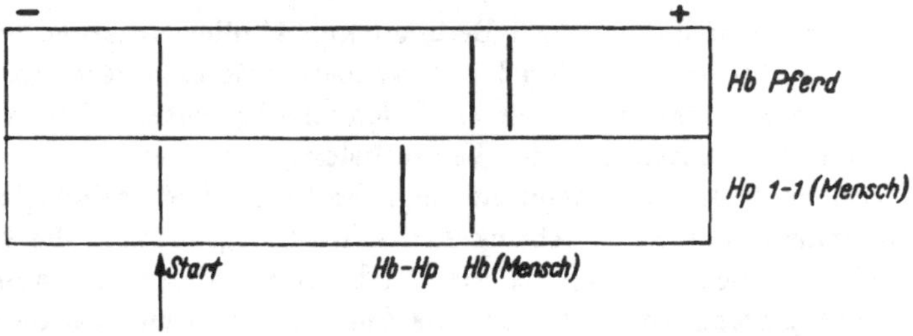

Abb. 31. Pferdehämoglobin (oben) im Vergleich mit menschlichem Haptoglobin vom Typ 1-1

sollte ebenfalls ein „Hämoglobin-Blindwert" der verwendeten Hb-Lösung (Hb in entsprechender Verdünnung mit Aqua dest. oder Puffer) mitverimpft werden (Einzelheiten Kapitel über „Hämoglobine"; S. 71).

b) Hp Ca

1958 berichtet GALATIUS-JENSEN erstmalig über das Haptoglobinmuster eines neuen seltenen Phänotyps, der sich innerhalb weniger Wochen in zwei verschiedenen, voneinander unabhängigen Fällen nachweisen ließ (Abb. 32).

Im ersten Fall wurde er bei einer 20jährigen Frau gefunden, die keine Krankheitszeichen aufwies. Ihr Kind, das ebenfalls untersucht wurde, besaß einen normalen Hp-Typ 1-1. Eine Familienuntersuchung konnte nicht durchgeführt werden.

Im zweiten Fall war der Propositus ein 60jähriger Mann. Die Sippenuntersuchung ergab, daß ein Sohn und ein Bruder des Merkmalträgers ebenfalls den seltenen Phänotyp besaßen. Alle drei Merkmalträger dieser Familie lebten voneinander getrennt, somit sind äußere Einflüsse für die Ausbildung dieses seltenen Musters kaum anzunehmen. Da in dieser relativ kleinen Sippe — untersucht wurden 14 Personen — drei Merkmalträger vorhanden sind, drängt sich der Gedanke einer erblichen Determination auf. (Die vorhandenen Möglichkeiten werden im Kapitel über Vererbung diskutiert, Stammbaum dieser Sippe S. 138).

In seiner ersten Mitteilung nannte GALATIUS-JENSEN dieses seltene Muster „New Hp-Type". Einer Vereinbarung mit SMITHIES zufolge wurde es später (GALATIUS-JENSEN 1960) nach der Familie, bei der das Merkmal zuerst gefunden wurde, „Hp Ca" (CARLBERG) genannt.

Das Elektropherogramm dieses Phänotyps ähnelt dem Muster eines Hp-Typs 2-2. Verwechslungsmöglichkeiten mit dem Hp-Typ 2-1 sind weniger gegeben.

Beim Hp-Typ 2-2 fehlt die Haptoglobinfraktion I, sie ist nur beim Hp-Typ 1-1 und 2-1 vorhanden, wenn auch in unterschiedlicher Intensität. Bei dem Hp-Typ Ca ist sie ebenfalls vorhanden, jedoch die Haptoglobinfraktion II_a, die stark ausgebildet beim Hp-Typ 2-1 vorhanden ist, und in schwächerer Intensität beim Hp-Typ 2-2 vorkommt (dort als II_b bezeichnet), und bei beiden Typen auch in ihrer elektrophoretischen Mobilität differiert, erscheint beim Hp-Typ Ca gedoppelt als II_a und II_b. Jede der Komponenten ist etwa gleich stark wie die Haptoglobinfraktion II_b beim Hp-Typ 2-2 [1]).

[1]) Es wurde bereits auf Seite 49 darauf hingewiesen, daß die Bezeichnung der einzelnen Hp-Komponenten (I, II, III usw.) willkürlich gewählt ist und nur dazu dienen soll, dem Leser eine leichtere Orientierung zu ermöglichen.

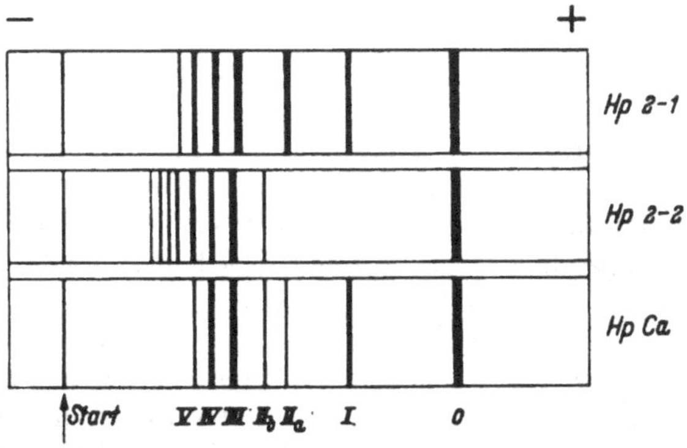

Abb. 32. Graphische Darstellung des Hp-Typs Ca im Vergleich mit einem Hp 2-1 und 2-2 Typ, O = freies Hb; I—V Hb-Hp Komplexe, beim Hp Ca ist die Fraktion II gedoppelt, sie wurde zur besseren Orientierung mit II_a und II_b bezeichnet. Die Fraktion II_a hat die gleiche elektrophoretische Beweglichkeit wie die Komponente II_a beim Hp Typ 2-1, vgl. Abb. 27

Die Zeichnung wurde nach einem Originalpräparat im Verhältnis 1:1 angefertigt. Das Serum Hp Ca wurde uns freundlicherweise von Herrn Dr. Henningsen, Kopenhagen überlassen. Die Trennung erfolgte im Tris-Boratpuffer-System (s. d.), Trennzeit 7 Stunden, Benzidinfärbung. Auf eine photographische Wiedergabe mußte verzichtet werden, da infolge des Serumalters die für diesen Typ spezifischen Feinheiten in der Photographie verlorengehen.

Es besteht die Möglichkeit, daß es sich bei dem Phänotyp Hp Ca um ein modifiziertes Hp 2-1-Muster handelt. Die Verwechslungsmöglichkeit des Hp-Typs Ca mit einem Hp-Typ 2-2 ist aber offensichtlich. Wird die 2-1 Modifikation unterstellt, und verwechselte man ein derartiges Muster, das dem Präsumptivvater gehören möge, mit einem Hp-Typ 2-2, so würde der Beklagte bei entsprechender Konstellation (Mutter Hp 2-1 oder 1-1, Kind Hp 1-1) zwar nicht der Vaterschaft beschuldigt, sondern möglicherweise zu Unrecht ausgeschlossen. Der Vorteil läge beim Beklagten, der Nachteil auf der Seite des Kindes und der Mutter.

Für eine fehlerfreie Diagnostik müssen deshalb einwandfreie Haptoglobinmuster gefordert werden. Galatius-Jensen weist darauf hin, daß ein sicheres Erkennen dieses Phänotyps durch die Benzidintechnik leichter möglich sei als durch die Amidoschwarzfärbung.

Ein Hp-Typ Ca kann bisweilen vorgetäuscht werden, wenn die verwendete Hämoglobinlösung noch Serumrückstände oder möglicherweise bereits Zerfallsprodukte enthält. Die dadurch entstehende *Serum-Unspezifität* wird weiter unten besprochen (S. 70).

c) Hp 2-1 (mod)

Eine Modifikation des Hp Phänotypes 2-1 wurde zuerst von Connell und Smithies (1959) beschrieben. Sie fanden dieses Muster bei Negern häufiger als bei Weißen (ungefähr 10:1). Die Autoren schlugen für dieses Muster die Bezeichnung Hp 2-1 (mod) vor (Abb. 33). Giblett (1959) fand das gleiche Muster in etwa 8% bei afrikanischen Negern. Barnicot und Carlik (1959) konnten dieses Merkmal bei Zulus nur in 2,7% nachweisen (die Zulu-Seren wurden in Johannisburg gesammelt),

Kirk und Mitarbeiter (1960) fanden dieses Muster bei Untersuchungen in einer relativ kleinen Population von Malaien und Indern aus Südostasien in ungefähr 1% der Fälle.

1959 konnte von Smithies und Hiller eine Familie eines derartigen Merkmalträgers untersucht werden, die in Kanada wohnt. Das Ergebnis ließ genetische Beziehungen vermuten. Die Familie war aus Schottland eingewandert und hinterließ dort mehrere Angehörige, die von Harris und Mitarbeitern (1960) getestet wurden. (Stammbaum dieser Sippe im Kapitel Vererbung.)

Von insgesamt 53 untersuchten Angehörigen dieser Sippe (Kanada und Schottland) besitzen 9 den modifizierten Phänotyp. In einer Familie innerhalb dieser Sippe, in der der Vater Merkmalträger ist, haben allein von 6 untersuchten Nachkommen 4 das seltene Merkmal. (Die möglichen genetischen Hintergründe sollen an Hand der Sippentafel im Kapitel Vererbung diskutiert werden.)

In unserem eigenen Untersuchungsmaterial wurde ein derartiges Merkmal bisher nicht mit Sicherheit gefunden. Lediglich Schwankungen in der Intensität der Banden und Anzahl der langsamer wandernden Haptoglobinfraktionen konnten beobachtet werden. Infolge dieser Beobachtung und der Tatsache, daß die Eiweißkörper in vivo biologischen Einflüssen unterliegen, sollte man die Möglichkeit nicht verkennen, daß durch exogene oder endogene Ursachen ein normales Hp-2-1-Muster temporär zu einem Hp-2-1-(mod)-Muster abgewandelt werden könnte.

Diese Vermutung läßt sich dadurch unterstützen, daß über die Anzahl der Haptoglobinfraktionen bei diesem Typ noch keine endgültige Klarheit zu herrschen scheint. Connell und Smithies bilden dieses Muster mit drei Hb-Hp-Komponenten ab (Abb. 33), Giblett und Steinberg (1960) charakterisieren es durch eine stärkere Konzentration der I. und II. Hb-Hp-Bande und geben an, daß die restlichen Komponenten fehlen oder *kaum nachweisbar seien.*

Die Bedeutung eines derartigen Hp-Musters in der forensischen Serologie ist insofern gering, da es gegenwärtig zu Ausschlußzwecken noch nicht herangezogen werden kann, weil die genetischen Beziehungen zur Zeit noch unklar sind. Das gleiche gilt für den Hp-Typ Ca und die noch folgenden seltenen Muster. Diese Merkmale bei

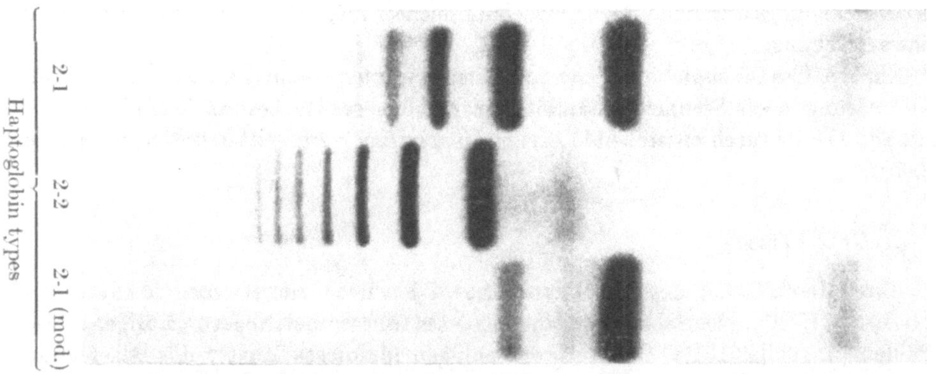

Abb. 33. Hp-Typ 2-1 (mod) im Vergleich mit Standardmustern. Die Auftrennung erfolgte mit gereinigten Seren, die Darstellung durch Amidoschwarz 10 B
Entnommen: Connell und Smithies (1959)

einer indizierenden Konstellation (z. B. Vater: 2-1 (mod), Kind: 2-1 (mod)) als direkten Vaterschaftsnachweis zu werten, scheint in der gegenwärtigen Situation der mangelhaften wissenschaftlichen Bearbeitung dieses Problems als sehr gewagt (Abb. 33).

d) Die modifizierten Hp-2′-1-Typen *(nach* Mehta *und* Jensen*)*

1960 berichteten Mehta und Jensen über das Vorhandensein von zwei Modifikationen des Hp-Types 2-1 (Abb. 34). Sie nannten diese Muster Hp 2″-1 und Hp 2′-1 und fanden, daß bei Annahme der Zwei-Allelen-Hypothese (S. 134) die gefundenen Werte mit den erwarteten übereinstimmten, wenn diese Muster zu den regelrechten Hp-2-1-Typen gezählt und die gefundenen Ahaptoglobinämien ausgeschlossen wurden. Da die Untersuchungen an Patienten mit Hämoglobinopathien durchgeführt wurden, handelt es sich bei den Fällen, in denen das Haptoglobin im Serum fehlte, wahrscheinlich um sekundär bedingte Ahaptoglobinämien.

Bei einem Vergleich der von Mehta und Jensen graphisch dargestellten Modifikationen mit von anderen Autoren beschriebenen Typenabweichungen drängt sich der Gedanke auf, daß der Hp-Typ 2″-1 von Mehta und Jensen mit dem Typ „F" nach Blumberg identisch sein könnte und der Hp-Typ 2′-1 nach Mehta und Jensen die gleichen Charakteristika aufweist wie der Hp-Typ 2-1 (mod) nach Connell bzw. Giblett.

Die Ähnlichkeit der genannten Typen beweist jedoch nicht ihre Identität. Sollte es sich bei den genannten Mustern in der Tat um neue Modifikationen handeln, so müßte nach Ansicht der Verfasser die Identität zu den ihnen ähnelnden Mustern ausgeschlossen werden (Abb. 34).

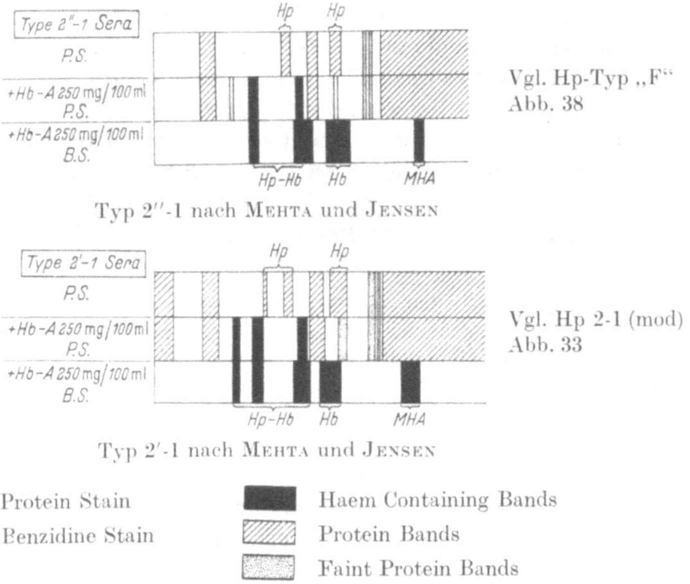

Abb. 34. Modifikationen nach Mehta und Jensen
Entnommen: Mehta und Jensen (1960)

e) Der „Johnson"-Typ und der „modified Johnson"-Typ

Ein anderes modifiziertes Haptoglobinmuster wurde von GIBLETT gefunden (eine ausführliche Darstellung befindet sich in Vorbereitung, GIBLETT, E. L. [1961] pers. Mitt.). Dieses Muster ist sehr selten und wurde zuerst in einer Familie, die in den USA lebt, bei dem Propositus, einer Frau, und einem weiteren Familienmitglied entdeckt (Abb. 35).

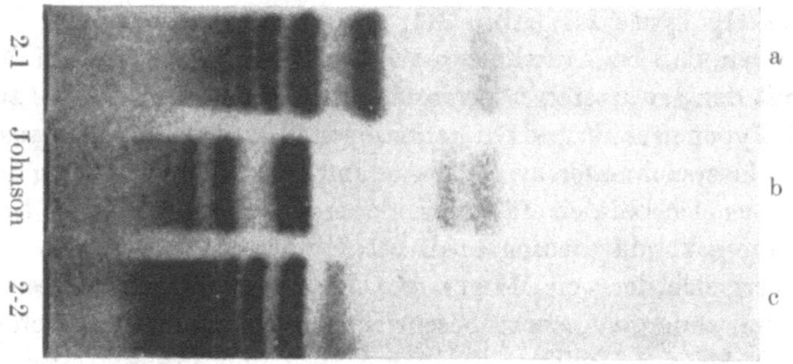

Abb. 35. Der „Johnson"-Typ (nach SMITHIES und CONNELL 1959)
a und *c* normale Vergleichsmuster, Amidoschwarzfärbung; *b* abgewandeltes Hp-Muster (JOHNSON)

Die Hp-Fraktion I ist bei diesem Muster vorhanden, eine weitere Fraktion erscheint unmittelbar dahinter, die nächstfolgende ist gedoppelt (freies Hämoglobin ist nicht dargestellt).

Modifikationen des Johnson-Types: In Rostock fand GÖHLER kürzlich ein Haptoglobinmuster, das mit keinem der bisher beschriebenen Typen identisch ist (Abb. 36). Da das Serum von einem Manne stammte, der wegen einer fraglichen Hepatitis in klinischer Behandlung stand, mußte dieser Umstand bei der Interpretation seines Elektrophoresediagramms berücksichtigt werden.

Wir bekamen mit der Bitte, eine Kontrolluntersuchung durchzuführen, eine Serumprobe zugeschickt; um eine weitgehend differenzierte Auftrennung der einzelnen Komponenten zu erreichen, erfolgte die Untersuchung in dem von POULIK beschriebenen diskontinuierlichen Tris-Boratpuffersystem (S. 24), Trennzeit sieben Stunden.

Obwohl der von GÖHLER gefundene Merkmalsträger an einer Lebererkrankung leidet, ist eine krankheitsbedingte Modifikation des Haptoglobinmusters kaum zu erwarten. Aus den bisherigen Untersuchungen über den Einfluß von Krankheitsprozessen auf das Verhalten des Serumhaptoglobins sind krankheitsbedingte Veränderungen der Standardtypen nicht bekannt geworden, lediglich die Höhe des Haptoglobinspiegels wird nach dieser oder jener Seite hin verschoben (FALK, H., S. 110 bis 128).

Aus der Abbildung 36 ist zu ersehen, daß die Haptoglobinfraktionen I und III bei dem modifizierten Typ vorhanden sind und annähernd die gleiche Konzentration besitzen, wie die korrespondierenden Komponenten des zum Vergleich mitverimpften und unter den gleichen elektrophoretischen Bedingungen getrennten Serums vom Hp-Typ 2-1. Die Haptoglobinfraktionen II und IV fehlen, die V. ist wieder vorhanden und besitzt eine stärkere Konzentration als die entsprechende des Vergleichsserums,

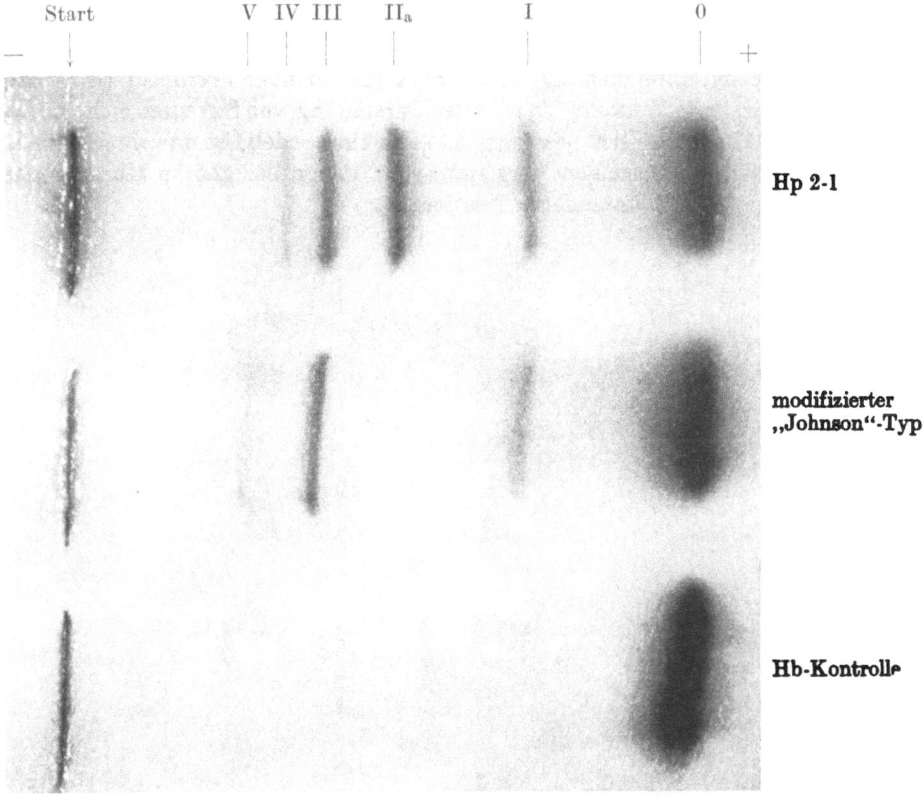

Abb. 36. Das abgewandelte Hp-Muster im Vergleich zu einem Hp-Typ 2-1 und einer Hb-Kontrolle; die Trennung erfolgte im *Tris-Zitronensäure*-Puffer, Trennzeit sieben Stunden (S. 24), Benzidinfärbung; O = freies Hb; I—V Hb-Hp-Komplexe
Entnommen: Göhler und Bundschuh (1962)

sie scheint aber ein wenig langsamer zu wandern als diese. Das ist möglicherweise durch eine mehr positive Ladung oder wenig höhere Polymerisation (S. 99) dieser Komponente zu erklären. Die angenommene langsamere Wanderungsgeschwindigkeit könnte auch ein Artefaktprodukt sein.

Bei der Auftrennung dieser Serumprobe im Boratpuffer (pH des Stärkegels 9,0; μ des Gelpuffers 0,05) kam zwischen den Positionen der Fraktionen II und III eine weitere, jedoch nur schwach angedeutete, hämaktive Bande zum Vorschein, die sich nicht in jedem Fall reproduzieren ließ und für eine fotografische Wiedergabe zu schwach war.

Das erhaltene Elektrophoresediagramm wurde mit den bekannten abweichenden Mustern (Zusammenstellung Baitsch (1961), Baitsch und Liebreich (1961) sowie Smithies und Connell (1959)) verglichen.

In der Anordnung und Intensität der Fraktionen stimmte es mit keiner der bekannten Variationen überein. Die graphische Darstellung des Johnson-Types bei Baitsch, Baitsch und Liebreich stimmt nicht mit dem Originalfoto (Smithies und Connell 1959) überein.

Bei der Untersuchung der Sippe und einer zur gleichen Zeit durchgeführten Kontrolle des Propositus ergab sich folgender Befund (Abb. 37):

Zwischen dem freien Hb und der Hp-Hb-Komponente I erschien eine weitere Fraktion, die zur Orientierung mit I_x bezeichnet werden könnte. Diese Fraktion wurde bei der ersten Untersuchung durch freies Hb offenbar überdeckt (Abb. 36). Diese Fraktion ist beim JOHNSON-Typ in der Darstellung von SMITHIES nicht zu beobachten (Abb. 35). Daß es sich dabei um Hämoglobin handelt, ist unwahrscheinlich, da die Hb-Fraktion der normalen Vergleichsseren, denen das gleiche Hb zugesetzt worden war (Abb. 37c, d), an anderer Position liegt.

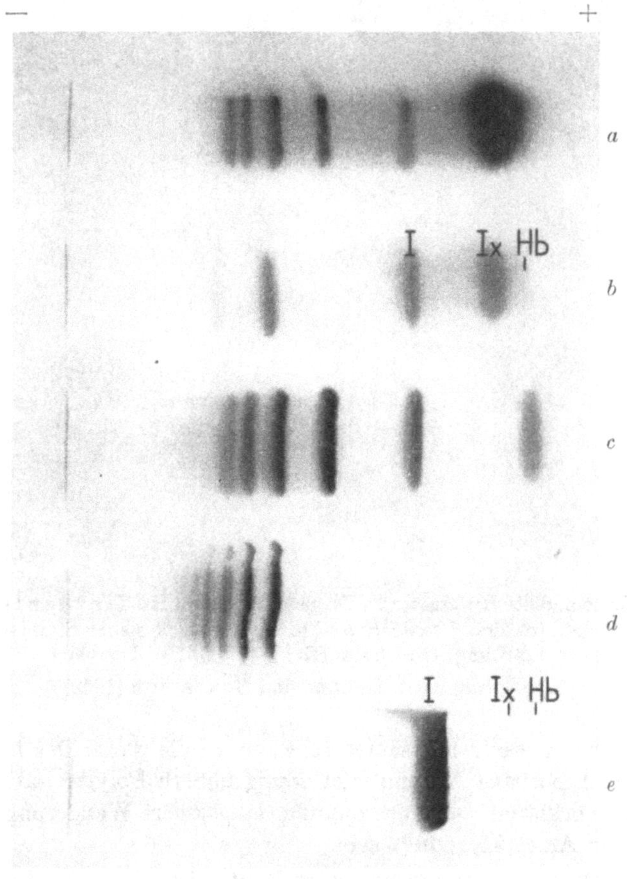

Abb. 37. Haptoglobinmuster einer in Rostock gefundenen Sippe
b = Propositus, a und e = Sippenangehörige, c und d = normale Haptoglobintypen

Die Fraktion I_x des Propositus ist auch bei seinem Bruder vorhanden (Abb. 37e und Tafel III), jedoch nur in so geringer Konzentration, daß die fotografische Wiedergabe im Druck in Frage gestellt ist. Die diesem Muster zugesetzte Hb-Menge wurde sehr gering gewählt, um die feine, unmittelbar hinter dem freien Hb folgende Bande (I_x) nicht zu verdecken. Die für den Hp-Typ 1-1 charakteristische Hb-Hp-Komponente (I) dieses Musters ist dagegen auffallend stark.

Bei einem anderen Sippenmitglied (Abb. 37a) könnte die Existenz einer Fraktion I_x ebenfalls diskutiert werden. Sippentafel und genetische Interpretation Seite 139.

In einer persönlichen Mitteilung berichtet GIBLETT, daß in einem Ort auf Formosa ein anderer modifizierter „JOHNSON"-Typ gefunden wurde. Über die Anordnung der einzelnen Fraktionen im Elektrophoresediagramm dieses Types sind den Verfassern noch keine Einzelheiten bekannt, möglicherweise ist er mit dem Muster b der Abbildung 37 identisch.

KLEIN (1961) erwähnt eine weitere Modifikation, die bei einer Negerin und deren Tochter gefunden und „durch zahlreiche Hp-Zonen gekennzeichnet" sein soll. Möglicherweise handelt es sich dabei um den oben erwähnten „Johnson"-Typ.

f) Der Hp-Typ „F" (nach BLUMBERG*)*

Ohne besondere Elektrophoresebedingungen anwenden zu müssen, kann gelegentlich ein Haptoglobinmuster beobachtet werden, das zunächst als Hp-Typ 1-1 imponiert. Bei genauer Betrachtung fällt jedoch eine zusätzliche Komponente auf, die in weit geringerer Konzentration vorliegt als die Hp-Fraktion I des Hp-Types 1-1 und auch eine langsamere elektrophoretische Beweglichkeit als diese besitzt (Abb. 38). Es wird vorgeschlagen, diese Fraktion mit I_a zu bezeichnen, ohne dabei charakterisieren zu wollen, ob es sich bei dieser hämaktiven Komponente wirklich um einen Hb-Hp-Komplex handelt.

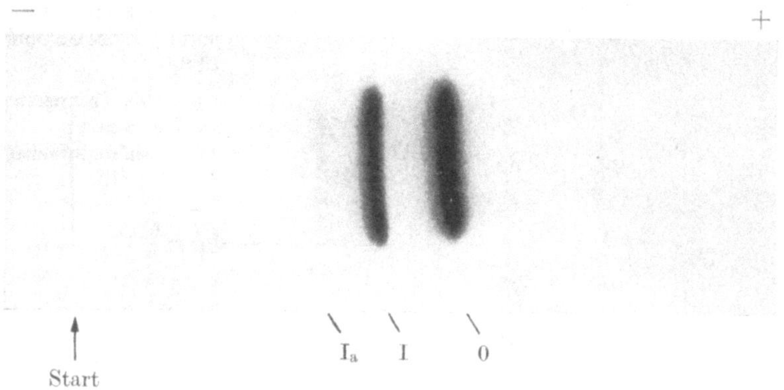

Abb. 38. Hp-Typ „F"

Die Trennung erfolgte im diskontinuierlichen Tris-Boratpuffersystem, pH des Gelpuffers 8,6; Trennzeit 7½ Stunden

Dieses Muster wurde von zahlreichen Autoren beobachtet und von BLUMBERG und Mitarbeitern (1959) sowie BLUMBERG (1959) als Hp-Typ „F" bezeichnet. Es kommt in unserem Untersuchungsmaterial in etwa 3 auf 1000 Fällen vor. Eine Sippenuntersuchung derartiger Merkmalträger ist in Vorbereitung. Eine Identität oder eine sehr enge Beziehung zum Hp 1-1 scheint außer Zweifel. Die möglichen genetischen Beziehungen werden im Kapitel über Vererbung diskutiert[1]).

g) Der Hp-Typ „D"

In Abbildung 39 wird ein Haptoglobinmuster gezeigt, das bisher nach Wissen der Verfasser nur ein einziges Mal gefunden worden ist. Das Serum wurde von einem

[1]) Kontrolluntersuchungen verschiedener Merkmalträger (Hp-Typ „F") ergaben keine reproduzierbaren Ergebnisse. Ob es sich bei diesem Muster tatsächlich um ein Erbmerkmal handelt, bedarf weiterer Untersuchungen.

75-jährigen Mann gewonnen, der wegen eines diabetischen Koma in klinische Behandlung kam. Eine Kontrolluntersuchung war nicht möglich, da der Betreffende unmittelbar nach der Klinikaufnahme verstarb (PROKOP und BUNDSCHUH 1961). Das fragliche Serum wurde parallel mit einem Hp-2-1 und 2-2-Serum sowie einer Hb-Kontrolle verimpft, um die Position der zusätzlichen Komponenten zu differenzieren. Sie befindet sich zwischen den Hb-Hp-Komplexen I und II, jedoch näher zur Fraktion I hin. Sie scheint die gleiche elektrophoretische Beweglichkeit und Konzentration

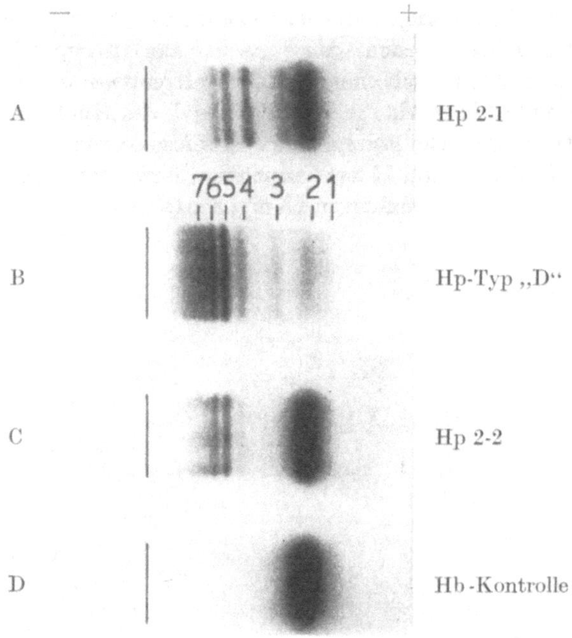

Abb. 39. Trennung im Boratpuffer, pH des Gelpuffers 10,8; $\mu = 0{,}05$, Trennzeit 3½ Stunden. *1* = Methämalbumin (?), *2* = O (Hb), *3* = I_a, *4* = II_b, *5* = III, *6* = IV, *7* = V. Entnommen: PROKOP und BUNDSCHUH (1961)

zu besitzen wie die zusätzliche Bande I_a beim Typ „F" nach BLUMBERG (Abb. 38). Sie soll deshalb ebenfalls als Fraktion I_a bezeichnet werden, ohne damit ausdrücken zu wollen, daß beide I_a Komponenten identisch sind. Bei der Betrachtung der Abbildung 39 B fällt eine überdurchschnittliche Hämoglobinbindungskapazität (HbK) des fraglichen Serums auf. Klinische Anhaltspunkte für einen entzündlichen oder gewebsabbauenden Prozeß, die den Hp-Spiegel ansteigen lassen (S. 70), konnten infolge der kurzen Beobachtungszeit nicht gewonnen werden, so daß die Ursache des hier vorliegenden erhöhten Haptoglobinspiegels ebenfalls ungeklärt bleiben muß.

Eine Verunreinigung des fraglichen Serums durch Haptoglobinspuren eines anderen Typs (S. 70) dürfte nicht vorliegen, denn der in Frage kommende Hb-Hp-Komplex I hat eine andere elektrophoretische Beweglichkeit, wie das aus dem auf derselben Platte mitverimpften Hp-2-1-Serum leicht zu ersehen ist. Auch eine Verunreinigung durch Serumspuren eines Hp-1-1-Types kann ausgeschlossen werden, da die elektrophoretische Beweglichkeit der Haptoglobinfraktion des Types 1-1 mit der Fraktion I des Hp-Types 2-1 übereinstimmt (S. 48).

h) Die „weak"-Muster

Werden verschiedene Serumproben unter gleichen Kautelen auf ihren Haptoglobintyp hin untersucht, so ist zu erkennen, daß sich dieser oder jener Typ gut darstellt und andere dagegen so schwach — „weak" — zu erkennen sind, daß oft Mühe besteht, sie überhaupt sicher zu bestimmen. Am häufigsten werden davon die Hp-Muster 2-2 betroffen, weniger die Hp-Typen 2-1 und 1-1. Ein Photo eines derartigen Musters ist in Abbildung 40 B gezeigt.

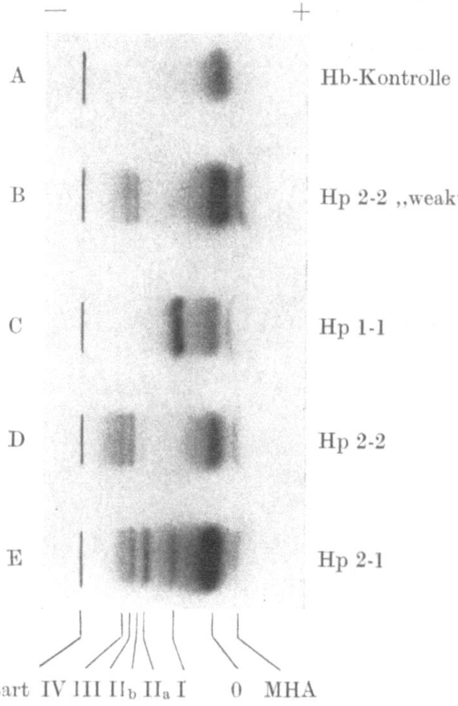

Abb. 40. Auftrennung der Standardmuster und einer Hämoglobinkontrolle im Boratpuffer; pH des Gelpuffers 10,8; $\mu = 0{,}05$ (Gelpuffer); Trennzeit 2 Stunden, MHA = Methämalbumin (S. 76)

Mit der Bezeichnung „weak", die aus dem englischen Sprachgebrauch übernommen ist und übersetzt „schwach", „nicht widerstandsfähig" heißt, wird nicht nur der herabgesetzte Hp-Spiegel charakterisiert (Hypohaptoglobinämie S. 55), sondern darüber hinaus auch die Eigenschaft, insbesondere beim Hp 2-2, leicht störanfällig zu sein (Höhe des normalen Hp-Spiegels). Eine genetische Sonderstellung dürfte diesem Muster nicht zukommen.

Hp-Chimären? Bei manchen Hp-„Sonder"-Typen drängt sich die attraktive Idee auf, sie könnten ein „Mischtyp" im Sinne einer Gruppenchimäre sein. Das verschiedene Mischungsverhältnis könnte die Ursache dieser Variabilität sein. Man wird daher bei zweieiigen Zwillingen besonders an diese bisher im Schrifttum für Hp nichtdiskutierte Möglichkeit denken (Race und Sanger 1958).

2. Durch Fehlerquellen entstandene Abweichungen

a) Hp 2-2'

Zu Beginn unserer Routineuntersuchungen fanden wir unter etwa 2000 Serumproben drei Fälle eines abgewandelten Hp-Musters, das mit keinem der bisher beschriebenen Typen identisch war. Es entsprach in seinen elektrophoretischen Merkmalen dem Hp-Typ 2-2, zeigte aber zusätzlich bei Verwenden der Benzidin-Technik eine mehr oder weniger stark ausgeprägte Bande, wie sie bei Hp 1-1 und Hp 2-1 Mustern vorhanden ist (Hp-Fraktion I; Abb. 41c u. d).

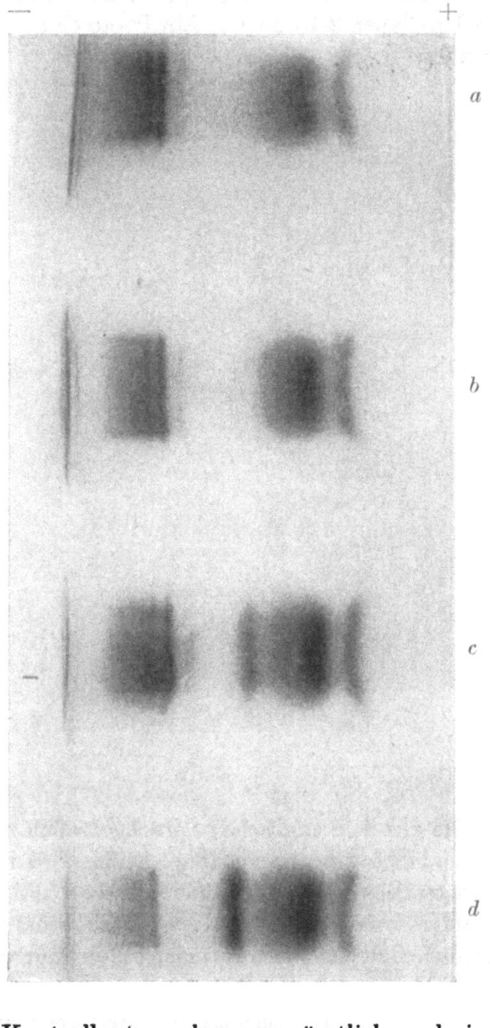

Abb. 41. Mischung eines Serums vom Typ Hp 2-2 mit einem Serum vom Typ Hp 1-1

a = reines Hp 2-2;
b = 2-2:1-1 = 25:1;
c = 2-2:1-1 = 25:10;
d = 2-2:1-1 = 1:1;
die sichelförmige Bande anodenwärts vom freien Hb = Methämalbumin (S. 76)

Die Kontrolluntersuchungen sämtlicher drei Seren zeigten einen normalen Hp-Typ 2-2. Es gab mehrere Möglichkeiten, dieses Phänomen zu erklären:

1. Eine stoffwechselbedingte Inkonstanz eines neuen Musters anzunehmen, schien uns weit verfehlt.
2. Eine Namensvertauschung bei der ersten und zweiten Untersuchung konnte durch Vergleich der Blutgruppen ausgeschlossen werden.
3. In der ersten und zweiten Untersuchung dieser Proben wurden andere Hämoglobine verwendet (um u. U. eine mögliche *Hämoglobinspezifität* bei folgenden Untersuchungen überprüfen zu können, wird seither bei Hämoglobinzubereitungen über die Namen der Spender Protokoll geführt).

4. Wäre eine Bande übersehen worden, so könnte es sich bei den oben erwähnten Proben um Seren vom Hp-Typ Ca gehandelt haben.
5. Die Annahme einer *Serumverunreinigung* durch Haptoglobinspuren anderer Typen wurde erwogen und konnte experimentell bewiesen werden.

Auf diese fünfte Möglichkeit machte uns Herr Dr. Henningsen, Kopenhagen, in einer persönlichen Mitteilung aufmerksam. Die Annahme der Verunreinigung erklärte beides, sowohl die Inkonstanz als das Muster selbst.

Mischt man das Serum eines Hp-Types 2-2 mit dem Serum eines Hp-Types 1-1 zu gleichen Teilen, so entsteht das abgewandelte Hp-Muster 2-2′ (Abb. 41 d). Um die Verunreinigung des Serums vom Hp-Typ 2-2 sichtbar zu machen, ist aber nicht ein Mischungsverhältnis von 1:1 erforderlich, sondern in einigen Experimenten reichte bereits ein Verhältnis von 25:1 aus, um die zusätzliche Fraktion darzustellen (Bundschuh, G. 1960_3). Ist das verunreinigende Serum (Hp-Typ 1-1) in starker Konzentration vorhanden, so könnte u. U. noch weniger als 4% (Mischungsverhältnis 25:1) ausreichen, um das abgewandelte Muster entstehen zu lassen.

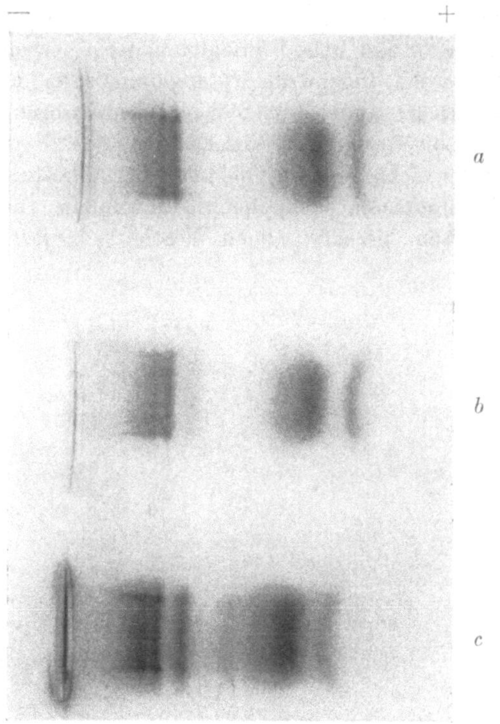

Abb. 42.
Verunreinigung eines Serums vom Hp-Typ 2-2 durch Hp-Spuren 2-1

$a = 25:1$;
$b = 25:10$;
$c = 1:1$

Wird ein Serum vom Hp-Typ 2-2 dagegen mit einem Serum vom Hp-Typ 2-1 „verunreinigt“, so entsteht ein etwas anderes Bild, als oben erwähnt wurde (Abb. 42). In solchen Fällen wird die Hp-Fraktion II b mit zunehmender Verunreinigung stärker und täuscht bei genügender Konzentration einen Hp-Typ 2-1 vor. Bei einer Verunreinigung durch ein Haptoglobin 1-1 ist das nicht der Fall (Abb. 41).

Daß es sich bei den oben erwähnten drei Fällen des abgewandelten Hp-2-2-Musters um in vitro entstandene Verunreinigungen handelt, dürfte außer Zweifel stehen. Sie sind wahrscheinlich durch unvorsichtiges Arbeiten beim Abgießen oder Abpipettieren entstanden.

Bei 10 Tropfen Serum, die sich in der Regel in einem Untersuchungsröhrchen befinden, ist nur ein viertel Tropfen eines entsprechenden anderen Serums erforderlich, um die erwähnte Verunreinigung als abgewandeltes Hp-Muster sichtbar zu machen. Diese Tatsache lehrt, daß auch bei der Haptoglobinbestimmung peinlichste Sauberkeit erforderlich ist.

Neben den exogenen Verunreinigungen sollte bei unklaren Fällen eine Zersetzung des Serums durch langes Lagern als weitere Fehlerquelle nicht außer acht gelassen werden.

b) Serum-Unspezifität

Werden beim Herstellen einer Hämoglobinlösung die Erythrozyten nicht in ausreichendem Maße gewaschen, so können Serumbestandteile des Blutes, aus dem das Hämoglobin hergestellt wird, in die Hämoglobinlösung hineingetragen werden (Abb. 43). Bevor eine neue Hämoglobincharge verwendet wird, sollte sie auf Reinheit überprüft werden, indem die Hämoglobinlösung, in Aqua dest. entsprechend verdünnt, der Elektrophorese im Stärkegel unterworfen wird.

Ein drei- bis viermaliges Waschen der Erythrozyten in physiologischer Kochsalzlösung reicht nicht aus, sie von allen Serumbestandteilen, insbesondere von allen hämoglobinbindenden Komponenten zu trennen; das ist erst in ausreichendem Maße bei einer sieben- bis achtmaligen Wäsche in hypertoner Kochsalzlösung (3 bis 4%)

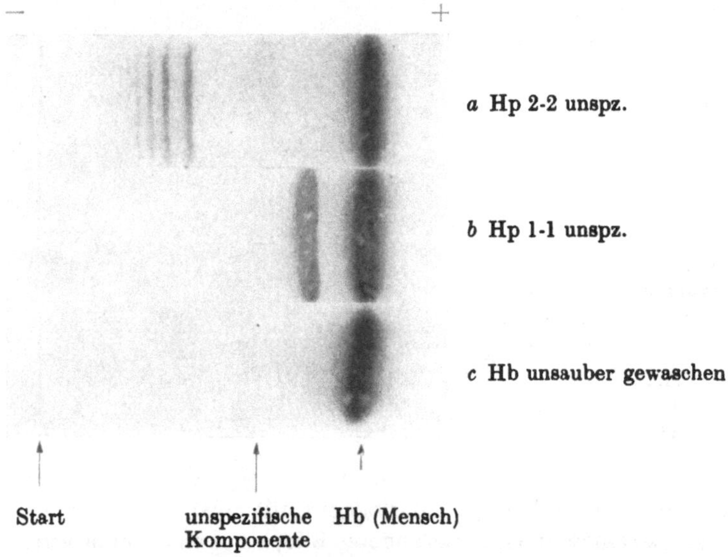

Abb. 43. Serum-Unspezifität
In *a* und *b* sind zusätzliche hämaktive Komponenten sichtbar, die bei Nichtbeachten der Hämoglobin-Unspezifität (*c*) abweichende Hp-Muster vortäuschen

der Fall. Wird eine Hämoglobinlösung, hergestellt aus schlecht gewaschenen Erythrozyten, verwendet, die Haptoglobinspuren oder andere hämaktive Komponenten enthält, so kann unter Umständen ein falsches Haptoglobinmuster vorgetäuscht werden. Diese Unspezifität erschwert vorwiegend die Untersuchung solcher Seren, die von kranken Personen oder Kindern stammen, bei denen die Haptoglobine pathologisch verändert oder in noch nicht genügendem Maße herausgebildet sind, jedoch auch dann, wenn ein Hp-Typ 1-1 oder eine Ahaptoglobinämie vorliegt. Die Diagnose der übrigen Typen wird durch diese Fehlerquelle weniger gefährdet.

Ist die Unspezifität einer Hämoglobinlösung bekannt, so kann sie gegebenen Falles bei der Diagnose berücksichtigt werden.

3. Hämoglobin-Haptoglobin-Komplexe durch Gebrauch verschiedener Hämoglobinlösungen

Die Anwendung des Haptoglobinsystems zu Ausschlußzwecken in der forensischen Serologie setzt ein Höchstmaß an Sicherheit in der Bestimmungstechnik voraus, dazu gehört u. a. die Klärung der Fragen:

1. Welche Hämoglobine (sowohl artfremde wie unterschiedlich aufgearbeitete) können als Indikator bei der Untersuchung verwendet werden, bzw. haben die Haptoglobine des menschlichen Serums eine besondere Affinität zu bestimmten Hämoglobinen?
2. An welcher Stelle des Hämoglobinmoleküls findet die Bindung zwischen dem Hämoglobin und dem Haptoglobin statt, an der prosthetischen Gruppe, dem Häm, oder an dem Eiweißrest, dem Globin, bzw. sind beide Anteile an der Koppelung beteiligt?
3. Unter welchen experimentellen Bedingungen tritt die Koppelung ein?

Während die erste Frage eine große praktische Bedeutung besitzt, erwächst die zweite aus rein theoretischem Interesse. Wäre sie jedoch geklärt, so beantwortete sich die erste fast von selbst.

Das in den serologischen Labors am ehesten zur Verfügung stehende Hämoglobin ist das des Menschen. Unsere Untersuchungen waren deshalb zunächst darauf gerichtet, zu ermitteln, ob die verschiedenen Blutgruppen einen störenden Einfluß auf die Haptoglobinbestimmung ausüben. Da die Blutgruppencharakteristika jedoch meist eine Eigenschaft der Erythrozytenoberfläche darstellen, sind irgendwelche Beziehungen zu der Hämoglobinbindungsfähigkeit der Haptoglobine theoretisch nicht zu erwarten. Die Ergebnisse bestätigen das.

Die durch Untersuchungen zahlreicher Autoren gewonnenen neuen Erkenntnisse über die Zusammensetzung des Hämoglobins lassen übereinstimmend erkennen, daß der Eiweißrest, das Globin, aus insgesamt vier Ketten besteht, von denen jeweils zwei identisch sind. Die Ketten werden als α- und β-Ketten bezeichnet und unterscheiden sich in ihrer Zusammensetzung, insbesondere durch ihre endständigen Aminosäuren. Die verfeinerten Untersuchungsmethoden (tryptische Hydrolyse sowie Säurespaltung mit anschließender elektrophoretischer und chromatographischer Trennung oder Resynthese der Spaltprodukte) (Übersicht bei Hilschmann und Braunitzer 1959) enthüllen die geringfügigen Unterschiede in der Zusammensetzung der α- und β-Ketten und machen eine Einteilung möglich. Nach den neuesten Erkenntnissen ist selbst das Hämoglobin mancher gesunder Erwachsener nicht einheitlich. Huehns und Shooter (1961) beschreiben ein Hb A_2 gegenüber dem normalen Hb A. Baglioni und Ingram (1961) fanden bei einer einzigen Person vier verschiedene Typen von Hb A. Auch beim Hb F sind Unterschiede gefunden worden (Übersicht bei BETHKE, 1959). Neben dem Hb S (Hb bei Sichelzellanämie) sind weitere pathologische Hämoglobine entdeckt worden, sie wurden in der Reihenfolge ihres Auffindens mit C, D, E, G, H, I bezeichnet. Gegenwärtig sind etwa 45 verschiedene menschliche Hämoglobine bekannt, die sich durch Elektrophorese und Chromatographie unterscheiden lassen (Zusammenfassung siehe HEIDE 1960).

Die Fülle dieser neuen Erkenntnisse macht verständlich, daß nicht jedes bisher bekannte menschliche Hämoglobin auf seine Verwendbarkeit in der Haptoglobinbestimmungstechnik untersucht wurde. Diese Aufgabe dürfte für die einzelnen Autoren allein an den Schwierigkeiten der Beschaffung scheitern. Unsere Untersuchungen haben sich lediglich darauf beschränkt, normales Erwachsenen-Hämoglobin nach verschiedenen Methoden aufzuarbeiten und die Derivate auf ihre Verwendbarkeit hin zu prüfen. Untersucht wurden: Oxy-Hb, reduz. Hb, Met-Hb, CO-Hb, Cyan-Hb.

Zusammenfassend betrachtet, waren alle Derivate verwendbar. KLUTHE und ISLIKER (1960) erwähnen aber, daß durch Formolgerbung verändertes Hb sich nicht mehr zum Hp-Nachweis eignet, da die Bindungsfähigkeit durch die Formolgerbung herabgesetzt ist.

Hämoglobinlösungen, hergestellt aus Nabelschnurbluten, bieten bei Verwendung in der Haptoglobinbestimmungstechnik für den Erfahrenen keine Besonderheiten. Da das Nabelschnurblut aber bereits 20 bis 40% Hb A enthält (BETHKE, K., 1959), können zwei Banden von freiem Hb einen Hp 1—1 Typ vortäuschen.

Tierische Hämoglobine: Von den in eigenen Versuchen geprüften tierischen Hämoglobinen, Pferd, Schaf, Rind, Ratte, Fisch, die als Oxy-Hb verwendet wurden, ließ lediglich das Fischhämoglobin eine Unbrauchbarkeit erkennen. Es läuft in der Stärkegelelektrophorese wesentlich langsamer als das menschliche Oxy-Hb und erscheint nicht als scharf begrenzte Fraktion, sondern als schleppendes, verzerrtes Band. Ob ein derartiger Befund bei allen Fischbluten auftritt, wurde nicht geprüft, verwendet wurde das Blut von Aspius aspius (Rapfen). Obwohl die menschlichen Haptoglobine das Fischhämoglobin ebenfalls binden, erscheinen sie, wahrscheinlich als Folge der langsameren elektrophoretischen Beweglichkeit des Fischhämoglobins, wie das Fisch-Hb selbst als unscharf begrenzter, ineinanderlaufender, hämaktiver Komplex.

Die einzelnen Typen sind nicht zu erkennen. Interessant ist jedoch, daß menschliches Gamma-Globulin ebenfalls Fisch-Hb zu binden scheint. Werden menschliche Serumproben sofort nach Zusatz von Fisch-Hb (Aspius aspius) verimpft, so hat das Gamma-Globulin das Hämoglobin noch nicht gebunden. Wird das gleiche Serum erst nach 24 Stunden verimpft, aufbewahrt bei Kühlschranktemperatur, so stellen sich im Bereich des Gamma-Globulins und des Albumins deutliche hämaktive Komponenten dar.

Da Fisch-Hb dem Serum als Oxy-Hb zugesetzt wurde, könnte die verzögerte Hämaktivität im Bereich der genannten Fraktionen durch eine Umwandlung in ein Hb-Derivat erklärt werden. Die Komplexbildung von Albumin und Hb zu Methämalbumin ist bekannt, s. u.. Eine ähnliche Verbindung mit dem Gamma-Globulin ist unseres Erachtens bisher nicht beschrieben worden.

Die übrigen Hämoglobine zeigten mit Ausnahme von Pferdehämoglobin keine weiteren Besonderheiten.

Eine frisch zubereitete Pferde-Hb-Lösung (Oxy-Hb) wies nach der elektrophoretischen Trennung im Stärkegel nicht nur eine, sondern zwei deutlich voneinander getrennte Hämoglobinkomponenten auf, so daß das entstandene Bild bei flüchtiger Beurteilung mit dem Hp-Typ 1-1 verwechselt werden könnte. Ein Serumzusatz von Hp 1-1 als eventuelle Verunreinigung konnte ausgeschlossen werden. Kontrolluntersuchungen mit anderen Spendertieren bestätigten diesen Befund. Die langsamere der beiden Komponenten hat eine etwas größere Mobilität als das Haptoglobin des Pferdes, das mit dem menschlichen Hp-Typ 1-1 identisch zu sein scheint. Wird Pferdeserum, versetzt mit Pferdehämoglobin, der Elektrophorese unterworfen, so treten nicht drei, sondern auch nur zwei hämaktive Komponenten auf, eine Hämoglobinfraktion geht verloren. Bei menschlichen Seren, die mit Pferde-Hb versetzt und der Elektrophorese unterworfen werden, ist das nicht der Fall. (Die möglichen Ursachen werden im Kapitel tierische Haptoglobine diskutiert; S. 154).

Das Pferde-Hb ist für Routineuntersuchungen deshalb nicht abzulehnen, man muß diese Tatsache nur kennen und sie bei der Diagnose der Haptoglobinmuster berücksichtigen.

Beim Nachweis von hämoglobinbindenden Fraktionen im menschlichen Liquor cerebrospinalis konnten wir feststellen, daß sich in einigen stark entzündlich veränderten Liquores Haptoglobinmuster vom Typ 2-1 nur durch Pferdehämoglobin nachweisen ließen. Wir schlußfolgerten daher, daß die Haptoglobine, möglicherweise nur jene, die in das Gehirnkammerwasser übergetreten sind, zum Pferdehämoglobin eine größere Affinität besitzen.

Über ähnliche Beobachtungen berichten Kluthe und Isliker (1960) bei der Reindarstellung von Hp-Hb Komplexen mit Hilfe einer Zinkpräzipitation (S. 97).

Die Struktur des Hämoglobinmoleküls ist weitgehend aufgeklärt. Die allgemein bekannte Strukturformel stellt nur den vierten Teil des gesamten Moleküls dar. Das funktionelle Hb-Molekül besteht aus vier Monomeren und bindet insgesamt vier Moleküle O_2. In der räumlichen Anordnung wird eine Primär-, eine Sekundär- und eine Tertiärstruktur unterschieden. Die Primärstruktur wird von den α- und β-Ketten des Globinmoleküls gebildet, die sich zu einer rechtsgängigen Spirale drehen und damit die Sekundärstruktur hervorrufen. Die Windungen der Spirale sind untereinander durch Wasserstoffbrücken verbunden. Die rechtsgängige Spirale verschlingt sich zu einem linsenförmigen Gebilde, das Tertiärstruktur genannt wird. An der Oberfläche dieser „Linse" sind in „Taschen" die prosthetischen Gruppen eingelagert.

Das Myoglobinmolekül hat im Prinzip den gleichen Aufbau. Es besitzt jedoch nicht wie das Hämoglobin vier Kerne, sondern ist monomer (Molekulargewicht 17000, Hb 68000, nach neueren Untersuchungen nur 66000). Die prosthetische Gruppe beider Moleküle ist gleich, lediglich der Eiweißrest besitzt bei beiden Molekülen eine unterschiedliche Zusammensetzung.

Die Aufklärung dieser komplizierten räumlichen Struktur erfolgte durch röntgenographische Untersuchungen (zitiert: ohne Angabe des Verfassers, unter „Kleine Mitteilungen" in Med. Wschr. 85, 17, 761, 1960).

Zwischen dem Haptoglobin und dem Myoglobin treten unter den üblichen Versuchsbedingungen keine Komplexbildungen ein. Die Ursachen dafür sind unbekannt. Durch das kleinere Molekulargewicht wird das Myoglobin schneller durch die Nieren ausgeschieden. Die Ausscheidung erfolgt aber nach unseren heutigen Kenntnissen nicht nur deshalb schneller, weil das Molekulargewicht klein ist, sondern wohl auch deshalb, weil die Komplexbildung zum Haptoglobin fehlt. Über die Art der Komplexbildung Hb-Hp und die Anzahl der im Komplex verbundenen Moleküle wurden von verschiedenen Untersuchern Hypothesen aufgestellt.

Laurell und Nyman (1959) folgerten: Wenn jedes Molekül Haptoglobin vom Typ 1·1 zwei Moleküle HbO_2 binden kann, dann müssen in verschiedenen Ansätzen bei unterschiedlichem Hämoglobinzusatz unterhalb der Sättigungsgrenze mehrere Komponenten mit verschieden großer elektrophoretischer Beweglichkeit auftreten. Eine derartige Beobachtung ist von Allison und ap Rees (1957) in der Tat gemacht worden. Gaben sie zu einem Serum vom Typ 1·1 nur geringe Mengen Oxy-Hb (Abb. 44 A), so traten zwei hämoglobinhaltige Banden auf. Wurde der Hb-Zusatz erhöht, so verschwand die erste Bande, und die zweite wurde intensiver (Abb. 44 B). Bei weiterer Zugabe von Hämoglobin wurde das Hämoglobinbindungsvermögen überschritten, und eine zusätzliche, neue Komponente wurde sichtbar, die der des freien Hämoglobin entsprach (Abb. 44 C).

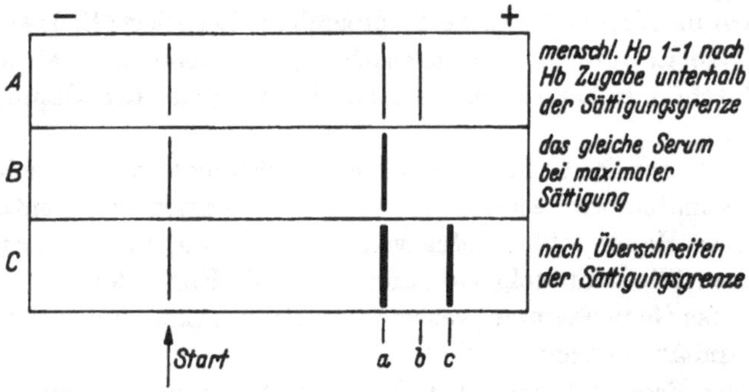

Abb. 44. Das Verhalten von menschlichem Haptoglobin Typ 1—1 bei Zugabe von Hämoglobin in unterschiedlicher Konzentration

a = Hp — $(HbO_2)_2$, b = Hp — HbO_2, c = freies Hb

Sie interpretierten diese Beobachtung, wie das aus der Beschriftung der einzelnen Fraktionen hervorgeht. Ist die Analyse richtig, so ließe sich daraus schlußfolgern: die Haptoglobine vom Typ 1·1 können sowohl mit einem als auch mit zwei Molekülen HbO_2 einen Komplex bilden. Die beiden übrigen Haptoglobintypen binden in jedem Fall zwei Moleküle HbO_2 je Molekül Hp (Jayle und Mitarbeiter 1956).

Aus diesen Befunden ist noch kein Schluß abzuleiten, an welcher Stelle die Verkettung zwischen Haptoglobin und Hämoglobin stattfindet.

Die Eisenatome der prosthetischen Gruppe scheinen selbst keinen entscheidenden Einfluß an der Komplexbildung zu haben, denn Oxy-Hb, CO-Hb, Met-Hb und red-Hb werden in gleicher Weise gebunden.

Nyman (1959) teilt mit, daß die charakteristischen Absorptionsspektren der einzelnen Hämoglobinderivate durch die Koppelung an das Haptoglobin nicht verändert werden. Da aber menschliche Haptoglobine mit tierischen Hämoglobinen und menschliche Hämoglobine mit tierischen Haptoglobinen Komplexe bilden können, liegt die Vermutung nahe, daß die prosthetische Gruppe — die bei Mensch und Tier gleich ist — (Brugsch, J. 1955) das Hauptkettenglied der Verbindung darstellt, denn die Eiweißreste der einzelnen Tierarten sind unterschiedlich.

Unterstützt wird diese Hypothese weiterhin durch folgende Beobachtung: Versetzt man menschliches Serum mit einer *Globinlösung*, hergestellt aus menschlichem Hämoglobin, so flockt das Globin nach kurzer Zeit aus und bildet einen Niederschlag, die Haptoglobine bleiben jedoch in Lösung (BUNDSCHUH, G. 1960_2). Dem stehen die Beobachtungen von van ROYEN (1950) und LAURELL (1959) (zit. bei NYMAN 1959) gegenüber, die mit Globin die hämoglobinbindenden Gruppen des Haptoglobin blockieren konnten. Die geringfügigere Affinität zwischen Globin und Haptoglobin wurde als Folge einer Globindenaturierung aufgefaßt.

Von ROWE und SOOTHILL (1960) experimentierten mit Antiglobin-Kaninchen-Seren und fanden bei der Immunoelektrophorese Präzipitationsbögen von Haptoglobin und Antiglobin, woraus sie schlußfolgerten, daß Haptoglobin ebenfalls Globin binden könne.

Obwohl Myoglobin die gleiche prosthetische Gruppe wie das Hämoglobin, aber einen anderen Eiweißrest besitzt, wird es vom Haptoglobin nicht gebunden. Diese letztgenannten Beobachtungen lassen den *Eiweißrest* des Hämoglobins als das Kettenglied erscheinen.

Es stehen sich somit widersprechende Befunde gegenüber. Mit der Entscheidung, an welcher Stelle des Hämoglobinmoleküls die Bindung ansetzt, muß deshalb gegenwärtig noch Zurückhaltung geübt werden; möglicherweise sind auch beide Anteile, das Globin und das Häm, an der Verkettung beteiligt.

Über die Art der Bindung haben ROBERT, BOUSSIER und JAYLE (1957) Versuche angestellt (zit. NYMAN, 1959) und andere. Die Autoren geben an, daß S-S-Brücken keine Rolle bei der Reaktion spielen können, denn das Hämoglobin besitzt keine freien S-H-Gruppen. Van ROYEN (1950) vermutet die Verbindung der beiden Moleküle zwischen den Aminogruppen des Hämoglobin und den Carboxylgruppen des Haptoglobin (zit. NYMAN, 1959). Durch die Behandlung mit Kohlehydraten (Galaktose, Glukose u. a.) wird die Komplexbildung Hämoglobin-Haptoglobin nicht verhindert, während Glukosamin in einer Konzentration von 0,1 mg/ml Serum die Komplexbildung bei etwa 15 % der Fälle verhindert (NYMAN, 1959). Die Autorin schöpft aus diesem Ergebnis die Vermutung, daß die Kohlehydrate des Haptoglobin an der Reaktion bei der Komplexbildung beteiligt sind. Die gleiche Ansicht vertreten ROBERT, BAJIC und JAYLE (1956).

Der Komplex Hämoglobin-Haptoglobin kann durch *Glycin* (LAURELL) oder Heparin (NYMAN, unveröffentl. Arbeit) wieder gespalten werden (zit. NYMAN, 1959), ob die Spaltung an der eigentlichen Verbindungsstelle erfolgt, ist unbekannt.

Die experimentellen Bedingungen, unter denen die Bindung eintritt, scheinen in relativ großem Maße variabel zu sein. Das pH läßt sich in vitro nach beiden Richtungen weit über die Grenzen des Blut-pH hinaus verschieben. Die Grenze nach oben liegt bei pH 10, sie reicht nach unten bis pH 4,4; über diesen pH-Bereich hinaus beginnen sich die hämoglobinbindenden Gruppen des Haptoglobin irreversibel zu zersetzen (NYMAN, 1959).

Um die Komplexbildung zu ermöglichen, ist es nicht erforderlich, Serum und Hämoglobin mehrere Stunden vor Beginn der Elektrophorese zusammenzugeben. Die Bindung erfolgt unmittelbar nach dem Mischen. Sie wird jedoch verhindert, wenn das Hämoglobin mit Formaldehyd behandelt wurde, und herabgesetzt, wenn das Haptoglobin dieser Einwirkung ausgesetzt war (van ROYEN 1950, BAJIC 1958; zit. NYMAN, 1959) oder auch durch andere Verfahren, die die Löslichkeit des Hämoglobin herabsetzen (KLUTHE und ISLIKER 1960).

4. Methämalbumin

Welche Abbaustufen, insbesondere durch Fäulnis der Eiweiße, speziell am Hämoglobin entstehen können, ist u. E. noch nicht eingehender untersucht worden. Die theoretisch zu erwartenden Veränderungen reichen jedoch vom Entstehen unbekannter Spaltprodukte mit neuen Ladungsverhältnissen bis zur völligen Denaturierung des Eiweißes. Wie enorm diese Verschiebungen sein können, zeigt die Bildung von Methämalbumin.

Versetzt man menschliche Seren mit Hämoglobinlösung und läßt sie ein bis zwei Tage bei Zimmertemperatur stehen, so bildet sich ein neuer hämaktiver Eiweißkomplex, dessen elektrophoretische Beweglichkeit der des Albumin entspricht (Abb. 40). Aus einer Hämoglobinlösung allein entsteht dieser Eiweißkomplex nicht. Welche Serumfraktion dazu erforderlich ist, steht noch nicht eindeutig fest. Wenn die dem Serum zugegebene Hämoglobinlösung frisch zubereitet ist, so tritt der genannte Komplex erst nach zwei bis drei Tagen auf, ist die Hämoglobinlösung dagegen alt, dann kann der Komplex schon nach mehreren Stunden zu erkennen sein.

Da er auch aus Hb-Lösungen entsteht, die durch Zugabe von Natrium-Acid konserviert wurden, dürfte die neuentstandene Verbindung kein fäulnisbedingtes Abbauprodukt sein.

Der Nachweis von Methämalbumin erfolgte bei unseren Versuchen lediglich durch die elektrophoretische Trennung. Da der neuentstandene Eiweißkörper bei dieser Methode als hämaktive Komponente auftritt, erscheint eine kurze Beschreibung in diesem Rahmen erforderlich.

Die Bande ist je nach dem Alter der Serum-Hb-Mischung unterschiedlich ausgeprägt, mit zunehmendem Alter der Mischung wird die Bande stärker. Bei alkalischem und neutralem pH wandert der Komplex anodenwärts und kommt zwischen dem freien Hämoglobin und der Position des Albumins zur Darstellung. Die dem freien Hämoglobin zugekehrte Seite ist konvex ausgebildet und in der Regel scharf gezeichnet. Die anodenwärts gelegene Seite ist bei geringer Konzentration konkav geformt, bei starker Konzentration füllt sich die „Sichel" in verschiedenem Maße mit Farbkontrast, so daß in einigen Fällen eine Bikonvexität entsteht. Durch Überfärben des Naphtholgelb-Benzidin-Präparates mit Supracenviolett kann die Lage zum Albumin deutlich dargestellt werden. Das Methämalbumin ist nach dieser kombinierten Färbung schwarz gefärbt und bildet die kathodische Seite der Albuminkomponente. LAURELL und NYMAN (1957) empfehlen zur besseren Darstellung dieser Eiweißverbindung einen Barbiturat-Puffer mit einem pH von 8,6.

In Seren, denen die Haptoglobine fehlen, scheint sich das Methämalbumin in vivo leichter auszubilden. So wurden in eigenen Versuchen bei 200 Nabelschnurbluten nur 36 Ahaptoglobinämien ohne Methämalbumin und 141 Ahaptoglobinämien mit stark oder schwach ausgebildeten Methämalbuminkomponenten gefunden, die restlichen 23 Proben besaßen ein deutlich ausgeprägtes Haptoglobinmuster, das in der Hälfte der Fälle mit dem Typ der Mutter übereinstimmte (Tab. 9 S. 109).

Da bei den 200 Serumproben in den einzelnen Untersuchungen verschieden altes Hämoglobin als Indikator benutzt wurde, könnte den oben gemachten Ausführungen zufolge eingewendet werden, der hohe Prozentsatz des Zusammentreffens von Ahaptoglobinämie und Methämalbumin sei durch den Gebrauch alter Hämoglobinlösungen entstanden, da diese eher zur Methämalbuminlösung neigen, während beim Fehlen von Methämalbumin frisches Hämoglobin verwendet worden sein könnte. Obgleich dieser Einwand berechtigt ist, scheint sich das signifikant unterschiedliche Ergebnis dadurch allein nicht erklären zu lassen. Er kann sogar unwahrscheinlich gemacht werden, da die übrigen mituntersuchten Seren der jeweiligen Untersuchungsreihe, denen das gleiche Hb zugesetzt worden war und die zur Routinebestimmung von erwachsenen Personen anfielen, keine Methämalbuminbanden aufwiesen.

Zur Bestätigung der Annahme des leichteren Auftretens von Methämalbumin in Ahaptoglobinämieseren müßte eine größere Reihe von Ahaptoglobinämiefällen bei Erwachsenen untersucht werden. Unser eigenes Zahlenmaterial ist für eine derartige Analyse zu gering. Aus der Literatur sind den Verfassern weitere brauchbare Befunde nicht bekannt. LAURELL (1959_3) erwähnt lediglich, daß Methämalbumin gewöhnlich nur bei Patienten auftritt, deren Haptoglobinwert O sei. Das ist ganz sicher nicht richtig, denn bei entsprechendem Alter der Serum-Hämoglobinmischung tritt es unserer Erfahrung nach in jedem Serum auf. Meinte LAURELL jedoch, daß es gewöhnlich bei Patienten auftrete, deren Hp-Spiegel O sei bzw. unterhalb der erfaßbaren Grenze liege und die Serum-Hämoglobinmischungen unmittelbar nach Zugabe einer frischen Hämoglobinlösung untersucht wurde, dann stimmen unsere Erfahrungen mit LAURELLS Ergebnissen überein.

Die Entstehung dieser Eiweißverbindung ist noch nicht vollständig geklärt. FAIRLY und BROMFIELD (1934) fanden diesen Komplex bei Untersuchungen des Schwarzwasserfiebers (zit. HEUBNER, W. 1940). Sie nahmen an, daß es unter pathologischen Bedingungen entsteht und definierten es als häminhaltiges Produkt. Für geraume Zeit wurde dieser Komplex auch Pseudohämoglobin genannt.

HEUBNER (1940) schreibt: „Wenn roter Blutfarbstoff ins Plasma eintritt, so kann sich eine Substanz bilden, die im Roten eine Bande aufweist, deren Maximum etwa 6 mμ von dem des Methämoglobin ins Kurzwellige verschoben ist".

Da in jedem Fall Plasma bzw. Serum und Hämoglobin zugegen sind, wenn Methämalbumin entsteht, liegt, wie bereits erwähnt, die Vermutung nahe, daß es aus einem Plasmaeiweißkörper und einem Hämoglobinabbauprodukt neu gebildet wird. Diese Gedanken wurden schon von FAIRLY und BROMFIELD (1934) geäußert.

ALLISON und ap REES (1957), die ebenfalls Untersuchungen an dieser Eiweißverbindung durchgeführt haben, kamen zu folgendem Schluß: Da sie in keinem ihrer Versuche Methämoglobin im Serum nach Zugabe von Oxy-Hb im Überschuß beobachten konnten, aber andererseits zum Serum zugegebenes Met-Hb zum Teil von den Haptoglobinen gebunden und zum restlichen Teil in Methämalbumin umgewandelt vorfanden, nehmen sie an, daß im Serum vorhandenes freies Oxy-Hb unstabil sei und in freie Hämgruppen zerfalle, die sich augenblicklich oxydierten und mit Albumin zu Methämalbumin verbinden würden. Falls Met-Hb ein Zwischenprodukt in dieser Reaktion sei, müsse es schnellstens verschwinden, da es normalerweise bei keinem der untersuchten Fälle festgestellt werden konnte.

Außer der breiten und dicken Methämalbuminbande fanden sie in der Regel eine weitere, feine Hämproteinbande in der Position des $F\alpha_2$. Diese Fraktion könnte nach Auffassung von ALLISON und ap REES ein Komplex aus Häm und Globin sein. Von anderen Autoren ist nach Wissen der Verfasser eine derartige Komponente noch nicht beschrieben worden. ALLISON und ap REES schlußfolgern weiter, daß nur dann Methämalbumin gebildet werden könne, wenn die Konzentration von Oxy-Hb im Plasma größer ist als die Menge, die durch Haptoglobin gebunden werden kann.

V. Die Haptoglobine in der Papierelektrophorese

Die Haptoglobine des menschlichen Serums wandern in der Papierelektrophorese mit den α_2-Globulinen. Wird dem Serum Hämoglobin zugesetzt, so wandert der entstandene Hb-Hp Komplex mit einer Geschwindigkeit, die der des β_1-Globulins entspricht, (Jayle, Boussier, Badin 1952; Wieme 1952; Tuttlé und Reich 1955; zit. bei Allison und ap Rees 1957).

Über verwertbare Ergebnisse in der Typencharakterisierung der Haptoglobine mit Hilfe der Papierelektrophorese berichten Poulik und Smithies (1958) sowie Klein und Knüchel (1960). Die letztgenannten Autoren verwendeten einen von Aronsson und Grönwall (1957) angegebenen Puffer folgender Zusammensetzung:

Puffer:	Tris.[1])	60,5 g/L
	Edta.[2])	6,0 g/L
	H_3BO_3[3])	4,6 g/L
	pH =	8,6

Als Trägermaterial wurden folgende Papiersorten geprüft:

Schleicher & Schüll	2043 b (8 × 30 cm)
von der gleichen Fa.	2043 a
ebenfalls verwendbar	2045 a + b
Whatman-Papier	Nr. 1
Papier von Macherey & Nagel	2261

Acetatfolien wurden ebenfalls benutzt, sie werden aber wegen der unterschiedlichen Chargenqualität von den Autoren nicht empfohlen. Zum Anfärben der Proteinkomponenten wurde Amidoschwarz 10B, seltener Azocarmin oder Supracenviolett benutzt.

Trennkammer: In einem entsprechenden Gerüst werden Nylonfäden in etwa 3 cm Abstand so gespannt, daß die in feuchtem Zustand darüber gelegten Papierstreifen einen Radius von 30 cm bilden und die Enden der Papierstreifen in die Puffertröge reichen. Der Flüssigkeitsspiegel des Anodenpuffers soll 1 cm über dem des Kathodenpuffers liegen, damit trotz starker Endosmose in Kathodenrichtung eine zu starke Durchfeuchtung des Papiers vermieden wird und ein verstärkter Potentialabfall in dem Bereich eintritt, in dem eine scharfe Zeichnung erwünscht ist. Das Serum soll etwa 6 cm oberhalb des Pufferspiegels aufgetragen werden.

Stromanschluß: Als optimalste Trennbedingung wurde für die Papiere von Schleicher & Schüll 2043 + 2045 ein Spannungsabfall von 5,5 bis 6,5 Volt/cm ermittelt. Die Trennzeit betrug dabei 16 Stunden. Bei höheren Spannungen soll nach Angaben der Autoren die Auftrennung zwar schärfer, aber ungünstiger für die noch zu erörternde Beurteilung sein.

---

[1]) Tris.: Tris-(hydroxymethyl)-aminomethan (S. 25).

[2]) Edta.: Ethyldiamintetraessigsäure.

[3]) H_3BO_3: Borsäure.

Beurteilung: Konstante Wanderungsstrecken der Proteinkomponenten sind auf Papier oder Acetatfolie nicht zu erreichen. Die Autoren haben deshalb analog zur Papierchromatographie eine Art R_f-Wert ermittelt. Dazu wurde die Strecke vom Vorderrand des β_2 bis zum Hinterrand des Hp-Hb-Komplexes ausgemessen (= a) und zusätzlich die Strecke vom Vorderrand des β_2 bis zum hinteren, scharf begrenzten Rand der Albumine (= b). Das Längenverhältnis a : b = Q entspricht der relativen Wanderungsstrecke des Hp-Hb-Komplexes. Durch vergleichende Auswertungen von 500 Seren mit bekanntem Hp-Muster wurden für die verschiedenen Typen folgende Q-Werte ermittelt:

Tabelle 3

Q-Werte für die papierelektrophoretische Hp-Bestimmung des Menschen

Hp-Gruppe	Q-Werte Grenzwerte	Mittelwerte
1-1	0,35—0,26	0,302
2-1	0,25—0,16	0,178
2-2	0,15—0,06	0,119

Tabelle entnommen aus KLEIN und KNÜCHEL, Papierelektrophoretische Bestimmungen der Hp-Gruppen des Menschen. Dtsch. Z. ges. Gerichtl. Med. 50, 278 (1960).

Das von den Autoren beschriebene papierelektrophoretische Verfahren zum Bestimmen der Hp-Typen ist der Stärkegelelektrophorese nach SMITHIES nicht überlegen, es stellt lediglich eine Bereicherung der möglichen Haptoglobinbestimmungsmethoden dar. Weitere Einzelheiten über das Verfahren mögen in der Originalarbeit nachgelesen werden.

Eine papierelektrophoretische Methode zur *quantitativen* Haptoglobinbestimmung wurde von LAURELL und NYMAN (1957) und von NYMAN (1960) angegeben (quantitative Hp-Bestimmung; S. 81).

C. Die quantitative Haptoglobinbestimmung

I. Methode nach Klein und Knüchel

Die mengenmäßige Bestimmung von Haptoglobin in einem gegebenen Serum ist mit weitaus größeren Schwierigkeiten verbunden als die Ermittlung des Hp-Types. Von verschiedenen Autoren sind mehrere Methoden ausgearbeitet worden, die aber in der Endkonsequenz alle nicht befriedigen. Entweder sind sie an einen kostspieligen apparativen Aufwand gebunden und damit nur wenigen Instituten mit entsprechenden Einrichtungen zugänglich, oder aber sie erfordern einen großen Arbeitsaufwand und verhindern dadurch die routinemäßige Anwendung. Obwohl diese Schwierigkeiten bestehen, kann die mengenmäßige Erfassung der Haptoglobine bei bestimmter Fragestellung von großer Bedeutung sein. Sie spielt weniger in der forensischen Serologie eine Rolle, sondern mehr in der rein wissenschaftlichen, biochemischen Bearbeitung des Problems und ganz besonders in der klinischen Betrachtung.

Eine kolorimetrische Auswertung eines Stärkegeldiagramms (analog zur Papierelektrophorese) ist allein aus dem Grunde nicht möglich, da die einzelnen Fraktionen im Gel so dicht beieinanderliegen, daß eine sichere Zerteilung des Stärkegelstreifens zum *Eluieren* der Eiweißkörper fraglich erscheint. Darüber hinaus ist eine vollständige Eluierung der Proteine aus dem Gel routinemäßig kaum durchführbar (Hp-Reinigung, Absatz e).

Eine direkt-photometrische Auswertung am transparenten Elektrophoresediagramm wurde von Klein und Knüchel (1960) angegeben. Die Fehlerquelle dieses Verfahrens dürfte jedoch größer sein, als die der weiter unten beschriebenen Methoden. Die Autoren verwenden als Trägermaterial nicht Papier, sondern ebenfalls ein Stärkegel, denn dadurch wird die Abgrenzung der Fraktionen gegeneinander wesentlich schärfer. Während das Papier für die direkt-photometrische Auswertung bei der Papierelektrophorese lediglich nach dem Entfärben transparent gemacht zu werden braucht, muß aus dem Stärkegel eine Scheibe parallel zur Oberfläche herausgeschnitten werden. Diese Lamelle muß gleichmäßig dick sein und soll 2 mm betragen. Das doppelte Aufschneiden des Stärkeblockes in verschiedener Höhe zum Anfertigen dieser Scheibe kann durch Veränderung der Führungsunterlagen erreicht werden. In einem Bad von konzentriertem Glycerin (S. 47) wird die herausgeschnittene Stärkegelscheibe transparent gemacht und in einem photometrischen Auswertgerät wie ein Papierelektrophoresestreifen weiter untersucht. Die oben erwähnte größere Fehlerquelle kommt durch ein nicht vollständiges, u. U. sogar unterschiedliches Entfärben der proteinfreien Gelbezirke und der unterschiedlichen Menge verimpften Serums zustande, denn nicht jeder Impfschlitz ist mit der gleichen Serummenge zu füllen; weiterhin dadurch, daß die Gelscheibe in ihrer Dicke uneinheitlich sein kann. Diese Fehlerquellen lassen sich teilweise beheben, wenn mit Hilfe der Papierelektrophorese in einem weiteren Untersuchungsgang die üblichen Eiweißwerte ermittelt und die Daten der Gelphotometrie dazu in Beziehung gesetzt werden. Eine ausgedehnte Anwendung dieser Methode wird aber dadurch verhindert, daß nicht überall ein photometrisches Auswertgerät zur Verfügung steht, abgesehen von der Schwierigkeit, beim Photometrieren die richtigen Fraktionen zu ermitteln.

II. Methode nach LAURELL und NYMAN

LAURELL und NYMAN (1957) haben ein Verfahren zur quantitativen Haptoglobinbestimmung angegeben, das nach Ansicht der Verfasser die zur Zeit einfachste Methode darstellt, aber leider einen größeren Arbeitsaufwand erfordert. Sie gingen im Prinzip wie folgt vor:

Durch Verdünnung einer Hämoglobinstammlösung werden eine Reihe verschieden konzentrierter Hb-Lösungen hergestellt und deren genaue Konzentration nach bekannten Methoden ermittelt. (Wir haben zehn verschiedene Lösungen steigender Konzentration hergestellt, s. u.).

Das auf seinen Hp-Gehalt zu untersuchende Serum wird in so viele Proben zerteilt, wie Hb-Konzentrationen vorhanden sind (Abb. 45). Die vorgegebenen Serumproben müssen in allen Röhrchen gleich sein, sie mögen je Röhrchen 0,5 ml betragen.

Zu je einer Serumprobe wird eine bestimmte Menge je einer Hb-Lösung gegeben (zu dem ersten Röhrchen die niedrigste Hb-Konzentration, zu dem zweiten die nächst höhere und zu dem dritten die folgende usw.). Die Menge und Konzentration der den einzelnen Serumproben zugesetzten Hb-Lösung muß für jedes Röhrchen bekannt sein.

Die zehn verschiedenen Mischungen aus Serum und Hämoglobin werden in typischer Weise der Stärkegelelektrophorese unterworfen.

Der Hp-Spiegel des so getesteten Serums möge im Bereich der Norm liegen und 100 mg% HbK (Hämoglobinbindungskapazität) betragen, d. h., 100 ml des untersuchten Serums enthalten soviel Haptoglobin, daß 100 mg Hb gerade abgebunden werden und kein freies Hämoglobin nach der Elektrophorese sichtbar wird.

Das Versuchsergebnis zeigt folgenden Befund (abgestufter Hb-Zusatz zu einem Serum siehe Abb. 45):

In den Serumproben 1 bis 5 ist kein freies Hb sichtbar, die Hb-Hp-Banden sind in den ersten Röhrchen schwach dargestellt und werden in den nachfolgenden deutlicher sichtbar. Im 6. Röhrchen tritt das erste Mal freies, nicht an Hp gebundenes Hämoglobin auf, in den nachfolgenden Proben (7 bis 10) wird die Hb Fraktion stärker.

Schlußfolgerung:

Das getestete Serum enthält so viel Hp, daß die in Röhrchen Nr. 5 zugegebene Hb-Lösung (100 mg%) sämtlich an Hp gebunden wurde, aber das in Röhrchen Nr. 6 zugegebene Hb (110 mg%) nicht mehr vollständig an das vorhandene Hp gekoppelt werden konnte: Der Hp-Gehalt des untersuchten Serums liegt zwischen 100 und 110 mg% HbK (Hämoglobinbindungskapazität).

Um das freie Hb besser gegen den Hb-Hp-Komplex abgrenzen zu können, arbeiteten LAURELL und NYMAN in einem Phosphatpuffersystem pH 7,0 (S. 22). Als Trägermaterial verwendeten sie Papier und als Farbreagenz leuko-Malachitgrün.

Die größere Schwierigkeit dieser Methode liegt in der Einstellung der Hb-Lösungen und der exakt dosierten Mischung von Serum und Hämoglobin.

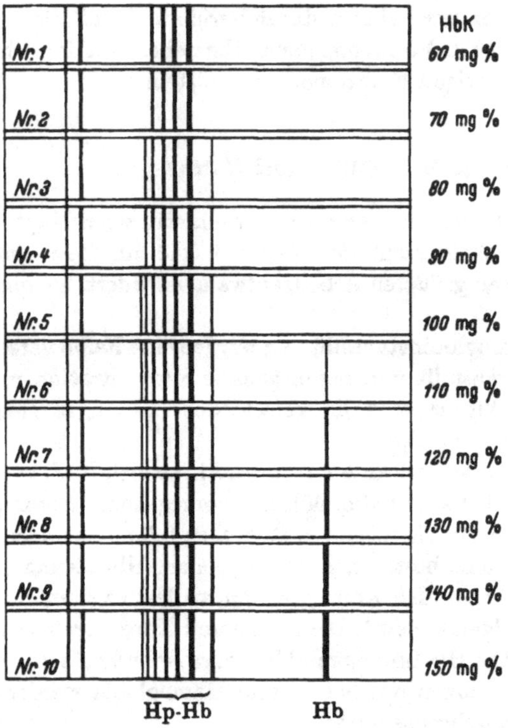

Abb. 45. Quantitative Haptoglobinbestimmung (nach LAURELL und NYMAN) Die Hämoglobinbindungskapazität des getesteten Serums liegt zwischen 100 und 110 mg%

Zum Herstellen der Hb-Lösungen haben wir Pferdeerythrozyten verwendet, die in typischer Weise gewaschen und durch Gefrieren hämolysiert wurden. Vor dem Ermitteln der Hb Konzentration wurden die Stromata abzentrifugiert.

Da Met-Hb in gleicher Weise wie Oxy-Hb vom Haptoglobin gebunden wird, sich aber länger als Oxy-Hb stabil hält, ist zu empfehlen, die hergestellte Oxy-Hb-Lösung durch Zugabe entsprechender Mengen Kaliumferrizyanid in Met-Hb zu überführen.

Zur Bestimmung der Hb-Konzentration ist eine Hämometer-Methode ungeeignet, weil die Fehler bis zu 20 % betragen können (RAPOPORT und RADERECHT 1960). Wir verwendeten die Zyanhämiglobinmethode, die wohl z. Z. das empfindlichste Verfahren darstellt. Das Met-Hb wird zu diesem Zweck mit Hilfe einer Transformationslösung in Zyanhämiglobin überführt, das einen Farbkomplex mit langer Haltbarkeit ergibt. Das Absorptionsmaximum dieser Verbindung liegt bei 540 mμ.

Zusammensetzung der Transformationslösung:

Bicarbonat	1,0 g
Kaliumzyanid.	0,05 g
Kaliumferrizyanid	0,306 g
Aqua dest. ad 1000 ml	

Bestimmung der Hb-Konzentration: Zu 0,01 ml der zu testenden Hb-Lösung werden 0,5 ml Transformationslösung gegeben und nach 25 bis 30 Min. die Extinktion in einem Spektralphotometer bei 540 mμ gemessen, sie möge E_x betragen.

Mit Hilfe der Extinktion kann die Hb-Konzentration in g % nach folgender Formel errechnet werden:

$$\frac{1{,}652 \cdot 501 \cdot E}{11} = Z\ g\%\ Hb$$

1,652 = Umrechnungsfaktor von mmol/L in g%

501 = Verdünnungsfaktor

5 ml Transformationslösung
+ 0,01 ml Hb
5,01 ml
5,01 : 0,01 = 501

11 = Extinktionsfaktor für Zyanhämiglobin

Z = Hb Konzentration in g%

Beispiel: Die Extinktion wurde in drei Messungen ermittelt, (0,353; 0,354; 0,350) der Mittelwert beträgt 0,352

$$\frac{1{,}652 \cdot 501 \cdot 0{,}352}{11} = 26{,}5\ g\%$$

Die getestete Hb-Stammlösung enthält in 100 ml

26,5 g oder 26,5 · 1000 mg Hb

Durch entsprechende Verdünnungen dieser Stammlösung sollen verschieden konzentrierte Hb Lösungen hergestellt werden. Da die Hämoglobinbindungskapazität der meisten Seren, wie später zu erörtern sein wird, um 100 mg % HbK liegt, sollen sich die Hb-Gehalte der 10 Verdünnungen um diesen mittleren Normalwert nach oben und unten gruppieren.

Die am schwächsten konzentrierte Lösung möge in *0,01 ml* (das ist die Menge, die sich mit einer geeigneten Pipette zum Untermischen des Serums gut eignet) gerade so viel mg Hb enthalten, daß 0,5 ml Serum mit einer HbK von 60 mg % in der Lage sei, alles zugegebene Hb zu binden. Die am stärksten konzentrierte Hb-Lösung möge so viel mg Hb in 0,01 ml enthalten, daß die gleiche Serummenge wie oben, die aber eine HbK von 150 mg % besitzen möge, die zugegebene Hb-Menge gerade durch die vorhandene Hp-Menge abbinden kann.

Verdünnungsvorgang: Das Verdünnen der Stammlösung muß sehr exakt durchgeführt werden, Pipetten- — und Pipettierfehler erscheinen als Ungenauigkeit in der verdünnten Hb-Konzentration.

Die erforderlichen Mengen Hb-Stammlösung und Aqua dest. lassen sich nach der unten folgenden Formel leicht ermitteln.

Wenn die Stammlösung 26,5 · 1000 mg %Hb enthält, d. h. 26,5 · 1000 mg in 100 ml Lösung vorhanden sind, dann enthalten *0,01 ml* dieser Lösung

$$\frac{26{,}5 \cdot 1000}{10.000}\ mg\ Hb = 2{,}65.$$

Die Stammlösung muß nun so weit verdünnt werden, daß bei der größten Verdünnung 0,01 ml nicht 2,65 mg Hb, sondern nur 0,3 mg Hb enthalten.

Der Wert 0,3 ergibt sich aus folgender Überlegung:

100 ml eines entsprechenden Serums, das eine HbK von 60 mg % besitzen möge, können 60 mg Hb aufnehmen und an das vorhandene Haptoglobin gerade binden. 0,05 ml dieses Serums (das ist die Menge, die in ein Untersuchungsröhrchen gegeben werden soll), können nur $\frac{60\ \text{mg}}{200} = 0{,}3$ mg aufnehmen und an das vorhandene Hp koppeln.

Soll eine wässrige Lösung geringerer Konzentration aus einer Lösung höherer Konzentration hergestellt werden, so kann folgende allgemeine Formel angewendet werden:

$$\frac{\text{verlangte Konzentration}}{\text{vorhandene Konzentration}} \times 100 =$$ endgültiges Flüssigkeitsvolumen der vorhandenen Konzentration, das, auf 100 ml aufgefüllt, die verlangte Konzentration ergibt.

Im konkreten Fall (verlangte Konzentration 0,3 mg, vorhandene 26,5 g) ergibt sich folgende Gleichung:

$$\frac{0{,}3\ \text{mg}}{26{,}5 \cdot 1000\ \text{mg}} \times 100 = 0{,}001132\ \text{ml}$$

Die ermittelten 0,001132 ml enthalten bereits 0,3 mg Hb. Wird diese Menge auf 100 aufgefüllt, so enthalten die 100 ml verdünnter Hb-Lösung auch nur 0,3 mg Hb. Die gewünschten 0,3 mg Hb sollen aber den Anforderungen gemäß nicht in 100 ml enthalten sein, sondern in 0,01 ml, folglich dürfen nicht nur 0,001132 aufgefüllt werden, sondern es müssen 10000mal 0,001132 ml auf 100 ml aufgefüllt werden.

$$\frac{0{,}3\ \text{mg}}{26{,}5 \cdot 1000\ \text{mg}} \times 100 \times 10000 = 11{,}32\ \text{ml}$$

Werden 11,32 ml Hb Stammlösung (Konzentration 26,5 g % Hb) auf 100 ml mit Aqua dest. aufgefüllt, dann enthält 0,01 ml der verdünnten Lösung 0,3 mg Hb.

Soll beispielsweise die in 0,01 ml verdünnter Hb-Lösung vorhandene Menge Hämoglobin von der Haptoglobinmenge vollständig gekoppelt werden, die in 0,5 ml Serum vorhanden ist, das eine HbK von 150 mg % besitzt, so ergibt sich folgende Rechnung:

100 ml dieses Serums enthalten so viel Haptoglobin, daß 150 mg Hämoglobin vollständig gebunden werden können. 0,5 ml dieses Serums vermögen aber nur den 200. Teil zu binden.

$$\frac{150}{200} = 0{,}75\ \text{mg}$$

Wird dieser Wert in die Verdünnungsformel eingesetzt, dann ergibt sich:

$$\frac{0{,}75}{26{,}5 \cdot 1000} \times 1000000 = 28{,}27\ \text{ml}$$

Werden 28,27 ml Hb-Stammlösung (Konzentration 26,5 g %) auf 100 ml mit Aqua dest. aufgefüllt, dann enthält 0,01 ml der verdünnten Lösung 0,75 mg Hb.

Verallgemeinerung der Formel: Die verlangten Konzentrationen sollen mit C bezeichnet werden, C_{60}, C_{70}, C_{80} .... C_{150} = C_n, sie sind auf 0,01 ml bezogen und errechnen sich, indem die mg-%-Werte, die mit den Indexangaben übereinstimmen, durch 200 dividiert werden.

Beispiel:

$$\frac{(C_n)}{200} \quad \frac{60\ \text{mg}}{200} = 0{,}3\ \text{mg}$$

Vorhandene Konzentration siehe Formel I

$$X = \frac{\frac{C_n}{200} \cdot 1000}{\text{g\% Hb der Ausgangslösung}} = \boxed{\frac{C_n \cdot 5}{\text{g\% Hb der Ausgangslösung}}}$$

X = ml Menge der auf 100 ml aufzufüllenden Hb-Stammlösung, von der nach Verdünnung 0,01 ml die gewünschte Konzentration C_n enthalten.

III. Bestimmung der Peroxydaseaktivität nach Jayle; Connell und Smithies

Die beiden bisher beschriebenen Verfahren zur quantitativen Haptoglobinbestimmung bedienen sich elektrophoretischer Methoden. Zwei weitere Verfahren, bei denen der Haptoglobinspiegel des zu testenden Serums aus der Peroxydaseaktivität ermittelt wird, die beim Hämoglobin und bei dem Komplex aus Hämoglobin und Haptoglobin unterschiedlich ist, wurden von Jayle (1951) und von Connell und Smithies (1959) beschrieben. Unter Peroxydaseaktivität wird die katalytische Wirkung der prosthetischen Gruppe vom Hämoglobin und seines Komplexes mit Haptoglobin verstanden, Sauerstoff von einem Spender auf einen Empfänger zu übertragen (Peroxydasereaktion).

Die katalytische Wirkung von Oxy-Hb (Polonovski und Jayle 1941) und Met-Hb (Connell und Smithies 1959) ist kleiner als die ihrer Komplexe mit Haptoglobin (Abb. 46).

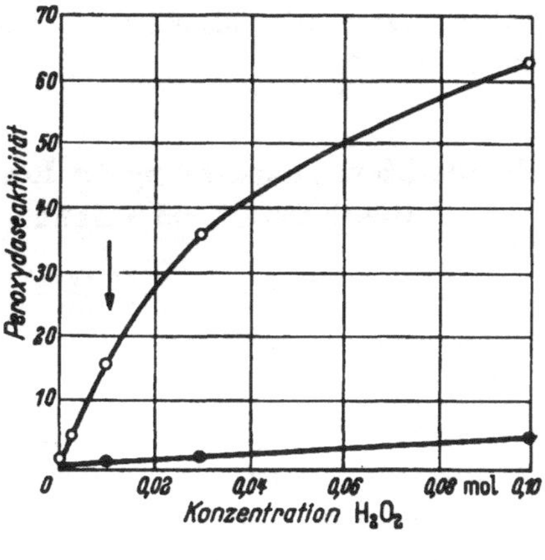

Abb. 46.
Die Abb. zeigt die unterschiedliche Peroxydaseaktivität von Met-Hb in Gegenwart und Abwesenheit von Hp, graphisch dargestellt gegen die Konzentration von Wasserstoffsuperoxyd in mol.
–○–○–○– = Met-Hb + Hp
●–●–● = Met-Hb
Entnommen:
Connell und Smithies (1959)

Connell und Smithies (1959) weisen darauf hin, daß eine Zugabe von Hämoglobin im Überschuß nur eine minimale Vergrößerung der katalytischen Wirkung hervorruft. Dieser Fehler sei so klein, daß er bei der routinemäßigen Anwendung nicht in Erscheinung tritt.

Um sich die unterschiedliche Peroxydaseaktivität für die quantitative Haptoglobinbestimmung nutzbar zu machen, ist im Prinzip nur folgende Überlegung notwendig:

In *welcher* Zeit wird unter konstanten Bedingungen von Temperatur und Zusammensetzung des Reaktionsgemisches *wieviel* Sauerstoff von einem Spender auf einen Empfänger übertragen?

Da der Sauerstoffempfänger durch Sauerstoffanreicherung, also durch Oxydation, bei diesen Versuchen seine Farbe ändert (Benzidin geht in Benzidinblau über), kann mit Hilfe eines Photometers die Extinktion, d. h. die Lichtabsorption des Reaktionsgemisches in einer bestimmten Zeit gemessen und daraus die Haptoglobinmenge an Hand einer Eichkurve ermittelt werden.

(Aufstellung der Eichkurve s. u.)

Prinzip der Bestimmungsmethode: Als Sauerstoffempfänger benutzte JAYLE Jodid, das durch Sauerstoffaufnahme zu Jod oxydiert wird. Das in Freiheit gesetzte Jod läßt sich gegen Natriumthiosulfat titrieren. Die Messung des Farbkomplexes erfolgt damit nicht photometrisch durch Bestimmung der Extinktion wie bei der Methode nach CONNELL und SMITHIES, sondern titrimetrisch bzw. jodometrisch. Daher hat diese Methode auch die Bezeichnung „Peroxydasetitration" (NYMAN 1958) erhalten.

Die bei dem Vorgang ablaufende Reaktion verläuft nach folgender Übersichtsgleichung:

1. Peroxyd + Jodid $\xrightarrow[\text{(als Katalysator)}]{\text{Hb-Hp-Komplex}}$ Jod + Oxyd

2. Jod + Natriumthiosulfat $\xrightarrow[\text{(als Indikator)}]{\text{Stärke}}$ HJ + Natriumtetrathionat

(REMSEN-REIHLEN 1951)

Aus der Menge des verbrauchten Thiosulfates wird auf die Höhe des Haptoglobinspiegels geschlossen, indem der Titrationswert, ausgedrückt in ml $^{n}/_{100}$ Natriumthiosulfat, mit dem Faktor 207 multipliziert, die HbK des Serums ergibt (KLUTHE und ISLIKER 1960).

IV. Die Übersichtsgleichung der Reaktion nach dem Verfahren von CONNELL und SMITHIES sieht ähnlich aus:

Peroxyd + Akzeptor $\xrightarrow[\text{(als Katalysator)}]{\text{Hb-Hp-Komplex}}$ (oxydierter Akzeptor)

(Wasserstoff-superoxyd) (Guajakol) Tetraguajakol + H_2O

Die in bestimmter Zeit gebildete Menge Tetraguajakol kann durch Messen der Extinktion, d.h. der Lichtabsorption in der gefärbten Flüssigkeit und mit Hilfe einer Eichkurve zum Errechnen der HbK eines Serums verwendet werden.

Herstellung der Eichkurve: Eine Verdünnungsreihe eines Serums wird im Überschuß mit Hb versetzt und die gemessene Extinktion auf der Ordinate gegen die Serumkonzentration auf der Abszisse graphisch dargestellt. Die Verbindungspunkte ergeben eine linear verlaufene Gerade.

Zur Eichung dieser Geraden werden jetzt umgekehrt bekannte Hb-Konzentrationen, gemessen in mg %, im Überschuß mit haptoglobinhaltigem Serum versetzt und die ermittelten Extinktionen auf der Ordinate parallel zur Abszisse mit der linear verlaufenden Kurve verbunden. Werden von diesen Schnittpunkten mit der linear verlaufenden Kurve Senkrechte auf die Abszisse gefällt, dann stellen die Schnittpunkte mit der Abszisse die Hämoglobinkonzentration dar, die ein Hp haltiges Serum binden kann. Sie ergeben die Hämoglobinbindungskapazität eines Serums, HbK, gemessen in mg % Hb.

Die ursprüngliche Abszisseneinteilung durch die Serumkonzentration kann jetzt wegfallen, wichtig ist die neue mg- %-Einteilung. Die ml Menge eines zu testenden Serums braucht bei der Eichkurve nicht berücksichtigt zu werden, denn 2 ml zu testendes Serum ergeben die gleiche Extinktion wie 1 ml, vorausgesetzt, daß beiden Röhrchen die äquivalente Menge Reaktionssubstanz zugesetzt wurde.

Zum Herstellen der Eichkurve verwendeten CONNELL und SMITHIES ein gereinigtes Haptoglobin vom Typ 2-2 und eine 0,05 + 0,0005 mmol Met-Hb Lösung. Nach SMITHIES steigt die Eichkurve anfangs, also bei geringer Serumkonzentration, wird dann linear und schlägt bei der höchsten Haptoglobinkonzentration um und verläuft annähernd parallel zur Abszisse (Abb. 47). Nach OWEN, BETTER und HOBAN (1960) verläuft sie nach diesem Umschlagspunkt nicht parallel zur Abszisse, sondern steigt geringfügig linear weiter, etwa in dem Maße, wie die Peroxydaseaktivität durch das freie, nicht an Hp gebundene Hämoglobin zunimmt.

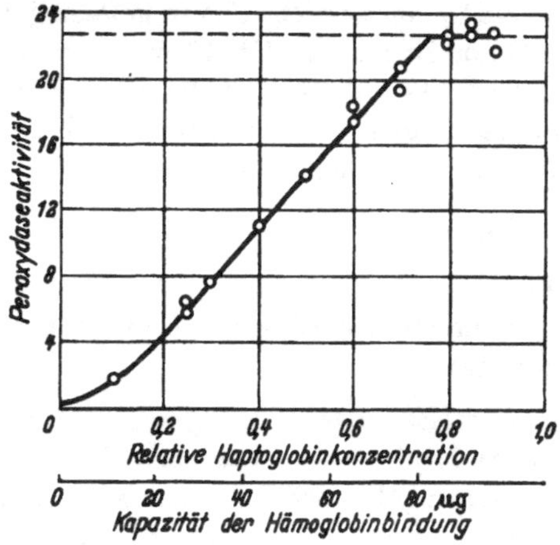

Abb. 47. Eichkurve zur quantitativen Haptoglobinbestimmung (Methode CONNELL und SMITHIES)

Entnommen: CONNELL und SMITHIES (1959)

Die obere Skala der Abszisse bezeichnet die relative Konzentration von Hp, (Serumverdünnungsreihe Seite 82), die untere Skala der Abszisse gibt die gesuchte Hp Konzentration an, gemessen in mg % HbK.

Auf der Ordinate ist die Peroxydaseaktivität in Extinktionseinheiten eingetragen.

Eine vereinfachte Bestimmungstechnik des Verfahrens von CONNELL und SMITHIES haben OWEN, BETTER und HOBAN (1960) angegeben.

Reagentien (nach OWEN und Mitarbeitern)

1. Guajakolreagenz:

Guajakol, p. a.	3,72 g
lösen in Aqua dest.	700,00 ml
Essigsäure 1 m	100,00 ml
mit Natronlauge (1 m) einstellen auf pH 4,0	
Nach pH Einstellung Aqua dest.	ad 1000,00 ml

(zur pH-Einstellung Glaselektrode verwenden!)
Die Guajakollösung ist, in der Kälte aufgehoben, mehrere Wochen haltbar.

2. Wasserstoffsuperoxyd:

Eine 0,05 m Lösung von H_2O_2 ist unmittelbar vor Gebrauch durch Verdünnen einer standardisierten, gegen Kaliumpermanganat titrierten Stammlösung herzustellen.
Sie ist bereits nach 30 Min. zu verwerfen (CONNELL und SMITHIES 1959). (Die Stammlösung soll einmal wöchentlich neu eingestellt werden.)

3. Methämoglobinlösung:

Zu acht Volumen menschlicher Erythrozyten, die in Kochsalzlösung gewaschen worden sind, werden 3 Volumen Aqua dest. und ein Volumen Äther gegeben. Die Hämolyse kann durch Schütteln beschleunigt werden. Die Stromata werden abzentrifugiert und die Hämoglobinlösung mit einer Pipette abgehoben. Nach Bestimmung der Hb-Konzentration ist die Lösung durch Verdünnen mit Aqua dest. auf 1 g % einzustellen. Zuvor müssen jedoch zum Überführen des Oxy-Hb in Met-Hb zu 25 ml Oxy-Hb 10 ml Kaliumferrizyanid (100 mg %) zugegeben werden. Nach etwa 10 Min. ist die Lösung auf die endgültige Konzentration zu verdünnen und die Hb-Konzentration noch einmal zu ermitteln. Bei 0°C kann die Lösung mehrere Wochen aufgehoben werden.

4. Kochsalzlösung 0,15 m:

Verfahren:

Das zu testende Serum ist mit Kochsalz 1:4 zu verdünnen (1 Teil Serum, 4 Teile Kochsalz 0,15 m).

Zu je einem ml Serumverdünnung sind in einem Falle 1 ml Met-Hb und im anderen (als Blindwert) 1 ml Wasser zuzugeben. In zwei weiteren Röhrchen sind je 5 ml Guajakol zu geben. Alle vier Röhrchen werden in ein Wasserbad von 25°C gestellt und dieser Temperatur 10 Min. ausgesetzt[1]).

Nach dieser Zeit sind in ein Röhrchen, das Guajakol enthält, 0,1 ml der Serum-Hb-Mischung und in das andere Guajakolröhrchen 0,1 ml des stark verdünnten Serums (Blindwert) zu geben. Unmittelbar danach werden in jedes Untersuchungsröhrchen 1,0 ml auf 25°C temperiertes Wasserstoffsuperoxyd gegeben und gut mit dem Inhalt vermischt. Die Röhrchen werden danach für weitere 8 Min. in das Wasserbad von 25°C gestellt.

[1]) In der Originalarbeit fehlt die Angabe, auf welche Temperatur die Reagentien gebracht werden sollen. Schlanke Röhrchen lassen den Inhalt schneller durchwärmen als dicke.

Die Messung der optischen Dichte erfolgt in einem elektrischen Colorimeter bei einer Wellenlänge von 470 mμ. Der Nullpunkt des Gerätes ist mit Wasser einzustellen.

Die Ablesungen erfolgen innerhalb von 4 Min.

Der während der Reaktion entstandene Farbkomplex (Tetraguajakol) entfärbt sich, wenn er dem Tageslicht ausgesetzt wird. Das Wasserbad sollte deshalb mit einem Deckel verschlossen werden.

Sind die aus der Eichkurve mit Hilfe der gemessenen Extinktion abgelesenen Werte zu niedrig oder zu hoch, so sollte eine neue Untersuchung mit einem mehr oder weniger verdünnten Serum erfolgen, wobei die dann erhaltenen mg-%-HbK-Werte entsprechend der neuen Verdünnung multipliziert werden müssen.

Connell und Smithies fanden, daß die Peroxydaseaktivität sowohl von Hämoglobin als auch des Komplexes von Haptoglobin-Hämoglobin abhängig ist von der Konzentration des verwendeten Sauerstoffempfängers Guajakol (siehe Abb. 48). Die Konzentration von 27,5 mmol Guajakol im Reaktionsgemisch wurde als die optimalste ermittelt, da sie die Peroxydaseaktivität des freien Hb wesentlich stärker hemmt als die seines Komplexes mit Hp. Diese Eigenschaft wurde bei leuko-Malachitgrün und p-Toluidin nicht in dem Maße vorgefunden. Anderen Akzeptoren fehlt diese Eigenschaft vollständig. Die Autoren versuchen dieses Phänomen durch das Vorhandensein eines Hemmstoffes im Serum zu erklären, der mit dem hinzugegebenen Akzeptor konkurriert.

Polonovski und Jayle haben 1939 festgestellt, daß das pH-Optimum der Peroxydaseaktivität von Hämoglobin mehr in den sauren pH Bereich verschoben wird, wenn Haptoglobin zugegen ist. Connell und Smithies (1959) veröffentlichten eine Darstellung, die dieses Phänomen deutlich macht (Abb. 49). Ihre Interpretation erklärt zugleich, weshalb für die quantitative Bestimmung mit Hilfe der Peroxydaseaktivität ein pH von 4,0 ausgewählt wurde. Bei diesem pH ist die Peroxydaseaktivität

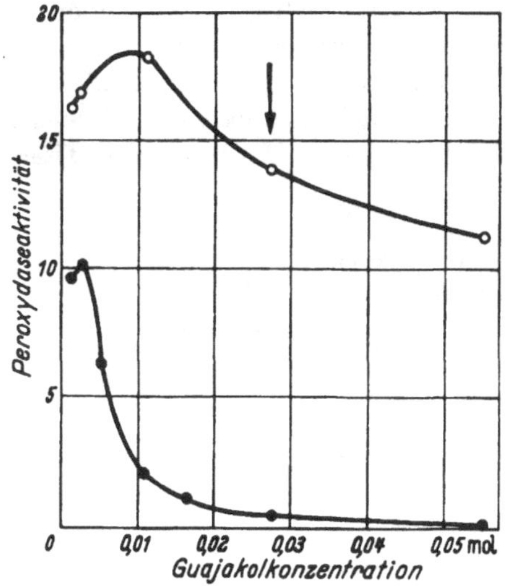

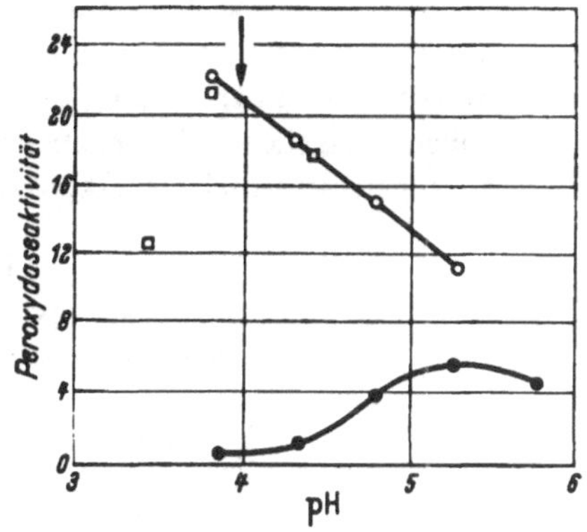

Abb. 49. Die Abhängigkeit der Peroxydaseaktivität vom pH.
—○—○—□—○ = Hb —●—●—●— = Hb-Hp
Entnommen: Connell und Smithies (1959)

Abb. 48. Eine niedrige Guajakolkonzentration bedingt eine höhere Peroxydaseaktivität sowohl von Met-Hb (—●—●—●—) als auch von Met-Hb-Hp (—○—○—○—)
Entnommen: Connell und Smithies (1959)

von Hb maximal niedrig und die seines Komplexes mit Hp maximal hoch. Dadurch wird der störende Einfluß des überschüssigen, nicht an Hp gebundenen Hb bei der quantitativen Bestimmungstechnik auf ein Minimum reduziert. Obwohl das pH-Optimum des Komplexes Hb-Hp bei pH 3 liegt, also in noch saurerem Bereich (CONNELL und SMITHIES 1959), wählten die Autoren doch ein pH von 4,0, weil die Differenz zwischen beiden Optima dann genügend groß ist und noch genügend Spielraum bis zu jener Grenze vorhanden ist, bei der Hp nicht mehr von Hb gebunden wird (S. 75).

CONNELL und SMITHIES schlußfolgern aus dieser Beobachtung, daß Haptoglobin durch die Bindung an das Hämoglobin dieses vor der Denaturierung durch saure Lösungen schütze.

V. Der normale Haptoglobinspiegel

Der Haptoglobinspiegel ist wie jeder Eiweißanteil des menschlichen Serums nicht nur bei einem Wert als normal anzusehen, sondern innerhalb einer bestimmten Grenze nicht als pathologisch zu werten.

Die mittleren Hp-Spiegel sind selbst bei den einzelnen Typen unterschiedlich. NYMAN (1958) berichtet über quantitative Hp-Bestimmungen an 160 Normalseren, bei denen ein Mittelwert von 109 mg% HbK ermittelt wurde. (Die Bestimmung erfolgte durch die Peroxydasetitrierung nach JAYLE.) In der gleichen Arbeit berichtet die Verfasserin über eine Untersuchung an weiteren 160 Normalseren, die sowohl nach der SMITHIES-Methode wie auch nach der JAYLEschen Peroxydasetitrierung getestet wurden; es zeigten sich die Werte über 100 mg% HbK vorwiegend zur Gruppe 1-1 zugehörig, die Werte unter 100 mg% wurden durch die Gruppe 2-2 bedingt. Die HbK-Werte des homozygoten Types zeigten annähernd die gleiche Variationsbreite um die mittleren Normalwerte wie das gesamte Material.

Über ähnliche Beobachtungen beim Ermitteln der Hp-Titerstufen an durch Gefrieren entmischten Seren haben PROKOP, BUNDSCHUH und FALK (1961) berichtet. Zum Feststellen des Entmischungsgrades der Seren nach dem Einfrieren wurden die Serumproben — nachdem sie eingefroren und wieder aufgetaut waren — in einzelnen Schichten abgehebert und die Haptoglobinspiegel ausgetitert. Dabei wurden Titer-

Tabelle 4

Verteilung der Titer auf die Hp-Typen
Entnommen aus PROKOP, BUNDSCHUH und FALK (1961)

Titer	Seren von 2-2-Trägern	Seren von 2-1-Trägern	Seren von 1-1-Trägern
1:2	—	—	—
1:4	4	1	—
1:8	7	3	1
1:16	6	5	1
1:32	—	6	3
1:64	—	1	1
1:128	—	2	—

stufen vor dem Einfrieren von 1:4 bis 1:128 festgestellt. Die niedrigsten Titerstufen entsprachen dem Hp-Typ 2-2, die höchsten dem Hp 1-1, die Stufen des heterozygoten Types bewegten sich zwischen beiden (Tab. 4).

Diese Beobachtungen ermutigen zu der Schlußfolgerung, daß durch Krankheit nicht veränderte Haptoglobinspiegel eine Typenspezifität besitzen. Die unter diesem Aspekt untersuchte Anzahl gesunder Seren ist zu gering, um mehr als eine Vermutung auszusprechen. Das gleiche gilt für eine eventuelle genetische Steuerung eines hohen oder niedrigen Haptoglobinspiegels.

Einen in dieser Beziehung größeren Beweiswert besäßen Meßwerte, die nicht mit Hilfe der Peroxydaseaktivität ermittelt sind, sondern direkte Bestimmungen der Haptoglobinmenge darstellen. Eine derartige Methode ist z. Z. noch nicht entwickelt. Die von JAYLE (1951) angegebenen Werte (zit. bei NYMAN 1958) sind ebenfalls nur durch Peroxydasetitrierung gewonnene und in absolute Zahlen umgerechnete Werte (mg/100 ml Plasma).

LAURELL und NYMAN geben die Grenzwerte der Hämoglobinbindungskapazität mit 50,0 bis 140,0 mg% an. Die Autoren schlußfolgern, daß diese Grenzwerte mit den in absolute Daten umgerechneten Werten von JAYLE (0,065 bis 0,18 g Hp/100 ml Serum) übereinstimmen, wenn das Molekulargewicht von $HpHb_2$ mit 310000 angenommen wird.

(Über die Hp-Konzentrationen, die noch mit der Stärkegelelektrophorese zu erfassen sind S. 56.)

D. Die biochemischen und physiologischen Eigenschaften der Haptoglobine

I. Reinigung von Haptoglobin

Aus mehreren Fragestellungen heraus ist es notwendig, die Haptoglobine zu isolieren und in möglichst reiner Form herzustellen. Die ersten erfolgreichen Versuche wurden von JAYLE und BOUSSIER (1954) ausgeführt. In den folgenden Jahren sind von zahlreichen Autoren Variationen der JAYLEschen Methode oder auch neue Verfahren angegeben worden. Gegenwärtig sind insgesamt fünf verschiedene Möglichkeiten bekannt, die Haptoglobine aus dem Serum oder auch aus anderen Körperflüssigkeiten in weitgehend gereinigter Form darzustellen:

1. Fällung mit Ammonsulfat und nachfolgender Reinigung durch elektrophoretische Methoden,
2. Fällung durch Rivanol und Alkohol,
3. Darstellung durch Ionenaustauscher (Dowex 2 X-10),
4. Darstellung durch Zinkpräzipitation,
5. Darstellung der Hp-Komponenten durch Zonenelektrophorese und nachfolgendes Eluieren durch Gefrieren und Wiederauftauen der haptoglobinhaltigen Gelbezirke.

Welchem der genannten Verfahren der Vorzug gebührt, kann aus dem gegenwärtigen Erfahrungsschatz noch nicht ermessen werden. Die Beantwortung dieser Frage hängt auch ganz sicher damit zusammen, zu welchem Zweck das gereinigte Haptoglobin verwendet werden soll.

1. Fällung mit Ammonsulfat

Das älteste Verfahren, von JAYLE und BOUSSIER 1954 angegeben und in der Folge von weiteren Autoren erprobt und verändert (JAYLE und BOUSSIER 1955, JAYLE, BOUSSIER und TONNELAT 1956, MORETTI, BOUSSIER und JAYLE 1957, BOUSSIER 1958, LAURELL 1959_2, SCHULTZE und HEIDE 1960) soll in seinen wesentlichen Bestandteilen an der Arbeit von SCHULTZE und HEIDE (1960), erläutert werden (Abb. 50). Zunächst seien jedoch einige Grundzüge des Aussalzvorganges erwähnt.

Gibt man zu einem bestimmten Volumen Wasser steigende Mengen eines Salzes hinzu, dann erhöht sich die Konzentration der entstehenden Salzlösung so lange, bis eine Sättigung erreicht ist und neu hinzugegebenes Salz ungelöst am Boden liegen bleibt.

Wird statt des Salzes ein Protein z. B. in Kristallform gelöst, so vergrößert sich mit nur wenigen Ausnahmen die Löslichkeit des Proteins bei *steigender* Eiweißkonzentration (WUHRMANN und WUNDERLY 1957).

Im Serum kommen Salze und Eiweiße nebeneinander vor. Es ist eine bestimmte Ionenstärke und ein entsprechendes pH vorhanden. Wird Serum mit Wasser hinreichend verdünnt, so flocken einige Eiweiße bereits von selbst aus (wasserunlösliche Euglobuline). Daraus geht hervor, daß der Salzgehalt des Serums für die Löslichkeit

Fraktionierungsschema für die Darstellung von Haptoglobin

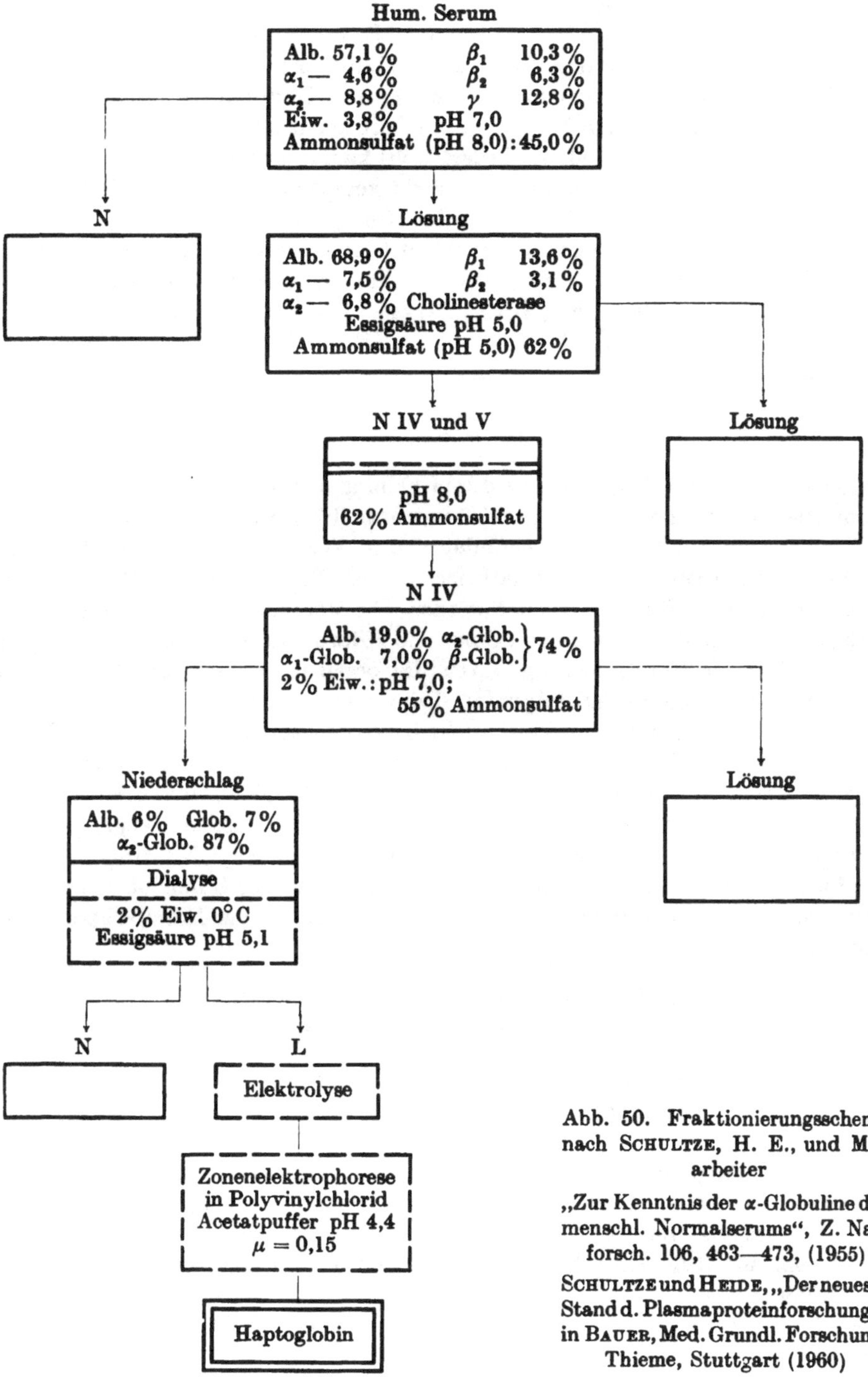

Abb. 50. Fraktionierungsschema nach SCHULTZE, H. E., und Mitarbeiter

„Zur Kenntnis der α-Globuline des menschl. Normalserums", Z. Naturforsch. 106, 463—473, (1955)

SCHULTZE und HEIDE, „Der neueste Stand d. Plasmaproteinforschung", in BAUER, Med. Grundl. Forschung, Thieme, Stuttgart (1960)

einiger Proteine von großer Bedeutung ist. Verändert man mit Hilfe eines Puffers das physiologische pH des Serums und stellt es so ein, daß die positiven und negativen Ladungen eines Eiweißmoleküls gleich sind (IEP), dann ist das Eiweiß besonders unstabil gelöst, weil die Ladung als Lösungsstabilisator wegfällt.

Auf die Veränderungsmöglichkeit dieser beiden Faktoren (Salzgehalt und pH) und die daraus resultierenden Folgen für die Löslichkeit eines Eiweißes baut sich die Methode des „Aussalzens" auf. Es bedarf wohl kaum eines Hinweises, daß die sich dabei abspielenden chemischen Vorgänge recht komplizierter Natur sind, denn nicht alle Salze haben die gleiche Wirkung, beim Hinzugeben kleiner Mengen kommt es sogar zu einer Erhöhung der Eiweißlöslichkeit (Einsalzeffekt). Abschließend sei noch erwähnt, daß die Ausflockung der Eiweiße beim „Aussalzen" wohl am leichtesten durch SO_4-Ionen möglich ist (HOFFMEISTERsche Reihen), „weil diesem Ion die Dehydration der Eiweißmoleküle am besten gelingt" (WUHRMANN und WUNDERLY 1957; siehe auch Dielektrizitätskonstante).

2. Fällung durch Rivanol und Alkohol

Das Verfahren, die Haptoglobine durch Fällung mit organischen Lösungsmitteln darzustellen, wurde von STEINBACH und PEJAUDIER (1959) angegeben. Eine Darstellung der Einzelheiten des Verfahrens befindet sich in Vorbereitung (zit. bei STEINBACH und PEJAUDIER 1959). Um die Denaturierung beim Verwenden von Alkohol zu verhindern, muß in der Kälte gearbeitet werden. Die Methode ist schon länger bekannt und hat wohl durch die Arbeiten von COHN und Mitarb. einen besonderen Höhepunkt erlangt. Die Eiweißfraktionierung durch die organischen Lösungsmittel Alkohol, Äther oder Aceton beruht auf folgendem Prinzip:

Wasser besitzt eine sehr große Dielektrizitätskonstante D, d.h., die im Wasser gelösten Ionen umgeben sich sehr leicht mit Wassermolekülen und werden dadurch zu hydratisierten Ionen. Bei Äthanol ist die Dielektrizitätskonstante dreimal kleiner, demzufolge ist die Dissoziation der Elektrolytmoleküle zurückgedrängt, und seine Löslichkeit geringer. Diese Tatsachen treffen nicht nur für die Elektrolyte, sondern auch für die Proteine zu. Dadurch wird verständlich, daß durch Zugabe von Lösungsmitteln mit kleiner Dielektrizitätskonstante die Löslichkeit der Eiweiße herabgesetzt werden kann.

3. Darstellung durch Ionenaustauscher

(Verfahren nach CONNELL und SMITHIES)

Der isoelektrische Punkt des Haptoglobins liegt bei pH 4,1 oder wenig darüber; der aller übrigen Serumproteide ist mehr oder weniger zum Alkalischen hin verschoben (Tab. 1).

Da die Haptoglobine die einzigen Serumproteidbestandteile sind, die in diesem pH-Bereich eine neutrale bzw. schon negative Ladung aufweisen, braucht das Serum nur auf dieses pH eingestellt und von den übrigen negativen Salzionen befreit zu werden, um mit Hilfe eines Anionenaustauschers die Haptoglobine aus dem Serum herauszulösen.

Als Ionenaustauscher verwendeten die genannten Autoren Dowex 2 X—10. Dieses Harz ist positiv geladen und adsorbiert die während der Chromatographie vorbeiströmenden negativ geladenen Teilchen, in diesem Falle die Haptoglobine. Die übrigen Serumproteide durchlaufen die Säule, ohne festgehalten zu werden, oder werden herausgewaschen.

Durch diesen Vorgang sind die Haptoglobine zunächst nur aus dem Serum herausgelöst, aber noch nicht in reiner Form dargestellt. Sie müssen eluiert werden. Das geschieht mit Hilfe von NaCl-Lösung. Die negativ geladenen Cl-Ionen verdrängen dabei die ebenfalls negativ geladenen Haptoglobinmoleküle.

Serumzubereitung: Das zu reinigende Serum darf nicht hämolytisch sein, Plasmakonserven können ebenfalls verwendet werden. Mit einem Natriumacetatpuffer wird das Serum auf ein pH von 4,2 eingestellt.

Pufferzubereitung:

0,2 m Essigsäure
0,04 m Natronlauge
pH = 4,2 (zur pH-Kontrolle Glaselektrode verwenden!)

pH-Einstellung des Serums: Ein Teil Serum wird mit drei Teilen des angegebenen Puffers gemischt. Das Serumpuffergemisch ist zum Entfernen der Serumsalze gegen die zehnfache Menge Wasser, das mit Salzsäure ebenfalls auf pH 4,2 eingestellt ist, zu dialysieren. Die Dialyse soll in der Kälte ausgeführt werden (die für diesen Zweck optimale Temperatur wurde von den Verfassern nicht angegeben). Die Dialysierflüssigkeit ist mit einem Rührwerk ständig umzurühren und innerhalb von 12 Stunden fünfmal zu wechseln. Das End-pH sollte zwischen 4,2 und 4,7 liegen.

Die Vorbereitung des Ionenaustauscherharzes: Das Harz soll zuerst mit 1 m NaOH, danach mit Wasser, anschließend mit 1 m HCl und danach wieder mit Wasser gewaschen werden. Der letzte Waschvorgang sollte sehr gründlich sein (bis zur Chlorfreiheit — Silbernitratprobe).

Adsorption: Ein Teil des Austauscherharzes wird mit 0,4 Teilen des dialysierten Serums und 0,6 Teilen H_2O gemischt, etwa 15 Min. geschüttelt und danach in einer Säule aufgeschichtet. (Bereits während des Schüttelns erfolgte die Adsorption der Haptoglobine an das Harz.)

Auswaschen der Nicht-Hp-Proteine: Das Harz wird so lange mit Wasser gewaschen, bis die Extinktion der auslaufenden Flüssigkeit, gemessen bei 280 $m\mu$, unter 0,02 liegt (Abb. 51).

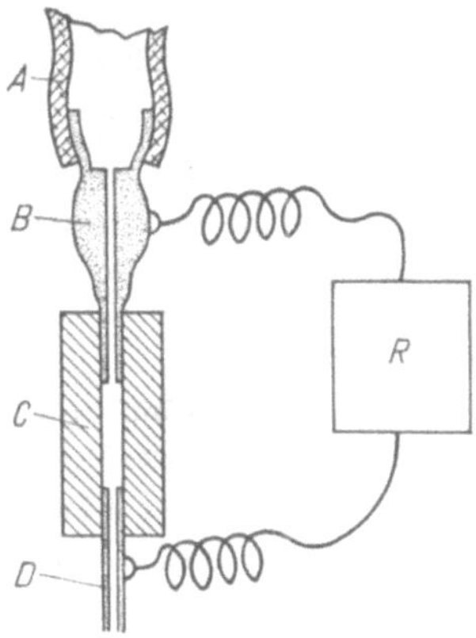

Abb. 51. Vorrichtung zum Prüfen der Leitfähigkeit der auslaufenden Flüssigkeit; die Vorrichtung wird unter die Chromatographiesäule gesetzt

A Gummiansatzstück
B Schaft einer Injektionskanüle (16) (obere Elektrode)
C Isolierendes Zwischenstück
D Spitze einer Injektionskanüle (untere Elektrode)

Entnommen: Connell und Smithies (1959)

Eluieren der Haptoglobine: Sind alle Nicht-Hp-Proteine herausgewaschen, so wird, um die Haptoglobine zu eluieren, eine 0,05 m Kochsalzlösung auf das Harz gegeben. Die über dem Harz stehende NaCl-Säule soll $^1/_5$ von der Länge der Harzsäule betragen. Das Erscheinen der Kochsalzlösung im Auffanggefäß kann durch Prüfen der elektrischen Leitfähigkeit der auslaufenden Flüssigkeit ermittelt werden (Abb. 51). Sie kann beginnen, sobald die elektrische Leitfähigkeit der auslaufenden Flüssigkeit größer wird. Die Haptoglobine sind bereits in den ersten Fraktionen der Auslaufflüssigkeit enthalten.

Alle Schritte mit Ausnahme der Dialyse können bei Zimmertemperatur ausgeführt werden.

Das Austauscherharz kann nach CONNELL und SMITHIES durch Behandlung mit 2 m HCl für 24 Stunden bei 100° C regeneriert werden. Alkalibehandlung wird von den genannten Autoren als ungeeignet empfunden.

(Einzelheiten über die chemischen und physikochemischen Vorgänge bei der Säulenchromatographie auf der Grundlage von Ionenaustauscherharzen siehe einschlägige Literatur: GRIESBACH.)

Die aus der Chromatographiesäule auslaufende Flüssigkeit enthält etwa 50 % der Haptoglobinmenge, die in dem Ausgangsmaterial vorhanden war, in einem Reinheitsgrad von annähernd 80 %. Die gereinigten Haptoglobine haben ihre Fähigkeit, sich mit Hb zu verbinden, nicht verloren. CONNELL und SMITHIES fanden nach der Elektrophorese des gereinigten Haptoglobins bei dem Hp-Typ 2-1 mindestens 7 Fraktionen und bei dem Hp-Typ 2-2 über 12 einzelne Komponenten.

4. Fällung durch Zinkpräzipitation

Ausgehend von der Beobachtung, daß Hämoglobin durch Zinkionen gefällt wird (GORDON und Mitarbeiter 1953), fällten KLUTHE und Mitarbeiter (1960) den Hämoglobin-Haptoglobin-Komplex ebenfalls mit Zinkacetat und stellten den Hb-Hp-Komplex nach weiterer Reinigung in immunoelektrophoretisch reiner Form dar. „Die Zinkionen gehen mit den Imidazolgruppen (Histidylresten) von Eiweißen feste Komplexe ein (GURD 1954; zit. bei KLUTHE u. Mit. 1960). Das Ausmaß dieser Reaktion ist von der Anzahl der verfügbaren Imidazolgruppen, der Zinkionenkonzentration, der Temperatur und der Ionenstärke des Milieus abhängig. Eine besondere Beeinflussung der Löslichkeit des Zinkeiweißkomplexes erfolgt bei Variieren des pH-Wertes".

Formelmäßig läßt sich das Verfahren wie folgt darstellen:

I. Zinkacetat + Hb-Hp $\xrightarrow{\text{pH } 5{,}9}$ Zn-Hb-Hp

II. Lösen des Niederschlages in Komplexon I = (Aethylendiamintetraacetat pH 7,5, etwa 0,01 m)

III. Reinigung durch Säulenchromatographie mit Carboxymethylzellulose

Arbeitsgänge:

Hämoglobin und Serumpool: Zur Herstellung des Hämoglobin-Haptoglobinkomplexes wurde wegen seiner größeren Affinität zum Haptoglobin und seiner hohen Peroxydaseaktivität Pferdehämoglobin verwendet. Das Hämoglobin wurde durch Wasserhämolyse gewonnen und in geringem Überschuß zugesetzt. Die Konzentration der Hb-Lösung wurde auf 1/80000 mol eingestellt.

Bei der Zusammenstellung des zu reinigenden Pools wurden von den genannten Autoren die verschiedenen Hp Typen nicht berücksichtigt.

Zinkpräzipitation: Die Präzipitation wurde von KLUTHE und Mitarbeitern bei + 2° C durchgeführt. Sie gaben zu 0,5 ml Serum, das eine Haptoglobinbindungskapazität von 280 mg % besaß, 2 ml der oben genannten Hämoglobinlösung. Zu diesen 2,5 ml wurden 0,01 m Zinkacetat und 0,15 m NaCl gegeben und anschließend mit Aqua dest. auf 10 ml aufgefüllt. (Die Mengenangabe des zugesetzten Zinkacetates und Natriumchlorids ist in der Veröffentlichung nicht enthalten.) Das entstandene Präzipitat (Zink-Hb-Hp) wird in Komplexon I gelöst und mit 0,15 m NaCl auf 0,5 ml aufgefüllt.

Bei der qualitativen Untersuchung dieses gelösten Niederschlages ist eine Verunreinigung durch mitgefälltes Gammaglobulin und Alpha$_2$-Lipoprotein deutlich sichtbar (Abb. 52).

Anode Kathode

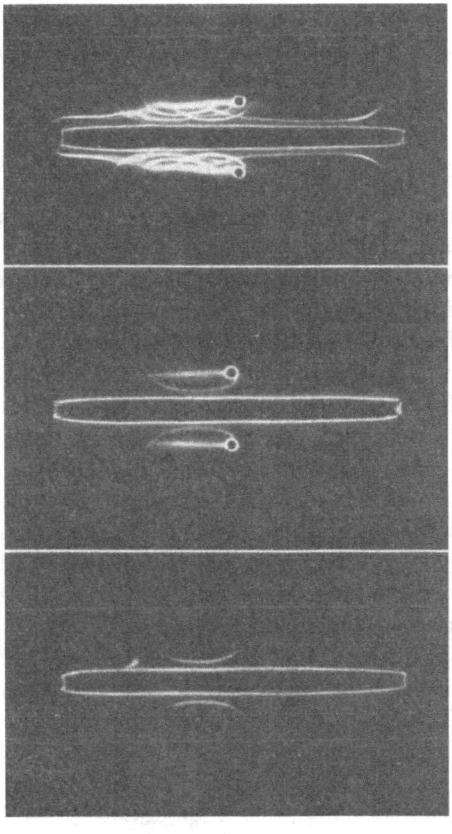

a

b

c

Abb. 52. Immunoelektrophorese
a des Ausgangsserums, *b* des Zinkpräzipitates bei pH 5,9 (Präzipitationsbogen: Haptoglobin; waagrechte Linie darüber [bzw. darunter] α_2-Lipoprotein; schwache waagrechte Linie zur Kathode hin: γ-Globulin), *c* des reinen Hp-Hb-Komplexes nach Säulenchromatographie

Entnommen: KLUTHE und ISLIKER (1960)

Chromatographische Reinigung: Um das Präzipitat von diesen Verunreinigungen zu befreien, verwendeten die Autoren eine Säulenchromatographie mit Carboxymethylzellulose. Die Länge der Säule betrug einen Meter, die lichte Weite 2,0 cm. Nach mehrstündigem Sedimentieren und Packen der Zellulose unter 0,4 atü Stickstoff wurde sie durch mehrmaliges Waschen mit 0,005 m Phosphatpuffer von pH 7,4 auf dieses pH eingestellt.

Die Proteinlösung wurde vorsichtig aufgetragen und die Tropfenzahl der einzelnen Kolonnen zwischen 4 und 15 Tropfen/Min. einreguliert.

Die erste Fraktion enthält den gesamten Hämoglobin-Haptoglobin-Komplex in immunoelektrophoretisch reiner Form. In der zweiten Fraktion befindet sich das Gamma-Globulin und in einer dritten bei der Präzipitation mitgerissenes freies Hämoglobin. Die $Alpha_2$-Bestandteile bleiben denaturiert in der Säule zurück (Abb. 52).

Kluthe und Isliker (1960) fanden, wenn sie bei der Zusammenstellung des zu reinigenden Pools die einzelnen Haptoglobintypen berücksichtigten, daß die makromolekularen Haptoglobine vom Typ 2-2 leichter zu gewinnen waren als die kleineren Moleküle vom Typ 1-1. (Die Moleküle des heterozygoten Typs dürften sich aller Wahrscheinlichkeit nach auch in dieser Beziehung intermediär verhalten.) Während der optimale pH-Bereich für die Zinkpräzipitation des Hb-Hp-Komplexes für einen Mischpool nach Kluthe und Isliker bei 5,9 liegt, ist er für den 1-1-Pool auf 5,8 und für den 2-2-Pool sogar auf 5,6 verschoben. Das optimale pH für die Zinkpräzipitation eines 2-1 Pools ist in den Untersuchungen der genannten Autoren nicht angegeben, vermutlich liegt es bei 5,7. Die Hp-Ausbeute bei einem 2-2-Pool beträgt 63 %, die eines 1-1-Pools nur 50 % des Ausgangs-Hp-Gehaltes.

5. Gefrierdarstellung

Auf die Möglichkeit, die Haptoglobine durch Herausschneiden der Hp-haltigen Gelbezirke nach elektrophoretischer Auftrennung eines Serums zu gewinnen, hat Smithies bereits 1955 hingewiesen. Dieses Verfahren besitzt als präparative Methode wohl kaum eine Bedeutung. Es sei dennoch in diesem Zusammenhang erwähnt.

Um die Ausbeute möglichst groß zu gestalten, ist es ratsam, die Impfschlitze größer als gewöhnlich herzustellen, um eine größere Serumausgangsmenge der Trennung zu unterwerfen. Die Impfschlitze sollten deshalb vielleicht hineingegossen werden (vertikale Anordnung S. 52). Nach der Auftrennung werden die Fraktionen herausgeschnitten. Da die Eiweiße nicht angefärbt werden dürfen, beim Herausschneiden aber der richtige Bezirk gefunden werden muß, hilft man sich, indem längs zur Auftrennungsrichtung ein Streifen abgeschnitten und gefärbt wird. Nach dem Färben wird dieser Streifen wieder an seinen Platz zurückgelegt und von den gefärbten Banden des angelegten Steifens durch Projektion auf die entsprechenden Gelbezirke des ungefärbten Präparates geschlossen.

Die herausgeschnittenen Gelstücke werden für kurze Zeit eingefroren; dabei verändert sich die Struktur des Gels. Nach dem Auftauen befinden sich die Haptoglobine bzw. andere Eiweiße in der Flüssigkeit, die durch Zentrifugieren von dem Gelrückstand befreit werden kann.

II. Chemische Eigenschaften der Haptoglobine

a) Polymerisation und Molekulargewicht

Das elektrophoretische Bild der einzelnen Haptoglobintypen ist unterschiedlich. Das Haptoglobin des Types 1-1 ist *chemisch* uniform, die Haptoglobine der anderen Typen sind *chemisch* multiform. (Die genetische Homo- und Heterozygotie der einzelnen Typen bleibt bei der Betrachtung der chemischen Eigenschaften unberücksichtigt.)

Das Haptoglobin vom Typ 1-1 sedimentiert in der Ultrazentrifuge mit einer Sedimentationskonstante von S = 4,5, wonach sich ein Molekulargewicht von 85000 errechnen läßt (Jayle und Mitarbeiter 1955).

Das Molekulargewicht des Haptoglobins vom Typ 2-2 beträgt etwa das Doppelte, es wird mit 160000 angegeben (Sedimentationskonstante S = 7).

Aus dem doppelten Molekulargewicht schlußfolgerte Jayle, daß dieses Haptoglobin ein Dimeres vom Haptoglobin des Typs 1-1 darstellt.

Allison (1959) geht sogar noch weiter: er nimmt an, daß zwei verschiedene Haptoglobingrundkörper vorhanden sind — die Haptoglobine 1 und 2 —, die möglicherweise das gleiche Molekulargewicht besitzen (etwa 80000). Beide Moleküle besitzen die Fähigkeit, sich mit den Molekülen des anderen Typs zu verbinden. Den Molekülen des Haptoglobingrundkörpers 2 wird nach Allison darüber hinaus noch die Fähigkeit zugesprochen, untereinander zu polymerisieren.

Monomere dieses Grundkörpers konnten bisher nicht nachgewiesen werden.

Kluthe und Mitarbeiter (1960) gelang jedoch die Spaltung dieser Dimere in kleinere Molekularanteile mit Hilfe von *Cysteamin*, wodurch die Hypothese von Allison unterstützt wird. Nach dieser Hypothese stellen die elektrophoretisch langsameren Fraktionen des Haptoglobintypes 2-2 Dimere, Trimere, Quadrimere usw. des Haptoglobingrundkörpers 2 dar. Die nacheinanderfolgenden Fraktionen des Haptoglobintypes 2-1 sind nach der oben erwähnten Hypothese entsprechende Polymerisationsprodukte aus den Grundkörpern 1 und 2. Diese Hypothese vermag einiges überzeugend, anderes nur unbefriedigend zu erklären. Die Hp-Fraktion I (Abb. 27) des Hp-Types 2-1 besteht nach Auffassung Allisons aus monomeren Hp-1-Molekülen, wogegen in allen anderen Fraktionen dieses Types die Hp-1-Moleküle mit 1, 2, 3 oder mehreren Molekülen des anderen Grundkörpers polymerisiert sein sollen (Abb. 53).

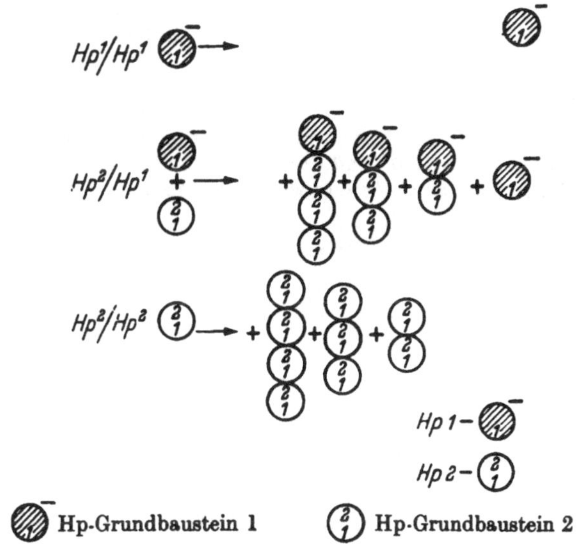

Abb. 53. Polymerisationsmodell nach Allison
Entnommen: Allison, A. C. (1959)

Die Polymerisation erfolgt nach KLUTHE und ISLIKER über Disulfatbrücken (Spaltung der Hp-Moleküle S. 75 u. 101).

BOUSSIER, MORETTI und JAYLE (1960, II. Mitt.) ziehen für die Polymerisation folgende Hypothese in Betracht:

Das Hp I mit dem Molekulargewicht 100000 (Hp 1-1 nach SMITHIES und WALKER; die Molekulargewichtsermittlung erfolgte wahrscheinlich nach der Lichtstreuungsmethode Tab. 6) könnte ein aus zwei Untereinheiten gebildetes Polymer sein, während das Hp II* (Hp 2-2 oder 2-1) aus Polymeren größeren Molekulargewichtes gebildet sein könnte. Die Aufstellung dieser Hypothese erfolgte durch den Nachweis eines Komplexes, der aus einem halben Molekül Hp I und einem halben Molekül Hb bestand. Die oben genannte Hypothese von ALLISON wird dadurch nicht widerlegt. Die gleiche Größe der Hp-Grundbausteine 1 und 2, die ALLISON mit 80000 postuliert, wird dadurch angezweifelt.

Der Hämoglobin-Haptoglobinkomplex vom Hp-Typ 1-1 sedimentiert nach KLUTHE und Mitarbeiter (1960) mit S = 6,4, der Hb-Hp-Komplex vom Hp-Typ 2-2 uneinheitlich, er setzt sich aus drei Fraktionen zusammen. Das Molekulargewicht des Komplexes Hb-Hp, der aus dem Serum isoliert wurde (Hp I; gemeint ist wahrscheinlich der Hb-Hp-Komplex vom Haptoglobin 2-2 und 2-1), gibt JAYLE mit 310000 an, woraus er die Schlußfolgerung ableitet, daß das Molekulargewicht des reinen Haptoglobins (Hp 2-2 und Hp 2-1) 160000 beträgt, aber je Molekül zwei Moleküle Hb gebunden werden können.

Tabelle 5:

Zusammenstellung der Molekulargewichte

Typ	Hp	Hp-Hb	$Hp\text{-}Hb_2$	
1-1	84500	155000	(220000)	s. Anm.
2-2	169000	—	310000	
2-1	169000	—	310000	

Anmerkung zu oberer Tabelle:

Das in Tabelle 5 in Klammern stehende M. G. ist ein erwarteter Wert, eine derartige Verbindung wird von ALLISON und ap REES (1957) und von LAURELL und NYMAN (1957) angenommen. Das M. G. wurde von ihnen nicht angegeben, es wurde von uns addiert.

Tabelle 6

Das Molekulargewicht des Haptoglobin vom Typ 1-1 beträgt:

	Hp	Hp-Hb
gemessen mit Hilfe der analytischen Methode	84500	155000
gemessen mit Hilfe der Methode nach SVEDBERG	82000	168000
gemessen mit Hilfe der Lichtzerstreuungsmethode etwa . .	110000	165000

zit. bei GUINAND, TONNELAT, BOUSSIER und JAYLE (1956).

Die Molekulargewichte der Hp-Hb-Komplexe der Tabellen 5 und 6 beziehen sich auf Methämoglobin-Haptoglobin-Komplexe.

* Bezeichnung nach 1956

LAURELL und NYMAN (1957, Tabelle 5) nehmen an, „daß jedes Molekül eines normalen, quantitativ dominanten Hp mindestens zwei Moleküle Hb binden kann".

ALLISON und ap REES (1957) argumentieren wie folgt: „JAYLE und Mit. haben den Beweis erbracht, daß jedes Haptoglobin-1-Molekül (der Typ wurde gewöhnlich im Serum beobachtet) sich mit zwei Molekülen Hämoglobin verbinden kann. Das weist darauf hin, daß das Haptoglobinmolekül einen Komplex mit entweder einem oder zwei Molekülen Hämoglobin bilden kann . . ."

In der Tat, JAYLE und Mitarbeiter (1956), haben die Molekulargewichte der Hämoglobin-Haptoglobinkomplexe ermittelt und folgendermaßen angegeben:

Hämoglobin-Haptoglobin I-Komplex = 310000 (Hp_I-$[Hb]_2$)!!*
II-Komplex = 155000*

Die Bezeichnungsweise Hp_I-$(Hb)_2$ ist nach der neueren Nomenklatur von SMITHIES und WALKER irreführend, gemeint ist damit nicht das Haptoglobin vom Typ 1-1, sondern die Haptoglobine der Typen 2-2 und 2-1. Daß sich ein Haptoglobinmolekül vom Typ 1-1 mit zwei Molekülen Hb verbinden könne, wurde n. A. der Verfasser von JAYLE nicht publiziert. Möglicherweise wurde von ALLISON und ap REES die JAYLEsche Bezeichnung Hp_I-$(Hb)_2$ mißdeutet, denn nur so läßt sich ihre Argumentation erklären.

Tabelle 7
Sedimentationskonstanten bei S_{20} (nach SCHULTZE und HEIDE 1960)

Hp 1-1	s = 4,5 (4,3)	100 %	in (Kl.) stehende Werte nach GUINAND und Mitarbeitern (1956) gemessen an Hp, das aus Urin bei Nephrose gewonnen wurde.
Hp 2-1	s = 4,5	34 %	
	s = 6,0	47 %	
	s = 7,0	19 %	
Hp 2-2	s = 7,0	79 %	
	s = 8,0	21 %	
HpHb 1-1	s = 6,4 (6,1)	100 %	
$HpHb_2$ 2-2	drei nicht näher angegebene Sedimentationskonstanten		Die M.G.-Bestimmung des in Klammern stehenden Wertes erfolgte am Komplex mit Met-Hb.

b) Spaltung der Hp-Moleküle

Weiter oben wurde bereits die Spaltbarkeit von polymeren Haptoglobinmolekülen erwähnt (KLUTHE und Mitarbeiter 1960). Zu diesem Zweck gaben die genannten Autoren zu einer $1^0/_0$-ige Lösung von Haptoglobin (Typ 2-2) Cysteamin, so daß eine Endkonzentration von 0,1 m vorlag. Dabei entstanden durch reduktive Spaltung von S-S-Brücken kleiner molekulare Anteile. Ähnliche Befunde konnten sie mit Hilfe des Agar-Diffusionstestes nach OUCHTERLONY erheben. Enthielt der Agar Spuren von Cysteamin, so trat eine starke Verminderung der größer molekularen Fraktionen auf und es entstand eine neue, kleiner molekulare Bande.

Auch in der Ultrazentrifuge ließen sich die Haptoglobine vom Typ 2-2 durch Anwesenheit von Cysteamin in kleiner molekulare Bruchstücke mit der Sedimentationskonstante S = 3,4 spalten (KLUTHE und ISLIKER). Ergebnisse über Spaltungen der Moleküle des 2-1-Types sind bisher nicht bekannt geworden.

* Bezeichnung vor 1956

Die Spaltung soll nach folgender Gleichung stattfinden:

Hp-S-S-Hp + 2 R-SH ⟶ 2 Hp + R-S-S-R

Hp-S-S-Hp = Hp-Dimeres
R-SH = Cysteamin
R-S-S-R = Cystamin

Der isoelektrische Punkt vom Haptoglobin 1-1 wird von JAYLE mit pH 4,13 (zit. bei RIVA 1957) angegeben. Der isoelektrische Punkt des Haptoglobin II (2-2 und 2-1) wird von BOUSSIER, MORETTI und JAYLE 1960 ebenfalls mit pH 4,1 angegeben.

c) Chemische Zusammensetzung der Haptoglobine

Auf Grund der Zusammensetzung und ihrer chemischen Eigenschaften werden die Haptoglobine den Alpha-$_2$-Glykoproteiden zugerechnet. Sie enthalten 83 % Protein und 17 % Kohlehydrate. Phosphor und Cholesterinlipoid sowie Glukuronsäure konnten in meßbarer Menge nicht nachgewiesen werden (JAYLE, BOUSSIER, BADIN 1952, LAURELL und NYMAN 1957).

Über die einzelnen Bestandteile gibt die folgende Tabelle Auskunft:

Tabelle 8

	Hp 1-1			Hp 2-1	Hp 2-2
	×	××	×××	×××	
Hexosen	7,8 %	8,5 %	11,3 %		
Fukose	0,2 %	1,0 %			
Acetylhexosamin	5,3 %				
Acetylneuraminsr.	5,3 %	5,1 %		3,4 %	3,1 %
Aminosr. Isoleuzin				5,0 %	
Glukose		0,5 %			
Glukosamin		5,4	5,7		
Sialinsäure		4,5			
S.		1,68			

Die Werte der Tabelle sind zusammengetragen aus:

× = SCHULTZE und HEIDE (1960)
×× = NYMAN (1959)
××× = CHEFTEL, R. und Mitarbeitern, III. Mitt. (1960)

Die von SCHULTZE und HEIDE an einem von ihnen gereinigten Haptoglobin vom Typ 1-1 ermittelten Werte stimmen mit den neueren Daten der JAYLEschen Schule weitgehend überein.

Der verschiedene Gehalt an Acetylneuraminsäure bei den drei Typen soll nach SCHULTZE und HEIDE die unterschiedliche elektrophoretische Beweglichkeit der Typen bedingen.

Die Abspaltung der einzelnen Kohlehydratbestandteile durch salzsaure Hydrolyse wird von CHEFTEL und Mitarbeitern (1960) in folgender Reihenfolge angegeben:

Sialsäure	Glukose
Galaktose	Glukosamin
Fukose	Mannose

Aufgeklärt wurde die Reihenfolge der Abspaltung von den genannten Autoren durch Einwirken von Neuraminidase und Trypsin auf das Haptoglobin. Der größte Teil der Sialsäure soll am Ende der Kette liegen und mit Galaktose verbunden sein.

Löslichkeit: Sie soll nach Boussier und Mitarbeitern (1960) II. Mitt. bei den einzelnen Typen unterschiedlich sein. Laurell und Nyman (1957) geben an, daß die Haptoglobine in 0,6 n Perchloressigsäure löslich sind, aber in 0,5 n Trichloressigsäure ausfallen. Auf Grund dieser Eigenschaft werden sie zu den Glykoproteiden gerechnet.

d) Thermostabilität — Denaturierung

Connell und Smithies (1959) fanden, daß Haptoglobin vom Typ 2-2, gewonnen durch Gefrierdarstellung nach der Stärkegelelektrophorese und für 20 Stunden bei 37° C aufbewahrt, seine elektrophoretischen Eigenschaften nicht verloren hat, wurde es dagegen mehrere Tage bei + 5° C aufbewahrt, so war die elektrophoretische Wirksamkeit verloren.

Eigenen Versuchen zufolge hat sich eine Gefriertrocknung von Vollseren nicht auf die wesentlichen Eigenschaften der Haptoglobine wie deren elektrophoretische Beweglichkeit und das Hb-Bindungsvermögen ausgewirkt. Auch eine mehrwöchentliche Lagerung der Vollseren bei Kühlschranktemperatur wird im allgemeinen von den Haptoglobinen gut überstanden. Der Verlust der elektrophoretischen Wirksamkeit unter den gegebenen Bedingungen bei den Versuchen von Connell und Smithies könnte durch eine Aufladung mit Ionen aus der Pufferlösung während der vorangegangenen Elektrophorese möglich sein.

Auf die Entmischung des Serums bei einem langsamen Einfrieren wurde bereits weiter oben hingewiesen (S. 56 u. 90).

e) Spektralphotometrisches Verhalten

Das Absorptionsspektrum von Oxy-Hb weist zwei Banden auf, die bei 540 und 575 mμ liegen. Die Wellenlänge der Absorptionsmaxima bleibt konstant, auch wenn das Oxy-Hb mit Haptoglobin gekoppelt wird. Werden die Messungen bei einem pH von 6,0 ausgeführt, so wird die Bande bei 450 mμ durch die Komplexbildung mit Hp lediglich stärker und die bei 575 mμ schwächer (van Royen 1950, zit. bei Nyman 1959).

Veränderungen am Absorptionsspektrum von Met-Hb konnten durch eine Komplexbildung mit Hp bisher nicht festgestellt werden (Guinand, Tonnelat, Boussier und Jayle 1956).

III. Physiologische Eigenschaften und die Haptoglobinsynthese

Die markanteste Eigenschaft der Haptoglobine ist die Fähigkeit, mit verschiedenen Hämoglobinen Komplexe zu bilden, die sich durch Heparin und Lysin wieder spalten lassen (S. 101; über die Art der Bindung S. 75).

Obwohl sich in chemischer und genetischer Beziehung verschiedene Typen nachweisen lassen, sind sie in funktioneller Hinsicht nach den bisherigen Kenntnissen alle gleich.

Die Komplexbildung mit Hämoglobin in vivo beeinflußt in erheblichem Maße die Nierenschwelle für Hämoglobin, die durch LAURELL und NYMAN (1957) sowie unabhängig davon durch ALLISON und ap REES (1957) eine exaktere Interpretation gefunden hat. Die frühere Auffassung eines Grenzwertes der tubulären Rückresorption wurde verdrängt zugunsten der Annahme einer verminderten Ausscheidung infolge einer Hämoglobinkoppelung an das Haptoglobin. Der Komplex Hb-Hp hat ein Molekulargewicht von mindestens 155000. Den Verfassern sind keine Fälle bekannt, in denen dieser Komplex das Glomerulusfilter passiert hat. JAYLE konnte aus dem Urin eines an Nephrose erkrankten Kindes zwar ein Hp 1-1 isolieren; wahrscheinlich jedoch nicht als Hb-Hp-Komplex, sondern als reines Haptoglobin.

Es tritt demnach nur freies, nicht an Hp gebundenes Hämoglobin in den Urin über. Eine Hämoglobinurie, wie dieser Zustand bezeichnet wird, kann aber nur dann auftreten, wenn die Haptoglobinmenge nicht ausreicht, das im Plasma anfallende Hämoglobin aufzufangen, entweder weil die Haptoglobinsynthese gestört oder der Hämoglobinabbau zu groß ist.

Wenn freies Hb die Glomerula passiert, so wird es möglicherweise zum Teil in den Nierentubuli resorbiert, so daß die Nierenschwelle für Hämoglobin einmal vom Haptoglobinspiegel und zum anderen von der tubulären Reabsorption abhängt.

Der Haptoglobinspiegel wird durch verschiedene Krankheitsbilder beträchtlich beeinflußt (S. 110), er kann das sechs- bis siebenfache der Norm erreichen oder auf Null absinken. Demzufolge wird bei einer Hypo- oder Ahaptoglobinämie schneller Hämoglobin in den Urin übertreten können als bei einer Hyperhaptoglobinämie. Die unterschiedliche „Nierenschwelle" bei den einzelnen Krankheitsgruppen findet damit ihre Erklärung. Bei gesunden Erwachsenen beträgt sie 100 bis 140 mg %, d.h., bei einer Einspritzung von z.B. 135 mg Hämoglobin pro 100 ml Plasma in die Blutbahn wird bei normaler Hb-Nierenschwelle noch kein Hämoglobin in den Urin übertreten können, erst wenn diese Schwelle überschritten wird — das im Plasma vorhandene Haptoglobin kein Hämoglobin mehr aufnehmen kann, weil es abgesättigt ist — und die Reabsorptionsfähigkeit der Tubuli erschöpft ist, dann wird Hämoglobin im Urin erscheinen. Diese Zusammenhänge wurden durch zahlreiche experimentelle Arbeiten an Hunden und Menschen gewonnen, und nicht zuletzt durch die Selbstversuche von LAURELL und NYMAN.

Die Nierenschwelle für Hämoglobin liegt um wenige mg % höher als die Hämoglobinbindungskapazität des Plasma (Hbk), nämlich um soviel, wie in den Tubuli reabsorbiert werden kann.

Bei den experimentellen Einspritzungen von Hämoglobin hat sich gezeigt, daß eine einmal in Fluß geratene Hämoglobinurie sowohl beim Menschen wie beim Hund anhält, bis der Plasmahämoglobinspiegel auf etwa 50 mg % abgefallen ist (ALLISON und ap REES, 1957).

Diese Beobachtung läßt sich dadurch erklären, daß im Plasma vorhandenes Hämoglobin unverzüglich an Haptoglobin gebunden und als Komplex Hb-Hp mit einer konstanten Rate von etwa 0,3—0,8 g/h aus dem Blutstrom eliminiert wird (NYMAN 1959). Dadurch fällt der Haptoglobinspiegel, und die Nierenschwelle wird kleiner. Die normale Haptoglobinsynthese vermag diesen Verlust nicht zu kompensieren. Da in den ersten 5 bis 7 Tagen nach der vollständigen Ausscheidung von Haptoglobin nach einer einmaligen Gabe einer adaequaten Menge von Hb der Haptoglobinspiegel noch nicht zur Norm zurückgekehrt ist, nimmt NYMAN an, daß an Hämoglobin gebundenes Haptoglobin nicht wieder resynthetisiert wird. Es wird von einem Organsystem (wahrscheinlich vom RES) aufgenommen und abgebaut.

HbK-Bestimmungen über einen längeren Verlauf nach der Hb-Injektion lassen erkennen, daß die Hp-Neubildungsrate gleich der der meisten Globuline ist (LAURELL und NYMAN 1957), also in 10 bis 15 Tagen einmal umgesetzt wird (WUHRMANN-WUNDERLY 1957), vielleicht schon früher.

Da Patienten mit fortdauernder Hämolyse stets eine Hypo- bzw. eine Ahaptoglobinämie aufweisen, sich ihr Haptoglobinspiegel aber durch entzündliche Veränderungen oder Gewebsschäden sofort normalisiert, dürfte eine fortdauernde Hämolyse nicht als Anreiz für eine schnellere Hp-Synthese anzusehen sein (NYMAN 1959). Weshalb der Haptoglobinspiegel bei entzündlichen Prozessen, bei mit Gewebszerfall einhergehenden Krankheiten oder sterilen Traumen enorm ansteigt, wird durch eine Hypothese zu erklären versucht, die von JAYLE und BOUSSIER postuliert wurde und auf die weiter unten eingegangen wird.

Wie hoch der physiologische Hp-Verbrauch ist, kann aus dem vorliegenden Untersuchungsmaterial noch nicht ermittelt werden. Er dürfte aller Wahrscheinlichkeit nach dem normalen Hb-Abbau adaequat sein. Aufbauend auf Untersuchungen von GARBY und NOYES (1959) und CHAPLIN (1959) errechnete NYMAN (1959) einen täglichen Verbrauch von etwa 1,0 g Hp, bei einer täglichen Freisetzung von etwa 0,7 g Hämoglobin in die Blutbahn. Ob das durch Erythrozytenzerfall frei werdende Hb in seiner Gesamtheit in die Blutbahn gelangt und an Hp gebunden wird, ist nicht bekannt. Ein derartiger Weg wäre jedoch denkbar.

Die Haptoglobinsynthese: Als Haupteiweißbildungsstätte des Organismus wird die Leber angesehen, sie bildet u. a. Albumin. Fibrinogen und Globuline werden auch außerhalb dieses Organs gebildet. Die Eigenschaft, Fibrinogen zu bilden, wird mehreren Organen zugesprochen. WUHRMANN und WUNDERLY (1957) schreiben: „Nach allen klinischen und experimentellen Beobachtungen ist anzunehmen, daß die Entstehung des Fibrinogens in und durch die *Leber*, und zwar sowohl durch die *Leberzellen* selbst wie durch die intrahepatischen *reticuloendothelialen* Abschnitte vor sich geht, wobei die Möglichkeit des Vorhandenseins weiterer Produktionsfilialen, vor allem im Knochenmark und in den Lungen, die fallweise einspringen könnten, durchaus offengelassen werden muß (vgl. dazu auch SCHULZ mit der Zusammenstellung der Literatur)."

Auf den möglichen Bildungsmechanismus von Fibrinogen wurde deshalb hingewiesen, weil nach JAYLE und BOUSSIER gewisse Zusammenhänge zwischen Haptoglobin-, Fibrinogen- und Orosomucoidsynthese bestehen sollen (Orosomucoid = α_1-Seromucoid[1]). Aufbauend sowohl auf Untersuchungen von SELBER und Mitarb., SELYE, ASBOE-HANSEN und GERSH, CATCHPOLE und anderen (zit. bei NYMAN 1959) als auch auf klinischen Beobachtungen, postulierten JAYLE und BOUSSIER (1959) folgende Hypothese: Unter dem Einfluß von Hyaluronidase sollen die Fibrozyten durch

[1]) Orosomucoid: = Alpha$_1$-Seromucoid, MG um 42000, in der Zusammensetzung etwa 40% Kohlehydratanteile. IP bei pH 2,7, es soll die Gerinnungszeit verlängern, indem es möglicherweise den Umbau von Prothrombin zu Thrombin hemmt (SCHULTZE und HEIDE 1960).

Depolymerisation aus der Grundsubstanz des kollagenen Gewebes das Haptoglobin produzieren, von dem ein Teil in der Leber in zwei weitere Komponenten zersplittert, von der die eine das Orosomucoid darstellen und die andere zu Fibrinogen polymerisiert werden soll (Abb. 54).

Diese Hypothese vermag das vielfältige Geschehen des durch Krankheit gestörten Haptoglobinauf- und -abbaus nicht befriedigend zu erklären, sie deutet lediglich auf den Umstand hin, daß in den meisten Fällen der Haptoglobinspiegel bei Gewebszerfall erhöht ist (über Ausnahmen von dieser Regel s. Krankheiten und Haptoglobine).

Diese Hypothese wird auch von Jayle und Mitarbeitern selbst wieder unwahrscheinlich gemacht, indem sie Beobachtungen hervorheben, die die angenommenen Beziehungen zwischen Haptoglobin und Orosomucoid vermissen lassen (Jayle, Serpicelli, Robert 1956).

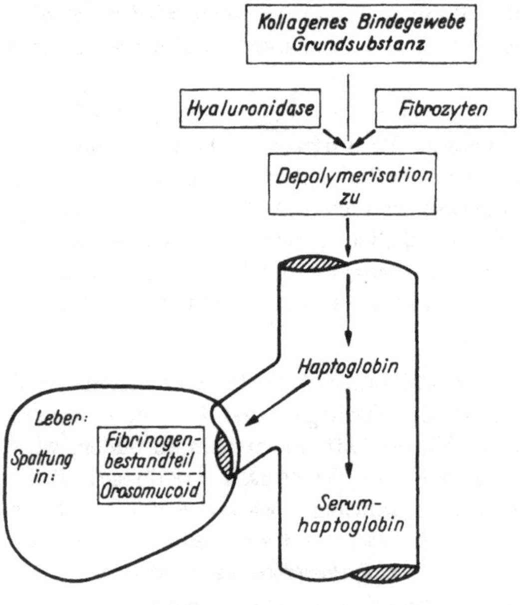

Abb. 54. Hypothese der Haptoglobinsynthese nach Jayle

Welches Organ bzw. welche Organe die Haptoglobine produzieren und welches Schicksal diese Eiweißkörper nach der Beladung mit Hämoglobin im Organismus erleiden, ist gegenwärtig noch unbekannt. Franklin und Mitarbeiter (1960) haben den Hämoglobin-Haptoglobinumsatz bei Kaninchen mit Hilfe von Jod^{131} und Eisen^{59} studiert. Sie kommen zu der Schlußfolgerung, daß der Komplex Hp-HbFe^{59} mit einer Halbwertzeit von 110 Min. ausgeschieden wird. Ihre Ergebnisse bestätigen nur die Untersuchungsbefunde von Laurell und Nyman (1957), daß der Komplex als Ganzes aus der Blutbahn eliminiert wird, wohin er jedoch abwandert, ist weiterhin unklar. Wenn das RES eine Rolle im Hp-Hb-Metabolismus spielt, dann (den Untersuchungen von Franklin und Mitarbeitern zufolge) wahrscheinlich der im Knochenmark vorhandene Teil.

Die von Murray und Mitarbeitern 1960 durchgeführten Untersuchungen, indem sie Kaninchen Terpentin injizierten und dadurch deren Haptoglobin veränderten, halfen in dieser Fragestellung nicht viel weiter.

Die Komplexbildung findet nicht nur im physiologischen pH-Bereich statt, sondern ist in weiten Grenzen variabel (S. 75).

Mit der Bindung an das Hämoglobin gewinnt das Haptoglobin die Funktion, Hämoglobin und damit Eisen im Organismus zu retinieren. Es greift dadurch in entscheidendem Maße in den intermediären Eisenstoffwechsel ein. Laurell (1959) gibt dazu folgendes Schema:

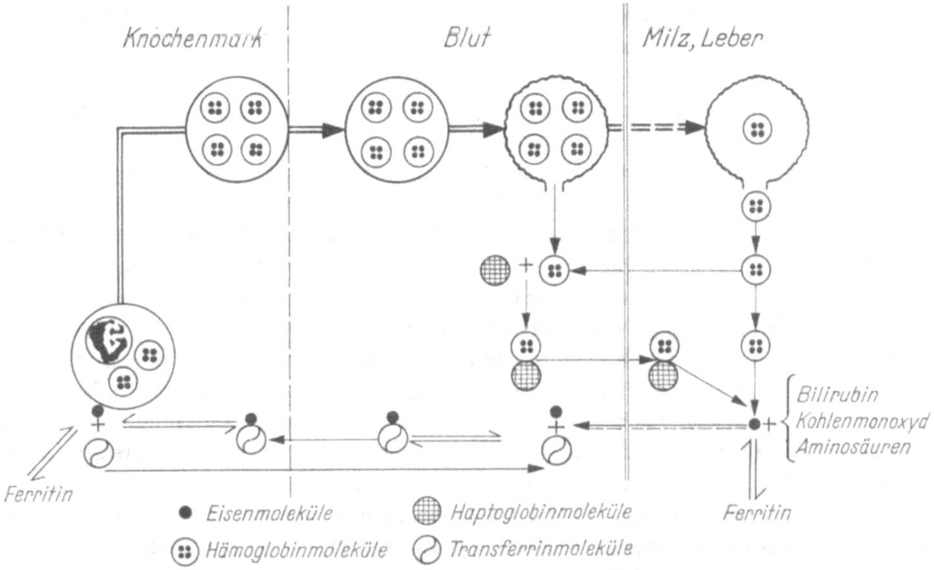

Abb. 55. Schematische Darstellung des inneren Eisenkreislaufs
Entnommen: LAURELL, C. B. (1959)

Auf eine weitere wichtige Funktion der Haptoglobine weist ISLIKER (1959) hin: Die Haptoglobine sollen das Properdinsystem hemmen (zit. bei KLUTHE und ISLIKER).

Properdin ist ein natürlich vorkommender Proteinfaktor des menschlichen Serums, der normalerweise nur eine Serumkonzentration von 0,03 % besitzt, er gehört zu den Globulinen und bildet zusammen mit einer Komplementkomponente, zu der Mg^{++} gehört, das Properdinsystem. Dieses System besitzt bakteriolytische und virusneutralisierende Eigenschaften.

Darüber hinaus wurden zwischen dem Properdinsystem und den Faktoren, die zur paroxysmalen nächtlichen Hämoglobinurie führen, Ähnlichkeiten entdeckt (zit. bei WUHRMANN/WUNDERLY 1959).

IV. Der Antigencharakter der Haptoglobine

Verschiedene Autoren (BOUSSIER 1958, HIRSCHFELD 1958, 59, 60, BEARN und FRANKLIN 1959, FINE und BATTISTINI 1960, sowie KERDE, Ch. 1960) haben die Möglichkeit überprüft, über Tierimmunisierungen ein Anti-Hp-Serum herzustellen, mit dessen Hilfe die Haptoglobine durch Präzipitationsverfahren nachgewiesen werden können. Zur Immunisierung wurden Kaninchen, Pferde und Ziegen verwendet. Keinem der genannten Autoren ist es bisher gelungen, ein Antiserum zu gewinnen, das in der Lage ist, die Haptoglobine gruppenspezifisch zu präzipitieren.

BEARN und FRANKLIN (1959) immunisierten Kaninchen mit elektrophoretisch isoliertem Hp-Hb-Komplex und absorbierten die Antiseren mit Seren aus menschlichen Nabelschnurbluten, die zuvor auf ihren Hp-Gehalt überprüft wurden. Verwendet wurden nur solche Nabelschnurblute, deren Hp-Spiegel unterhalb der Grenze der Nachweisbarkeit lag (S. 56).

KERDE immunisierte Kaninchen und Ziegen mit Serum bzw. Hydrozelenflüssigkeit (vergleiche Hp in extravasaler Flüssigkeit). Die Ziegen waren als gute Antikörperbildner aus früheren Versuchen bekannt (KERDE, FÜNFHAUSEN, BRUNK 1960). Sie absorbierte die Antiseren mit Seren nicht äquivalenter Hp-Typen. Gleichviel welcher Weg von den einzelnen Untersuchern weiter beschritten wurde, eine Unterscheidung der einzelnen Hp-Typen, wie sie die Zonenelektrophorese im Stärkegel ermöglicht, konnte über Präzipitationsmethoden nicht erreicht werden. Sowohl mit dem Test nach OUCHTERLONY als auch durch die Immunoelektrophorese kann lediglich der Haptoglobintyp 1-1 relativ sicher erkannt werden. Bei den genannten Verfahren bestehen zwischen den Typen 2-2 und 2-1 keine signifikanten Unterschiede.

Den Untersuchungsergebnissen zufolge sind die einzelnen Autoren geneigt, eine „Antigenverwandtschaft“ der einzelnen Hp-Typen anzunehmen. SMITHIES, CONNELL und DIXON (1960) haben gereinigte Haptoglobine einem enzymatischen Abbau durch α-Chymotrypsin und Trypsin unterworfen. Dabei zeigte sich, daß beide homozygoten Typen Hp 1-1 und Hp 2-2 eine gemeinsame Serie von Peptiden besitzen. Beim Hp 1-1 existiert jedoch ein spezifisches Peptid, das beim Hp 2-2 durch ein anderes ersetzt ist. Durch weitere Abbaustudien könnten möglicherweise noch andere Unterschiede aufgedeckt werden, jedoch auf diese Möglichkeit und dem bisher bekannten geringfügigen Unterschied in der Peptidzusammensetzung der einzelnen Hp-Typen die Hoffnung aufzubauen, durch weitere Immunisierungsversuche vielleicht anderer Tiere ein brauchbares Anti-Hp zu gewinnen, erscheint recht aussichtslos (Abb. 56).

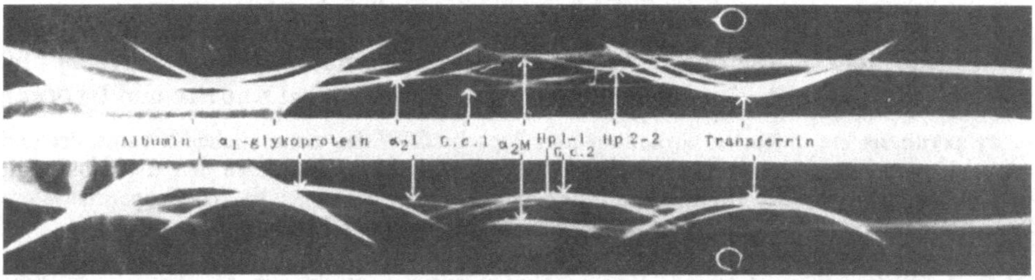

Abb. 56. Die Hp-Muster Hp 1-1 und Hp 2-2 in der Immunoelektrophorese, der Hp-Typ 2-1 stellt sich nicht dar

Entnommen: HIRSCHFELD (1960)

Über Versuche, Erythrozyten mit Haptoglobin zu beladen und diese dann durch spezielle Antiseren zu agglutinieren (Methode von BOYDEN und GRABAR), sind den Verfassern noch keine Ergebnisse bekannt. Diese Methode, die in der Blutgruppenserologie oft geübt wird, scheint aus den oben angeführten Gründen ein gleichfalls aussichtsloses Unterfangen zu sein.

Die Bedeutung des Hp-Systems dürfte deshalb für Unverträglichkeitsreaktionen bei der Bluttransfusion kaum eine Rolle spielen. Transfusionszwischenfälle, die auf eine Hp-Unverträglichkeit zurückzuführen sind, wurden bisher nicht bekannt. Auch ist zur Zeit noch unbekannt, wie sich der Hp-Spiegel in der Frischkonserve bzw. im Trockenplasma verhält. Der Wert einer mit Hp angereicherten Konserve zur Transfusion bei Fällen mit nicht nachweisbarem Serum-Hp könnte diskutiert werden.

E. Die klinische Bedeutung der Haptoglobine

I. Die physiologische Ahaptoglobinämie

Da ein Zusammenhang zwischen Krankheit und Haptoglobintyp nicht besteht, wohl aber eine Beziehung zwischen der Krankheit und der Höhe des Haptoglobinspiegels, wird den Kliniker in erster Linie die *Höhe des Haptoglobinspiegels* interessieren. (Über die Höhe des normalen Hp-Spiegels S. 90.) Die bestehenden Beziehungen zwischen Höhe des Spiegels und der Krankheit bzw. ihrem Stadium sind so weitläufig, daß ihnen ein gesondertes Kapitel eingeräumt werden muß (S. 110).

Auf die normalen Zusammenhänge zwischen der Nierenschwelle für Hämoglobin und der Höhe des Haptoglobinspiegels wurde bereits im Kapitel „physiologische Bedeutung" eingegangen.

Für die Anwendung des Haptoglobinsystems sowohl in der forensischen Serologie als auch in der klinischen Medizin soll das „physiologische Fehlen" von Haptoglobin bei Säuglingen noch diskutiert werden. Nach GALATIUS-JENSEN (1957, 1958) ist das Fehlen von Haptoglobin bei Kindern bis etwa zum vierten Lebensmonat durchaus normal. Diese *physiologische Ahaptoglobinämie* muß jedoch nicht bestehen. So konnten wir bei 200 Nabelschnurbluten in 23 Fällen bereits ein deutliches Haptoglobinmuster erkennen, das in jedem Fall einem der drei Standardtypen zugeordnet werden konnte. In etwa der Hälfte dieser Fälle stimmte der Hp-Typ des Nabelschnurblutes nicht mit dem der Mutter überein (Tab. 9).

Trotz der kleinen Zahl der untersuchten Proben kann doch geschlußfolgert werden, daß etwa 10 % der Neugeborenen bereits Haptoglobin im Serum besitzen und daß dieses Haptoglobin zumindest bei der Hälfte der Fälle nicht von der Mutter stammt. Die früher vertretene Auffassung von den sogenannten „Leihhaptoglobinen", die diaplazentar von der Mutter in den kindlichen Organismus gelangt sein sollten, muß korrigiert werden. Unsere Ergebnisse stimmen mit denen von KAHLICH-KOENNER und WEIPPL (1960) weitgehend überein.

Tabelle 9

Nachweis von Haptoglobin aus Nabelschnurbluten

Hp-Typ	gesamt	mit dem mütterlichen Serum		ohne mütterl. Kontrolle
		übereinst.	nicht übereinst.	
Hp 1-1	2	0	0	2
Hp 2-1	6	3	2	1
Hp 2-2	15	6	5	4
Ahp.	36	—	—	—
Ahp + MHA	141	—	—	—

Ahp = Ahaptoglobinämie MHA = Methämalbumin

Während die genannten Autoren bei 22 Kindern, die sie untersuchten, bereits am dritten Lebenstag den Hp-Typ sicher bestimmen konnten und dieser am 7. Tag annähernd normale Werte erreichte, berichtet GALATIUS-JENSEN — wie anfangs zitiert —, daß der sichere Nachweis in manchen Fällen erst am Ende des dritten Lebensmonates gelingt. Nach dem 4. Lebensmonat ist eine physiologische Ahaptoglobinämie unter normalen Bedingungen recht selten; fehlt zu dieser Zeit das Haptoglobin im Serum, so sollte nach Ursachen gefahndet werden, die eine sekundäre Ahaptoglobinämie bedingen.

Die von KAHLICH-KOENNER und WEIPPL (Vortrag Graz 1960) angegebenen Werte dürften, gemessen an den Angaben von GALATIUS-JENSEN, wohl kaum zu verallgemeinern sein. Sie stellen sehr wahrscheinlich nur die untere Grenze dar.

Die selbständige Bildung des Haptoglobins vom kindlichen Organismus haben KAHLICH-KOENNER und WEIPPL (1960) dadurch nachgewiesen, indem sie eine Reihe von Kindern untersuchten, die wegen eines Ikterus neonatorum eine Austauschtransfusion erhielten. Bei vier Kindern stimmte der Hp-Typ des eigenen Blutes nicht mit dem der Konserve überein. Sofort nach dem Austausch war bei den Kindern der Hp-Typ der Konserve nachweisbar. Nach spätestens vier Tagen war aber nicht mehr der Typ der Konserve, sondern wieder der des eigenen Blutes vorhanden.

Von den gleichen Autoren wird die Frage diskutiert, ob die meist niedere Konzentration von Haptoglobin beim Neugeborenen und zum Teil beim Säugling auf einen erhöhten Verbrauch oder auf eine verminderte Produktion zurückzuführen sei. Theoretisch ist beides möglich. Die genannten Autoren vertreten die Auffassung, daß die bisherigen Befunde eher für einen erhöhten Verbrauch sprechen, beteuern aber, daß die Lösung dieser Frage von verschiedenen, noch nicht erfüllten Voraussetzungen abhängig ist (getrennte quantitative Bestimmung von Haptoglobin und Hp-Hb-Komplex).

II. Die Veränderung des Haptoglobinspiegels bei Krankheiten (von H. FALK)

Die Beziehungen zwischen den Haptoglobinen und verschiedenen Krankheiten sind bereits mehrfach untersucht worden. Schon 1955 stellten JAYLE und BOUSSIER fest, daß der Haptoglobinspiegel bei Erkrankungen, die mit einer Entzündung oder Destruktion des Gewebes verbunden sind, in der Regel erhöht ist. GALATIUS-JENSEN (1960) kam zu gleichen Ergebnissen. Bei Erkrankungen mit Gewebszerfall und Gewebsneubildung stellten sich die Haptoglobinmuster des Serums beim Färben intensiver dar, und in einigen dieser Seren war der Haptoglobingehalt auf das 6- bis 8-fache des Normalwertes erhöht. Die Veränderungen des Haptoglobinspiegels sind nach JAYLE und BOUSSIER ein ziemlich guter Maßstab zur Beurteilung der Aktivität einer Erkrankung. Weitere Untersuchungen zeigten, daß der Haptoglobinanstieg im Gefolge einer Infektion regelmäßig mehr oder weniger proportional der Blutkörperchensenkungsreaktion (BSR) ist. Deshalb ging man zum Teil — besonders in Frankreich — auch dazu über, neben der BSR den Haptoglobinindex zu bestimmen, und man hält diese Methode zur Beurteilung chronischer Erkrankungen (z. B. Tbc) sogar für genauer und zuverlässiger, besonders wenn die Werte der BSR normal oder nur gering erhöht sind. LÉVY-SOLAL und Mitarbeiter (1949) messen der Bestimmung des Hp-Index eine diagnostische, prognostische und therapeutische Bedeutung bei der puerperalen Phlebitis bei, vorwiegend dann, wenn sie klinisch stumm verläuft. Auch kann der Hp-Index zur Differenzierung zwischen degenerativen und entzündlichen Gelenkerkrankungen herangezogen werden, wie LACAPÈRE und seine Mitarbeiter (1957) berichteten.

Weitere umfangreiche Untersuchungsergebnisse über die Haptoglobine bei Krankheiten liegen von NYMAN (1959), ALLISON (1958), ALLISON und ap REES (1957) und GALATIUS-JENSEN (1957) vor. Im allgemeinen befaßten sich die Autoren vorwiegend vom klinischen und physiologischen Standpunkt aus mit diesem Thema, lediglich GALATIUS-JENSEN verweist auch auf die Bedeutung dieses Gebietes für die Gerichtsmedizin.

Wiederholt ist von Gerichten in Paternitätsfällen die Frage aufgeworfen worden, ob sich die Haptoglobine bei Krankheiten verändern könnten. Durch Blutgruppenuntersuchungen sind derartige Einwände bekannt geworden und nicht ganz unberechtigt (Rezeptorenabschwächung, aber auch neue Rezeptoren z. B. „Pseudo-B"). Auch erscheint der Gedanke nicht abwegig, daß die Haptoglobine als Bestandteile der α_2-Fraktion des Serums durch Krankheiten mit Verschiebungen im Serumeiweißbild relativ schnell Veränderungen unterworfen sein könnten. Es stehen für die Gerichtsmedizin also folgende Fragen im Vordergrund:

1. Können die verschiedenen Haptoglobintypen auch bei kranken Personen einwandfrei bestimmt werden?
2. Treten seltene Haptoglobintypen bei Erkrankungen gehäuft auf?
3. Kann es im Verlauf einer Erkrankung zu einer Veränderung des Haptoglobintyps kommen?

Außerdem erscheint es sehr interessant festzustellen, ob Beziehungen zwischen einzelnen Haptoglobintypen und bestimmten Erkrankungen bestehen (Korrelation, Koppelung, Epistase, Phänokopie usw.).

Eigene Untersuchungsergebnisse: Unter den erwähnten Gesichtspunkten wurden im Institut für Gerichtliche Medizin der Humboldt-Universität insgesamt 1855 Serumproben von kranken Personen mit Hilfe der bereits beschriebenen Technik untersucht (FALK 1961). Diese Seren unterlagen insofern einer gewissen Auswahl, als sie zum überwiegenden Teil aus dem Material stammten, das zur papierelektrophoretischen Untersuchung und zu bestimmten Seroreaktionen anfiel. Der Haptoglobingehalt des Serums wurde im Rahmen der Routine-Untersuchung grobquantitativ geschätzt, was sich bisher gut bewährt hat und im Hinblick auf die Fragestellung ausreichte.

In allen Serumproben — mit Ausnahme der Fälle von Ahaptoglobinämie — ließen sich die Haptoglobine ohne besondere Schwierigkeiten einwandfrei bestimmen.

In einem Fall wurde bei einem Patienten mit einer Colitis der von GALATIUS-JENSEN beschriebene New-Typ (jetzt Hp Ca genannt) gefunden. Es war leider nicht möglich, die Familie des Patienten zu untersuchen. Weitere seltene Typen wurden nicht festgestellt (Ausnahme S. 66).

Die Verteilung der Haptoglobintypen bei den pathologischen Seren (n = 1855) wird in Tabelle 10 dargestellt.

Tabelle 10

Verteilung der Hp-Typen bei 1855 pathologischen Seren

Haptoglobin-Typ	Anzahl der untersuchten Seren von kranken Personen Insgesamt	in %	Vergleich mit Gesunden in %
2-1	952	51,4	47,3
2-2	596	32,1	38,1
1-1	275	14,8	14,6
Ahaptoglobinämie	32	1,7	0

Es fällt beim Vergleich mit den Haptoglobintypen von 1380 gesunden Personen (BUNDSCHUH und FALK 1960) eine geringe Verminderung der 2-1-Typen zugunsten der 2-2-Typen auf. Die Werte für den Haptoglobintyp 1-1 sind annähernd gleich. Während jedoch bei Gesunden niemals eine Ahaptoglobinämie festgestellt werden konnte, wurde dieses Bild bei 32 pathologischen Seren (etwa 1,7 %) gefunden.

Ordnet man die untersuchten Seren nach Krankheitsgruppen und Haptoglobintypen, so ergibt sich eine Aufteilung, wie sie Tabelle 11 zeigt.

Das Zahlenmaterial in den einzelnen Gruppen bewegt sich in einem Größenverhältnis, das einen statistischen Vergleich nicht zuläßt (MANUILA 1958). Es kann lediglich gesagt werden, daß in der Gruppe der Herz- und Gefäßkrankheiten der 1-1-Typ eine gewisse Präponderanz zeigt (20 % gegenüber 14,6 % bei Gesunden). Dagegen ist die Zahl der 2-2-Typen deutlich vermindert (etwa 28 % gegenüber 38 % bei Gesunden). Bei den Hautkrankheiten scheint dagegen der 2-1-Typ etwas vorzuherrschen, ohne daß jedoch sichere Beziehungen zu einzelnen Hautkrankheiten bei dem geringen Material als bewiesen angesehen werden können. Bei den Lebererkrankungen fällt besonders der hohe Anteil der Ahaptoglobinämien auf, die anderen Werte weichen nicht wesentlich von den Ergebnissen ab, die bei Gesunden gefunden wurden.

Aus dem Gesamtmaterial sollen nun einzelne Krankheitsgruppen unter Berücksichtigung der Ergebnisse früherer Untersucher gesondert besprochen werden.

1. Haptoglobine bei Blutkrankheiten

Wenige Jahre nach der Entdeckung der Haptoglobine durch JAYLE (1939) und den ersten Arbeiten über ihre Bedeutung in physiologischer Hinsicht, wandten sich zahlreiche Untersucher den Veränderungen bei hämolytischen Erkrankungen zu. Es liegt zu diesen Fragen inzwischen eine umfangreiche Literatur vor, und es soll versucht werden, über die Untersuchungsergebnisse — ohne Anspruch auf Vollständigkeit — eine gewisse Übersicht zu geben.

Erstmals wurde ein Abfall des Haptoglobins, zum Teil auf nicht mehr bestimmbare Werte, bei Patienten mit hämolytischen Anämien 1944 von POLONOVSKI beschrieben. CHEVALLIER und WOLPE (1945) berichteten über gleichartige Befunde bei Fällen von perniziöser Anämie. Sie stellten auch bereits fest, daß ein niedriger Hp-Index bei einem hämolytischen Ikterus nach Splenektomie auf übernormale Werte anstieg.

Tabelle 11

Die Hp-Typenverteilung auf einzelne Krankheitsgruppen

	2-1	2-2	1-1	Ah.	Zus.
Herz- und Kreislauferkrankungen	114	63	45	3	225
Apoplexien	20	9	3	—	32
Progressive Paralyse mit Malariakur	4	2	3	1	10
Blutkrankheiten	38	27	13	3	81
Morbus Hodgkin	10	3	2	—	15
Plasmocytome	11	2	1	—	14
Lebererkrankungen einschließlich Ikterus	74	51	21	10	156
Diabetes mellitus	28	22	5	—	55
Entzündliche Magen- und Darmerkrankungen	34[1])	8	9	—	51
Ulcus duodeni und Ulcus ventriculi	17	7	2	2	28
Appendicitis	19	9	9	—	37
Erkrankungen der Gallenwege und der Gallenblase	13	20	7	—	40
Adipositas	8	10	1	—	19
Eitrige Infektionen	2	1	2	1	6
Angina-Tonsillarabszeß	16	16	3	—	35
Tuberkulose	15	10	9	—	34
Pneumonien	8	6	2	—	16
Infektionskrankheiten	55	29	11	2	97
Rheumatismus	38	29	10	1	78
Nieren- und Blasenerkrankungen	27	12	6	1	46
Hautkrankheiten	201	124	60	—	385
Augenerkrankungen	15	12	2	—	29
Maligne Tumoren	47	45	17	—	109
Tablettenvergiftungen	14	5	3	—	22
Lebensmittelvergiftungen	4	—	2	—	6
Unfälle	22	9	5	2	38
Sonstige Erkrankungen	87	56	19	4	166
Ohne sichere Diagnose	11	9	3	2	25
Zusammen	952	596	275	32	1855

Von JAYLE und seinen Mitarbeitern wird in den Jahren 1952—1956 mehrmals das Verschwinden der Haptoglobine aus dem Serum bei hämolytischen Anämien und nach inneren Blutungen erwähnt.

1957 veröffentlichten LAURELL und NYMAN ihre ersten Untersuchungsergebnisse, in denen gesagt wurde, daß die Seren von einigen Patienten mit erworbenem, hämolytischen Ikterus und mit unbehandelter, perniziöser Anämie keine nachweisbaren Haptoglobine enthielten. Noch im gleichen Jahr folgten Befunde von acht Patienten mit unbehandelter, perniziöser Anämie (NYMAN). In keinem Fall konnten bei der ersten Untersuchung Haptoglobine nachgewiesen werden, aber in sieben Fällen fand sich im Serum Methämalbumin. Dabei wies die Verfasserin darauf hin, daß bei spezifischer Therapie (Vitamin B_{12}) mit dem Verschwinden des Methämalbumins 3 bis 6 Tage nach Behandlungsbeginn die ersten Haptoglobinspuren im Serum sichtbar wurden. Nach 2 bis 3 Wochen wurde ein normaler Haptoglobinspiegel erreicht. Spätere Untersuchungen zusammen mit GYDELL und NOSSLIN (1959) erbrachten gleich-

[1]) = in einem Fall Hp Ca nach GALATIUS-JENSEN bei Colitis.

falls einen hohen Prozentsatz Ahaptoglobinämien bei Anämien (bei 2000 untersuchten Patienten 140 Ahaptoglobinämien, davon 116 bei Anämien). Die Patienten wurden mit modernen hämatologischen Methoden untersucht, und man gelangte zu folgendem Ergebnis: Die Haptoglobinkonzentration verhält sich proportional zur Lebenszeit der Erythrozyten und umgekehrt proportional zur Menge des Gallenfarbstoffes im Stuhl und zur Zahl der Retikulozyten. Niemals wurde ein gleichzeitiges Fehlen von Haptoglobin und Methämalbumin beobachtet. Nach NOSSLIN und NYMAN (1958) weichen nur solche Patienten von der allgemeinen Regel ab, die eine Knochenmarkdysfunktion mit einer gesteigerten Produktion und einem verminderten Abbau der Erythrozyten haben. Die Verfasser sind der Ansicht, daß die Bestimmung des Haptoglobingehaltes im Serum bei hämolytischen Prozessen sowohl für die Diagnostik als auch für die Kontrolle des Krankheitsverlaufes wertvoll sei.

1959 berichtet NYMAN von Malariapatienten, daß bei ihnen ein anfänglich hoher Haptoglobinspiegel während der ersten oder zweiten Krankheitswoche plötzlich auf subnormale oder sogar nicht mehr erfaßbare Werte abfallen kann. Wir möchten ergänzend dazu Befunde von Patienten mitteilen, die bei einer progressiven Paralyse mit einer Malariakur behandelt wurden. Nur in einem Fall, bei dem der letzte Fieberanfall nur einen Tag zurücklag, fehlten die Haptoglobine völlig. Ein anderer ließ zwei Wochen nach dem letzten Fieberanfall ein zwar schwaches, aber regelrechtes 2-2-Muster erkennen. Die Haptoglobinbilder der übrigen Patienten waren weder qualitativ noch quantitativ auffällig verändert.

Etwa zur gleichen Zeit wie der Arbeitskreis um NYMAN veröffentlichte GALATIUS-JENSEN (1957) größere Untersuchungsreihen. Sie bestätigten die vorher genannten Befunde und brachten weitere, interessante Einzelheiten. So erwähnt der Verfasser eine Ahaptoglobinämie bei einem Patienten mit Thrombopenie. Nach einer Splenektomie — 10 Tage nach der Erstuntersuchung — bot der Patient einen normalen 1-1-Typ. Unter den Patienten mit hämolytischen Anämien fielen drei mit einem normalen Haptoglobinmuster auf. Zwei von ihnen standen aber unter Prednison-Behandlung, und der dritte hatte außerdem eine chronische Nephritis. Somit können die Befunde nicht als typisch für eine Anämie gewertet werden.

ALLISON und ap REES untersuchten 1957 hauptsächlich Patienten mit paroxysmaler nächtlicher Hämoglobinurie, paroxysmaler und akuter Kältehämoglobinurie und Marschhämoglobinurie. Sie nehmen an, daß bei der paroxysmalen nächtlichen Hämoglobinurie der Erythrozytendefekt das Primäre sei, während bei der Kältehämoglobinurie eventuell die niedrige Haptoglobinkonzentration eine ursächliche Rolle spielen könnte. In allen Fällen, die sicher zu einer Hämoglobinurie geführt hatten, konnten keine Haptoglobine im Serum nachgewiesen werden, sondern nur freies Hämoglobin und Methämalbumin. Zu ähnlichen Ergebnissen kamen auch LATHEM und JENSEN (1959) bei ihren Untersuchungen über die Sichelzellanämie. Die HbK ist bei dieser Erkrankung stark vermindert oder ganz aufgehoben, dafür konnten in einigen Fällen freies Hämoglobin S und Methämalbumin beobachtet werden. Ebenfalls mit der Sichelzellanämie befaßten sich MEHTA und JENSEN (1960). 14 Patienten mit gesicherter Sichelzellanämie wurden im Verlauf von 18 Monaten mehrmals untersucht, und es konnte stets eine Ahaptoglobinämie festgestellt werden. Selbst bei den sogenannten Sichelzellmerkmalsträgern wurde in 8,5 % der Fälle eine Ahaptoglobinämie gefunden. Allerdings sollten diese Ergebnisse mit einer gewissen

Reserve gewertet werden. Aus dem methodischen Teil der Arbeit geht hervor, daß das Blut mit heparinisierten Spritzen entnommen wurde. NYMAN (1959) weist jedoch in ihrer Arbeit darauf hin, daß Heparin und Glycin geeignet sind, in hohen Konzentrationen die Affinität des Haptoglobins zum Hämoglobin zu vermindern oder sogar bereits präformierte Komplexe zu zerstören. Es müßte demnach untersucht werden, ob die Menge des Heparins, wie sie von MEHTA und JENSEN bei den Untersuchungen verwendet wurde, zu einer Störung der Hp-Hb-Komplexbildung ausreichen würde.

Schließlich wären noch die Untersuchungen von OWEN und seinen Mitarbeitern (1960) anzuführen. Untersucht wurden Patienten mit den verschiedensten hämolytischen Geschehen, vor allen Dingen solche mit megaloblastischen Anämien. Es konnte festgestellt werden, daß eine Haptoglobinverminderung unabhängig davon ist, ob die Hämolyse extra- oder intravasal erfolgte. Bei chemisch bedingten Hämolysen (Phenacetin, Phenylbutazon, ein Fall von Sulfhämoglobinämie) wurde während des akuten Stadiums ein reduzierter Hp-Spiegel gefunden, der allmählich — mit Besserung der übrigen Befunde — zur Norm zurückkehrte. Es wird betont, daß auch bei Anämien normale Haptoglobinwerte gefunden werden können, wenn gleichzeitig Neoplasmen oder Infektionen vorhanden sind oder eine Behandlung mit Nebennierenrinden-Hormonen durchgeführt wird. Auch sind dann normale Werte zu erwarten, wenn bei einer Störung der Knochenmarkfunktion die tägliche Abbaurate des Hämoglobins nicht signifikant erhöht ist, wie es für Leukämien oder maligne Lymphome zutrifft. Somit schließt ein normaler oder erhöhter Haptoglobinspiegel im Serum eine Anämie bzw. ein hämolytisches Geschehen nicht aus. Auch Patienten mit Myelosklerosen haben in der Regel normale oder erhöhte Hp-Werte, mit Ausnahme derer, die zugleich eine Hämolyse haben. — Auf Grund der Untersuchungen kommen die Autoren zu der Feststellung, daß der niedrigste Haptoglobinspiegel mit der ausgeprägtesten Anämie und den höchsten Bilirubinwerten im Serum verbunden ist, was im Prinzip den Ergebnissen von NYMAN und ihren Mitarbeitern entsprechen würde.

Aus allen bisher vorliegenden Mitteilungen geht hervor, daß in der Regel die Haptoglobintypen (sofern keine Ahaptoglobinämie vorliegt) auch bei den Blutkrankheiten einwandfrei bestimmbar sind. Nur GALATIUS-JENSEN (1960) verweist auf zwei Fälle, bei denen das Hp-Muster nur ein verschwommenes Bild gab und sich nicht mit Sicherheit einem der bekannten Typen zuordnen ließ. In dem einen Fall handelte es sich um eine Makroglobulinämie, im anderen um eine Agammaglobulinämie.

2. Haptoglobine bei Lebererkrankungen

Neben den Blutkrankheiten sind die Lebererkrankungen im Zusammenhang mit den Haptoglobinen bisher am besten untersucht worden. Während die Untersucher im allgemeinen niedrige Haptoglobinwerte bei chronischen Lebererkrankungen gefunden haben, gehen die Ansichten über die Veränderungen des Haptoglobinspiegels bei akuten Erkrankungen der Leber zum Teil auseinander. Von französischen Forschern wird mehrfach ein Haptoglobinabfall im Serum bei infektiöser Hepatitis erwähnt und aus Untersuchungen von JAYLE und VALLIN (1952) geht hervor, daß der durchschnittliche Haptoglobinspiegel in Fällen von akuter Hepatitis niedriger war als in ihrem normalen Kontrollmaterial. Auch GALATIUS-JENSEN (1958, 1960) hat mehrere Ahaptoglobinämien bei akuter Hepatitis beschrieben. Demgegenüber zeigen NYMAN (1959) und LAURELL und NYMAN (1957) in ihren Arbeiten, daß sich die Haptoglobinkonzentration bei der akuten Hepatitis innerhalb der normalen Grenzwerte bewegt, wobei allerdings der Durchschnittswert im Vergleich zum normalen Mittel etwas niedriger ist und größere individuelle Schwankungen auftreten. Subnormale Werte wurden nur bei einem längeren präikterischen Stadium gesehen sowie bei Leberparenchymschäden, bei denen es sogar zu Ahaptoglobinämien kommen kann (NYMAN 1958).

Wir möchten in diesem Zusammenhang über eine eigene Untersuchung von 140 Serumproben berichten, die von Patienten mit Lebercirrhose (67 Fälle), akuter und chronischer Hepatitis (53 Fälle) und Leberparenchymschäden (20 Fälle) stammten. Weiterhin kommen 16 Serumproben dazu, die nur unter der Diagnose Ikterus anfielen, ohne daß nähere Angaben über die Ursache des Ikterus bekannt waren, und schließlich noch 40 Proben von Patienten mit Erkrankungen der Gallenblase und der Gallenwege. Bei den 53 akuten und chronischen Hepatitisfällen waren die Werte im allgemeinen normal. Nur ein 1-1- und ein 2-1-Typ waren schwach ausgeprägt. Da die Routinetypenbestimmung nur eine grobe quantitative Einschätzung erlaubt, ist es möglich, daß die Haptoglobinwerte in einigen Fällen doch geringgradig verändert waren. Stärkere Verschiebungen der Haptoglobinmengen konnten aber — bis auf einen Fall — ausgeschlossen werden. Bei diesem einen Patienten mit *chronischer Hepatitis* wurde bei der ersten Untersuchung eine Ahaptoglobinämie festgestellt. Zwei Wochen später ergab die Kontrolle einen schwach angedeuteten Haptoglobintyp, wahrscheinlich 2-2. Inzwischen hatten wir die Familie zur Untersuchung bestellt, wobei der Patient nochmals mitkontrolliert wurde (etwa drei Wochen nach der ersten Untersuchung). Er zeigte jetzt ein schwaches, aber deutlich erkennbares 2-2-Bild. Eine weitere Untersuchung erfolgte nach abermals drei Wochen und ergab ein ganz normales 2-2 Muster, was auch bei späteren Kontrollen bestätigt werden konnte. Das subjektive Befinden des Patienten besserte sich während dieser Zeit laufend und auch das übrige Eiweißbild normalisierte sich allmählich, wobei die Werte offenbar langsamer zur Norm zurückkehrten als die Haptoglobine. Auf die Familienuntersuchungen wird später eingegangen (S. 127).

Aus dem Material unserer Familienuntersuchungen stammt auch ein Fall einer Ahaptoglobinämie bei einem drei Jahre alten Mädchen. Das Kind fühlte sich zum Zeitpunkt der ersten Blutentnahme offenbar wohl und bot keine Anzeichen für eine Erkrankung. Die Kontrolle nach einigen Wochen ergab einen normalen 2-2 Typ, jedoch teilten die Eltern mit, daß das Kind inzwischen mit einer Hepatitis im Krankenhaus gelegen habe. Es fällt auf, daß die Ahaptoglobinämie schon zu einem Zeitpunkt vorhanden war, als für eine Hepatitis noch keine subjektiven und grob klinischen Anhaltspunkte bestanden und das Kind beschwerdefrei war. GALATIUS-JENSEN (1958) berichtet ähnlich über eine Ahaptoglobinämie bei einer Frau, bei der erst nach über einem Jahr eine makrozytäre Anämie festgestellt wurde.

Im Prinzip bestätigen unsere Untersuchungen jedoch die Ansicht von NYMAN (1959) über die wenig veränderten Haptoglobinwerte bei Hepatitisfällen. Sehr niedrige Hp-Werte oder Ahaptoglobinämien zählen zu den Ausnahmen. Auch bei den Patienten mit einem Leberparenchymschaden konnte nur zweimal ein schwacher 2-2-Typ beobachtet werden, alle anderen Serumproben hatten einen normalen Haptoglobingehalt.

Ganz anders sind dagegen die Ergebnisse bei den Lebercirrhosen. In fünf Fällen wurde eine Ahaptoglobinämie festgestellt, einmal ein fraglicher 2-1-Typ und bei fünf weiteren Patienten sehr schwache Haptoglobinmuster. Ähnliche Befunde liegen von anderen Untersuchern vor. Von 19 Ahaptoglobinämien, die GALATIUS-JENSEN (1960) feststellte, entfielen 7 auf eine Lebercirrhose. NYMAN, GYDELL und NOSSLIN (1959) fanden unter 140 Ahaptoglobinämien 20 bei dieser Erkrankung. Ob aber das Fehlen der Haptoglobine durch eine Schädigung des Leberparenchyms selbst bedingt ist oder ursächlich ein hämolytisches Geschehen — wie es bei Lebererkrankungen häufig ist — für das Absinken des Haptoglobinspiegels anzunehmen ist, konnte bisher nicht geklärt werden. Aus einer größeren Untersuchungsreihe von NYMAN (1959) ergibt sich im wesentlichen folgendes:

Postnekrotische und portale Cirrhosen zeigen in der Regel subnormale Werte, während bei biliären Cirrhosen (untersucht allerdings nur an zwei Patienten) normale Werte gesehen wurden. Ein besonders niedriger Haptoglobinspiegel wurde dann festgestellt, wenn die Cirrhosen mit einer Splenomegalie verbunden waren. Die niedrigsten Werte überhaupt fanden sich bei kryptogenen portalen Cirrhosen, juvenilen Cirrhosen und Hämochromatose. Ösophagusvarizen und Ascites schienen keinen Einfluß auf den Haptoglobinspiegel zu haben. Selbst nach Operationen oder bei komplizierenden Erkrankungen, die sonst stets mit auffallend hohen Haptoglobinwerten verbunden sind (z. B. Thrombose), stiegen die Werte bei den Cirrhose-Patienten höchstens bis zur Norm an.

Drei Untersuchungen von NYMAN (1959) bei Patienten mit schweren toxischen Leberschäden (zwei Arzneimittelvergiftungen und eine Pilzvergiftung mit Amanita virosa) ergaben einen isolierten Abfall der Haptoglobine, die aber bei Cortison-Therapie bzw. nach chirurgischen Eingriffen wieder zum Normalwert anstiegen.

Es wurden von uns auch 16 Proben von Patienten mit Ikterus untersucht, von denen vier eine Ahaptoglobinämie hatten. Die jeweilige Ursache des Ikterus war nicht bekannt, es kann somit auf diese Befunde nicht näher eingegangen werden.

Außerdem wurden die Haptoglobine bei folgenden Erkrankungen des Gallensystems bestimmt:

Tabelle 12

Erkrankungen des Gallensystems, bei denen die Haptoglobine untersucht wurden

Art der Erkrankung	Zahl der Fälle
Cholecystitis	15
Cholecystopathie . . .	3
Gallenblasenhydrops .	2
Gallenblasenempyem .	1
Cholelithiasis	15
Cholangitis	4
Zusammen	40

In allen Fällen waren keine qualitativen oder quantitativen Veränderungen feststellbar. Damit stehen die Befunde in einem gewissen Gegensatz zu denen von NYMAN (1959), die für Entzündungen des Gallensystems ohne Anzeichen eines Verschlusses beträchtlich erhöhte Haptoglobinwerte angibt. Es wird aber auch gesagt, daß diese Patienten zugleich hohes Fieber hatten, wozu bei den oben angeführten

Befunden mangels klinischer Angaben nichts ausgesagt werden kann. Auch bei Cholecystitis mit Verschluß können nach NYMAN die Werte erhöht sein, allerdings meist nicht so stark wie bei Entzündungen ohne Verschluß. Fälle von Gallengangsverschluß ohne Anzeichen einer Infektion haben dagegen meist nur ganz gering erhöhte Haptoglobin-Werte.

Fälle von Lebercarcinom konnten wir in unserem Material nicht beobachten, doch berichtet NYMAN beim sekundären Lebercarcinom über in der Regel normale Haptoglobinkonzentrationen unabhängig vom Sitz des Primärtumors, von der Ausdehnung der Metastasierung und dem Ausmaß des Gallengangsverschlusses.

Zusammenfassend kann man sagen, daß der Haptoglobinspiegel im Serum bei den akuten Lebererkrankungen (abgesehen von wenigen Ausnahmen) normal oder — seltener — vermindert ist, während es bei chronischen Erkrankungen meist zu einem Abfall kommt.

Es soll an dieser Stelle noch kurz auf die Haptoglobinveränderungen bei infektiöser Mononukleose eingegangen werden. Das Krankheitsbild ordnet sich hier am besten ein, da es relativ häufig mit einer Hepatosplenomegalie verbunden ist und in etwa 7 % der Fälle mit einem Ikterus einhergeht. Eine größere Untersuchungsreihe ist nur aus der Arbeit von NYMAN bekannt (1959) und umfaßt 34 Patienten. Im Anfang ist der Haptoglobingehalt im Serum meist etwas erhöht, fällt dann aber ziemlich schnell ab und führt in etwa 35 % der Fälle zu einer Ahaptoglobinämie. Der Wiederanstieg dagegen geht nur langsam vonstatten, so daß bei einigen Patienten nach 6—18 Monaten die Haptoglobinwerte noch mehr oder weniger stark erniedrigt waren bzw. immer noch eine Ahaptoglobinämie bestand. Die niedrigen Werte wurden besonders dann gefunden, wenn zugleich hepato-zelluläre Schäden bestanden oder die Patienten eine ausgeprägte Splenomegalie zeigten. Auch bei einer gleichzeitigen Anämie war der durchschnittliche Haptoglobinspiegel unterhalb des Normalwertes.

3. Haptoglobine bei Diabetes mellitus

Aus der Literatur sind Angaben über die Höhe des Haptoglobinspiegels bei Diabetes mellitus bisher nicht bekannt. — Unser eigenes Material umfaßt 49 Diabetiker-Seren. Davon zeigten sieben bei der Untersuchung quantitativ veränderte Haptoglobinbilder. Es fanden sich vier schwache 2-1-Typen, ein schwacher 2-2-Typ und zwei sehr starke 2-2-Typen. Da es sich leider um einmalige Serumproben der betreffenden Patienten handelte, können keine Aussagen über die Veränderungen des Haptoglobinspiegels im Verlauf einer Erkrankung an Diabetes mellitus gemacht werden. Weitere Untersuchungen in dieser Richtung werden noch durchgeführt.

Bei einem 75 Jahre alten Patienten mit Diabetes mellitus wurde einmal ein abnormes Haptoglobinmuster beobachtet (S. 66), wobei jedoch die Frage offengelassen werden mußte, ob dieses Bild als krankheitsbedingt anzusehen ist.

4. Haptoglobine bei Tuberkulose und anderen Infektionskrankheiten

Entsprechend der allgemeinen Feststellung über die Erhöhung des Haptoglobinspiegels bei entzündlichen und destruktiven Prozessen, findet man bei der Tuberkulose meist einen Anstieg der Haptoglobine. Er wurde erstmals 1940 von TROISIER,

Polonovski, Jayle und Brissaud beobachtet, die auch schon darauf hinwiesen, daß der Haptoglobinspiegel mit der Schwere der Erkrankung und parallel ihrer Aktivität variiert, wobei eine Wechselbeziehung zur BSR besteht. Daraufhin wurde der Hp-Index häufig zur Beurteilung der Aktivität der Erkrankung herangezogen. Durch spätere Untersuchungen von Jayle, Boussier und Batias (1955) wurden diese Befunde bestätigt.

Im eigenen Material lagen Serumproben von 28 Fällen mit Lungen-Tbc, zwei Fällen mit Abdominal-Tbc und vier Fällen einer Tbc ohne nähere Angaben vor. Bei der Untersuchung ergab sich eindeutig, daß Abweichungen vom normalen Haptoglobingehalt in beiden Richtungen möglich sind. Es wurden vier Seren mit schwachen bis sehr schwachen Haptoglobinmustern gefunden und drei, deren Typen stark ausgeprägt waren. Alle Typen waren aber sicher zu bestimmen und boten keinen Anhalt für seltene Fraktionen.

Die grundlegenden Arbeiten über die akuten und chronischen Infektionen liegen ebenfalls von Jayle und seiner Schule vor. Danach sind die Haptoglobine dabei in der Regel erhöht, können aber — wie Nyman (1959) zeigte — in der ersten oder zweiten Krankheitswoche plötzlich auf subnormale Werte absinken oder sogar bis unter die Grenze der Nachweisbarkeit zurückgehen. Das wurde besonders oft bei Malaria, Typhus, typhösem Fieber und Meningococcen-Meningitis beobachtet. Normale Werte sollen bei Infektionskrankheiten selten sein, wurden aber von Polonovski (1945) für Virusmeningitis, Lupus und primäre und sekundäre Syphilis beschrieben. Andererseits kann nach Nyman der Haptoglobinspiegel auch bei lokalen Entzündungen, wie Tonsillitis und Peritonsillitis, auf den drei- bis vierfachen Wert ansteigen. Zwar soll bei allen Infektionen der Anstieg unabhängig davon sein, ob es sich um eine bakterielle oder Virusinfektion handelt, doch spielt die Lokalisation offenbar eine gewisse Rolle. Rhinitis und Virusmeningitis (auch bei hohem Fieber) zeigten annähernd normale Werte, dagegen war der Haptoglobinspiegel bei Sinusitis und Stomatitis immer erhöht (Nyman, 1959).

Von uns wurden einmalige Serumproben von 97 Patienten mit den verschiedensten Infektionskrankheiten untersucht. Besonders häufig waren vertreten: Diphtherie, Scharlach, Typhus, E-Ruhr, Meningococcen-Meningitis und Poliomyelitis. Die meisten Haptoglobinwerte waren normal, und nur einzelne hatten stärker ausgeprägte Fraktionen. Es ist nicht bekannt, am wievielten Tag nach dem Beginn der Erkrankung bzw. nach dem Einsetzen der Behandlung die Serumproben abgenommen worden waren. Es ist möglich, daß die im allgemeinen gefundenen normalen Werte bereits das Ergebnis einer sofort eingeleiteten Therapie sind. Subnormale Konzentrationen des Serumhaptoglobins wurden allerdings in keinem Fall beobachtet.

Für diese Überlegungen spricht auch, daß bei allen Patienten mit Lungenentzündung (16 Fälle) normale oder nur wenig erhöhte Haptoglobinkonzentrationen gefunden wurden, während sonst — in den bisherigen Veröffentlichungen — gerade diese Erkrankung als Prototyp für die akute Entzündung mit entsprechend hohen Haptoglobinwerten im Serum beschrieben wird. Das Haptoglobin steigt dabei (nach Nyman 1959) während der ersten Erkrankungswoche bis auf das vier- bis siebenfache des Normalwertes an und erreicht am 10. oder 11. Tag das Maximum. Dann folgt ein allmählicher Abfall und bei unkomplizierten, behandelten Fällen sind nach etwa einem Monat wieder normale Haptoglobinwerte nachweisbar.

5. Haptoglobine bei Rheumatismus

1955 wiesen JAYLE und BOUSSIER auf die erhöhte Haptoglobinkonzentration im Serum beim rheumatischen Fieber hin. Schon 1945 hatten DOLE und Mitarbeiter die elektrophoretischen Veränderungen im Serumeiweißbild von Patienten untersucht, die im Anschluß an einen Scharlach typische Anfälle von rheumatischem Fieber zeigten, und waren dabei zu ähnlichen Ergebnissen wie vor ihnen LONGSWORTH, SHEDLOVSKY und Mac INNES (1939) gekommen. Es zeigte sich nämlich, daß der erhöhte Wert der α_2-Globuline auch nach Abklingen des Scharlachs bei diesen Patienten bestehen blieb. Aus zahlreichen Untersuchungen (S. 126) ist jedoch bekannt, daß der Anstieg der α_2-Globulin-Fraktion zum größten Teil, wenn nicht vollkommen, durch den Anstieg der Haptoglobine bedingt ist. Eine Ausnahme macht nur die Nephrose, bei der auch andere α_2-Komponenten ansteigen. Deshalb ist anzunehmen, daß auch bei den oben beschriebenen Fällen von rheumatischem Fieber die Veränderungen im α_2-Bereich durch den erhöhten Haptoglobingehalt des Serums bedingt waren. Diese Ansicht wird durch die Beobachtungen von ALLISON, BLUMBERG und ap REES (1958) unterstützt, die bei akuter rheumatischer Arthritis sehr hohe Haptoglobinwerte fanden.

Von uns wurden zunächst 78 Serumproben untersucht, die mit drei Ausnahmen von Patienten mit chronischem Rheumatismus stammten. Bei diesen chronischen Formen zeigte sich in einem Fall eine Ahaptoglobinämie, während die anderen Seren keine auffälligen Besonderheiten aufwiesen und bei grobquantitativer Schätzung des Haptoglobingehaltes als normal anzusehen waren. Bei den drei akuten Fällen von Polyarthritis rheumatica dagegen ergab sich einmal ein starker 2-2 Typ und bei zwei Patienten ein sehr starker 1-1 Typ. Inzwischen wurden die Untersuchungen weitergeführt und erstreckten sich hauptsächlich auf akute Rheumatismusfälle (unveröffentlichtes Material). Auch hier waren in der Mehrzahl der Fälle die Haptoglobinwerte z. T. stark erhöht, während einige vergleichsweise untersuchten Proben von chronischen Verlaufsformen stets normale oder ganz gering erhöhte Werte aufwiesen. Die Ergebnisse stimmen somit mit denen der vorher genannten Autoren überein, und wir können uns nur der Meinung von LACAPÉRE und seinen Mitarbeitern (1957) anschließen, daß die Bestimmung des Hp-Index zur Differenzierung zwischen entzündlichen und mehr degenerativen Gelenkerkrankungen klinisch zumindest brauchbar erscheint.

6. Haptoglobine bei malignen Tumoren

Diese Gruppe umfaßt im eigenen Material 109 Patienten mit klinisch gesicherten malignen Tumoren, von denen in 34 Fällen auch der histologische Befund bekannt war. Etwa die Hälfte der untersuchten Patienten (53) befand sich zum Zeitpunkt der Untersuchung in einer Bestrahlungsserie mit Röntgen oder Cobalt. In Tabelle 13 sind die Tumoren nach ihrer Lokalisation aufgeteilt, wobei die Sarkome von den Carcinomen abgetrennt wurden.

Die Bestimmung der Typen machte in allen Seren keine Schwierigkeiten. Nur einmal war ein 2-2-Muster schwächer als normal. Dagegen fielen acht Seren auf, in denen die Haptoglobine stark vermehrt waren und die übliche, zugesetzte Hämoglobinmenge vollkommen abgebunden hatten. Vier Proben stammten von Patienten mit einem Lungen- bzw. Bronchialcarcinom, die anderen vier von Patienten aus der Bestrahlungsserie (einer davon hatte ebenfalls ein Bronchialcarcinom).

Tabelle 13

Hp-Typenverteilung bei malignen Tumoren

	2-1	2-2	1-1	Zus.
Mamma-Carcinome	12	11	3	26
Bronchial- bzw. Lungencarcinome	14	6	3	23
Carcinome der Verdauungswege	5	5	3	13
Carcinome der weibl. Genitalien	3	7	2	12
Seltene Lokalisationen des Carcinoms	10	14	4	28
Sarkome	3	2	2	7
Zusammen	47	45	17	109

Im wesentlichen stimmen die Ergebnisse mit denen früherer Untersucher überein. Jayle hat zusammen mit Robert und Serpicelli (1956) beschrieben, daß der Haptoglobinspiegel bei malignen Tumoren normal oder erhöht ist. Besonders unbehandelte Fälle zeigten eine extrem hohe Hämoglobinbindungskapazität des Serums mit 150 bis 600 mg%. Nyman (1959) erweiterte die Untersuchungen wesentlich, indem sie 127 Kranke mit histologisch gesichertem Krebs unter Berücksichtigung des Sitzes des Primärtumors, der Ausdehnung und Lokalisation der Metastasen und des Einflusses komplizierender akuter Erkrankungen sowie der Art der Behandlung untersuchte. Sie kam zu folgenden, besonders klinisch wichtigen Ergebnissen:

Bei lokalisiertem Krebs findet man im allgemeinen normale Hp-Werte.

Bei unkompliziertem Krebs mit ausgedehnter Metastasierung kann der Haptoglobinspiegel hoch, normal oder auch subnormal sein.

Hohe Werte sind besonders bei Metastasierung ins Skelettsystem und in die Lungen zu beobachten, normale Werte vorwiegend bei Brustdrüsenkrebs und Lebermetastasen. Die höchsten Werte zeigte ein Patient mit einem Hypernephrom sowie ein anderer mit einer solitären Lungenmetastase.

Eine Tumorbehandlung mit Androgenen wirkt auf den Haptoglobinspiegel steigernd, wogegen bei Östrogentherapie die Werte normal bleiben.

Die wichtigste Schlußfolgerung aus den Untersuchungen von Nyman ist jedoch die, daß die Bestimmung des Haptoglobinspiegels bei malignen Tumoren keinerlei Rückschlüsse auf die Ausdehnung und Metastasierung erlaubt. Zwar ergeben sich einige Anhaltspunkte für den Sitz der Veränderungen, doch müssen sie im Zusammenhang mit anderen Veränderungen im Serumeiweißbild gewertet werden, weshalb eine von Nyman zusammengestellte entsprechende Tabelle hier eingefügt wird.

Um eventuelle Beziehungen zwischen den einzelnen Haptoglobintypen und den Carcinomarten festzustellen, müßte das Material unbedingt erweitert werden. Bei den Blutgruppen gibt es solche Assoziationen (Häufung des Magencarcinoms u. a. Carcinome bei Blutgruppe A), und auch für die Serumgruppen wären sie denkbar. Es muß aber für derartige Aussagen ein sehr großes Zahlenmaterial gefordert werden. Die Erfahrungen auf dem Blutgruppengebiet zeigen, daß selbst einige tausend Unter-

Tabelle 14

Veränderungen der Plasmaproteine bei malignen Tumoren (nach NYMAN)

A. Normales Haptoglobin Normale oder gering erhöhte BSR Erhöhte Konzentration der α_1-Globuline Erhöhte Konzentration der nicht-Hp-α_2-Globuline	Besonders bei Patienten mit Lebermetastasen (niedrige BSR) und bei Patienten mit einem Carcinom, die mit Östrogenen behandelt wurden (gering erhöhte BSR).
B. Erhöhtes Haptoglobin Mäßig erhöhte BSR Normale Konzentration der α_1-Globuline Normale Konzentration der nicht-Hp-α_2-Globuline	Besonders bei Patienten mit Metastasen im Skelett und in der Lunge sowie bei Patienten, die mit Androgenen behandelt worden waren.
C. Normales Haptoglobin Normale oder erhöhte BSR Normale Konzentration der α_1-Globuline	Besonders bei Patienten mit Brustdrüsenkrebs und Krebs des Verdauungstraktes.

suchungen mit sogenannter „statistischer Signifikanz" (χ^2-Methode) höchst anfechtbar sind. Das drückt sich in den scharfen Angriffen aus, die WIENER (1960) gegen diese Statistiken richtet. Der Titel seiner Arbeit ist bezeichnend:

„Modern Blood Group Mythology"

7. Haptoglobine bei Hautkrankheiten

Kürzlich berichteten wir über die Haptoglobinbestimmungen bei 385 Patienten mit Hautkrankheiten (STÄPS, BUNDSCHUH und FALK, 1961), die in Zusammenarbeit mit der Universitäts-Hautklinik der Charité, Berlin, durchgeführt wurden.

Aus der Literatur wurden bisher nur Beobachtungen von OWEN, GRUCHY und SMITH (1960) an sechs Patienten mit Lupus erythematodes disseminatus bekannt. Fünf dieser Patienten hatten einen positiven LE-Zellen-Nachweis. Es wird berichtet, daß der Haptoglobinspiegel bei drei Patienten — die zugleich Anzeichen einer Hämolyse zeigten — niedrig war. Unter Prednisolonbehandlung stiegen die Werte bei einem Patienten an und erreichten schließlich den normalen Durchschnittswert, obgleich die Hämolyse bestehen blieb. Bei den anderen drei Patienten ohne Anzeichen für ein hämolytisches Geschehen war das Serumhaptoglobin entweder normal oder erhöht.

123 der von uns untersuchten Serumproben stammten von Patienten mit Lupus erythematodes. Dabei fanden sich ein starker 1-1-Typ und ein starker und sehr starker 2-1-Typ. Alle übrigen Seren dieser Gruppe waren als normal anzusehen. Die übrigen Seren von Hautkranken ergaben in einigen Fällen Abweichungen vom normalen Haptoglobingehalt in beiden Richtungen, doch konnten weder eine Ahaptoglobinämie noch seltene Typen beobachtet werden. Unter 110 Fällen von Psoriasis vulgaris zeichnete sich eine gewisse Präponderanz der 1-1-Typen ab, das Material ist aber für endgültige Aussagen mengenmäßig unzureichend. Die Untersuchungen werden noch fortgesetzt.

Über den Haptoglobingehalt in Hautblasen s. S. 132.

Tabelle 15

Die Haptoglobinverteilung von 350 Kranken mit verschiedenen Dermatosen
Entnommen: STÄPS, BUNDSCHUH und FALK (1961) Stand vom Dezember 1960

Diagnose	Ges.-Zahl	2-2	2-1	1-1
Psoriasis vulgaris	110	33	54	23
Lupus erythematodes	121	36	69	16
Lues versch. Stadien	19	3	14	2
Endogene Ekzeme	26	4	14	8
Ulcus cruris	14	7	5	2
Sonstige Ekzeme	10	4	6	0
Morbus Duhring	9	5	4	0
Condylomata acuminata	10	8	2	0
Acrodermatitis chron. atroph.	3	0	3	0
Prostatitis	5	0	5	0
Mycosis fungoides	3	2	0	1
Hyperlipämische Xanthomatose	2	2	0	0
Basaliom	2	0	1	1
Pemphigus vulgaris	2	0	2	0
Azoospermie	3	0	3	0
Dermatomyositis	1	—	1	—
Retikulosarkomatose	1	1	—	—
Parapsoriasis	1	—	1	—
Retothelsarkom	1	—	—	1
Herpes zoster	1	—	—	1
Purpura toxica	1	1	—	—
Morbus Recklinghausen	1	1	—	—
Leukoplakie	2	1	—	1
Gonorrhoe acuta	2	1	1	—
	350	109 (31,2%)	185 (52,8%)	56 (16,0%)
Berliner Vergleichsmaterial Gesunder (nach BUNDSCHUH und FALK)	1380	526 (38%)	653 (47%)	201 (15%)

8. Haptoglobine bei Nerven- und Geisteskrankheiten

Eigenes Untersuchungsmaterial stand zu dieser Krankheitsgruppe nicht zur Verfügung. Es werden deshalb die Ergebnisse einer ersten größeren Untersuchungsreihe angegeben, die von FÜNFHAUSEN (1961) veröffentlicht wurden. Er bestimmte die Haptoglobintypen in 256 Seren von Patienten der Universitäts-Nervenklinik der Charité, Berlin. Das Material umfaßte neben wenigen neurologischen Fällen 126 Patienten mit endogenen Psychosen und 43 Patienten mit Neurosen, Psychopathien, multipler Sklerose und zentralen Anfallsleiden. Die Verteilung der Hp-Typen zeigte keine signifikante Abweichung von der Normverteilung, es fielen jedoch drei Ahaptoglobinämien auf. Davon hatte ein Patient einen spinalen Tumor ungeklärter Art, der andere einen temporo-parietalen Tumor, an dem er kurze Zeit später verstarb. Der dritte Patient schließlich zeigte ein unklares choreatisches Bild, eventuell verbunden mit cerebralsklerotischen Veränderungen.

Weitere Untersuchungen an 716 Patienten der Universitäts-Nervenklinik Rostock (GÖHLER, W. und I. GÖHLER, 1961) zeigten ähnliche Ergebnisse. In dem gesamten Untersuchungsgut wurden zwei mehrmals bestätigte Ahaptoglobinämien festgestellt. In einem Fall handelte es sich um eine 17jährige Frau mit Trigeminusneuralgie, der andere Patient (47 Jahre alt) befand sich in einem Zustand nach Contusio cerebri (1939) und vier apoplektischen Insulten (1960/61).

Nach einer Mitteilung von BAITSCH konnte dieser bei etwa 50 Patienten mit psychiatrischen Erkrankungen, die unter Elektroschockbehandlung standen, keine Veränderung der Haptoglobintypen im Serum beobachten.

Dies steht in gewissem Gegensatz zu BUONDONNO, FLAMMIA und POLIMANTI (1961), welche bei Schizophrenen nicht unerhebliche Haptoglobinvermehrungen beobachteten. Dr. GÖHLER (Leipzig) hat einer persönlichen Mitteilung zufolge ähnliche Beobachtungen gemacht, die eine Erweiterung des Beobachtungsmaterials rechtfertigen.

Über sehr interessante Ergebnisse berichtete v. CURTAIN 1959 bei der Kuru-Krankheit, die bei den Bewohnern des östlichen Hochlandes von Neu-Guinea vorkommt. Er nahm eine Verbindung zwischen dieser Erkrankung und dem Haptoglobin-Gen Hp^2 an, da nach seinen Untersuchungen die Frequenz von Hp^2 bei 54 an Kuru erkrankten Personen 61 % betrug gegenüber 36 % bei 62 Kontrolluntersuchungen an angeblich „normalen" Personen. Neuere Untersuchungen von BENNETT u. a. (1961) sprechen stark gegen diese Annahme. Er untersuchte 47 Kuru-Kranke sowie eine Gruppe von 35 gesunden Eingeborenen, die aber Eltern von jungen, erkrankten Personen waren. Nach einer bereits 1957 aufgestellten These müßten sie Träger der Erkrankung sein. Seine festgestellten Genfrequenzen gibt er für Hp^1 mit 0,66 und für Hp^2 mit 0,34 an. Sie waren in beiden Gruppen fast gleich und stimmten somit mit den Frequenzen bei den von CURTAIN untersuchten angeblich gesunden Personen überein. Es ist also sehr unwahrscheinlich, daß ein genetischer Zusammenhang zwischen dieser Krankheit und den Haptoglobinen besteht, wobei noch zu bemerken wäre, daß das Material bei beiden Untersuchern noch zu gering ist, um endgültige statistische Aussagen zuzulassen.

9. Einfluß der Behandlung auf den Haptoglobinspiegel

Es kann ganz allgemein gesagt werden, daß veränderte Haptoglobinwerte bei einer zielgerichteten und erfolgreichen Behandlung mehr oder weniger schnell zur Norm zurückkehren. Es kann sogar vorkommen, daß erhöhte Werte infolge der Behandlung unter den normalen Ausgangswert absinken (von NYMAN 1959 bei Infektionen beschrieben). Doch liegen auch Untersuchungen zu spezielleren Fragen vor.

Kurz sei jedoch zunächst auf den Erfolg von Pyrifer-Injektionen bei Gesunden (NYMAN 1959) verwiesen. Nach einer einmaligen Injektion kommt es nach 14 bis 16 Stunden zu einem Haptoglobinanstieg, nach etwa 48 Stunden wird ein Maximalwert erreicht. Dann setzt ein allmählicher Abfall ein, worauf nach 10 bis 14 Tagen wieder der individuelle Normalwert nachzuweisen ist.

Während eine Behandlung mit Röntgenstrahlen ohne Einfluß auf den Haptoglobinspiegel sein soll, wurden bei der Implantation von Radium stets erhöhte Haptoglobinwerte gefunden. Inwieweit sie Reaktion auf das Radium direkt sind, oder als Ausdruck einer Infektion aufzufassen sind, wird dabei offengelassen (NYMAN 1959).

Über die Beziehungen zwischen den Haptoglobinen und Vitaminen liegen noch keine eindeutigen Befunde vor, doch wird sowohl von ALLISON (1958) als auch von dem Mitarbeiterkreis um OWEN (1960) ein Zusammenhang mit dem Vit.-B_{12}-Spiegel vermutet. Eventuell soll das Haptoglobin zum Transport dieses Vitamins in Beziehung stehen, es fehlt jedoch noch jeder Beweis dafür.

Dagegen liegen eindrucksvolle Ergebnisse über den Einfluß einiger Hormone auf die Haptoglobinkonzentration im Serum vor. JAYLE und BOUSSIER stellten 1955 fest, daß die Haptoglobinproduktion durch ACTH und Cortison gehemmt und durch Mineralocorticoide stimuliert wird. Neuere Untersuchungen besagen nur allgemein, eine Behandlung mit Nebennierenrinden-Hormonen bewirkt einen Anstieg der Haptoglobine (NYMAN, 1959, sowie OWEN, GRUCHY und SMITH 1960). Letztere weisen besonders auf die Tatsache eines langsamen Hp-Anstieges selbst bei Anämien unter Prednisolontherapie hin, wodurch der eigentliche, durch Hämolyse bedingte Abfall der Hp-Konzentration vollkommen überdeckt werden kann. Ähnliche Ergebnisse teilt auch GALATIUS-JENSEN (1958) mit. Sogar bei Lebercirrhosen konnte unter Behandlung mit Corticosteroiden noch ein Ansteigen des Haptoglobinspiegels nachgewiesen werden, wie NYMAN (1959) berichtet.

Weiterhin befaßte sich der Arbeitskreis um diese Autorin mit Untersuchungen über den Einfluß der Androgene und Östrogene auf den Hp-Spiegel. Der Haptoglobingehalt stieg eindeutig mit der Zufuhr von Androgenen bei Frauen an und auch bei der Therapie maligner Tumoren mit Androgenen zeigte sich das gleiche Bild. Bei der Behandlung mit Östrogenen dagegen waren die Werte normal. Versuche mit Östrogengaben bei gesunden Frauen führten in der Regel zu einem Abfall des Serumhaptoglobins. Über den Mechanismus dieses Geschehens liegen sichere Ergebnisse noch nicht vor. Es wird auf die Beziehungen zwischen der Leberfunktion und dem Östrogenstoffwechsel verwiesen. Danach ist es theoretisch denkbar, daß eine mangelhafte Inaktivierung der Östrogene durch die Leber bei verschiedenen Krankheiten einen Abfall der Haptoglobine im Serum verursacht. Ob und wie die Leber dabei eine Rolle spielt, bedarf noch der Klärung.

Im Zusammenhang mit den hämolytischen Anämien wird mehrfach darauf hingewiesen, daß es nach Splenektomie meist zu einer Normalisierung des Haptoglobinspiegels kommt. OWEN, GRUCHY und SMITH (1960) konnten die Haptoglobinkonzentration bei vier Patienten vor und nach der Splenektomie bestimmen. Drei Patienten mit einer familiären Sphärozytose hatten vor der Operation niedrige Werte, die nach dem Eingriff zur Norm anstiegen. Bei dem vierten Patienten handelte es sich um eine Knochenmarksklerose mit normalen Hp-Werten vor und nach der Operation. Auf den Fall von GALATIUS-JENSEN (S. 114) wird gleichfalls hingewiesen; LATHEM und JENSEN (1959) erwähnen auch einen Fall von kongenitaler Sphärozytose, der nach der Splenektomie eine normale HbK aufwies, während sie bei allen übrigen hämolytischen Anämien völlig fehlte. OWEN und Mitarbeiter kommen zu der Schlußfolgerung, der niedrige Serumhaptoglobinspiegel bei hämolytischen Prozessen sei — da durch die Splenektomie wieder ein Normalwert erreicht wird — nur durch die Hämolyse selbst dedingt. Diese Gedanken haben viel für sich, doch muß man ihnen auch die Ergebnisse von NYMAN (1959) bei zwei Patienten mit schweren toxischen

Leberschäden entgegenhalten. Beide waren auf eine Arzneimittelüberdosierung zurückzuführen (Iproniacid und Chloropromazin), und beide zeigten einen Rückgang des Haptoglobins auf 10 mg % HbK. Das Bild war anfangs unklar, und es wurde bei den Patienten eine Laparotomie durchgeführt. Ohne größere chirurgische Eingriffe wurde das Abdomen wieder geschlossen, lediglich etwas Lebergewebe wurde zu histologischen Zwecken entnommen. Wie sich bei dieser Untersuchung zeigte, handelte es sich in einem Fall um eine Cholangitis und im anderen um eine ausgedehnte Lebernekrose. Nach der Operation normalisierten sich die Haptoglobinwerte bei beiden Patienten. Es wäre also bei den oben erwähnten Splenektomie-Fällen zu bedenken, ob nicht die Operation an sich eine Steigerung des Haptoglobinspiegels bewirkt haben könnte.

Auf eine Erhöhung des Hp-Spiegels nach Operationen weist auch SCHUMACHER (1960) hin. Nach Uterusexstirpationen erreichten die Hp-Spiegel eine Höhe bis zu 500 mg % HbK (PROBST und Mitarbeiter 1958).

10. Die „sogenannte" Ahaptoglobinämie bei kranken Personen

In 32 der 1855 von uns untersuchten Serumproben konnten keine hämoglobinbindenden Fraktionen nachgewiesen werden, d.h. sie zeigten das Bild der sogenannten Ahaptoglobinämie. Tabelle 16 gibt eine Aufstellung der beobachteten Fälle in Beziehung zur Art der Erkrankung.

Tabelle 16

Verteilung der Ahaptoglobinämien auf einzelne Krankheitsgruppen von insgesamt 1855 untersuchten pathologischen Seren

Art der Erkrankung	Zahl der Fälle
Lebercirrhose	5
Chronische Hepatitis	1
Ikterus ohne nähere Angaben	4
Anämie ohne nähere Angaben	2
Lymphatische Leukämie	1
Knochenmarkfibrose	1
Rheumatismus	1
Herzinsuffizienz	1
Mitralstenose	1
Vorhofseptumdefekt	1
Glomerulonephritis	1
Ulcus duodeni	2
Paratyphus	1
Poliomyelitis	1
Progressive Paralyse mit Malariakur .	1
Phlegmone	1
Verbrennung	1
Commotio cerebri	1
Anastomosenisthmus	1
Pleuritis	1
Analfissur	1
Verdacht auf Ikterus	1
Verdacht auf Herzinfarkt	1
Zusammen	32

Aus allen bisher bekannten größeren Untersuchungsreihen geht hervor, daß immer wieder der hohe Prozentsatz der Ahaptoglobinämien bei chronischen Lebererkrankungen und bei solchen Erkrankungen auffällt, die mit einer Hämolyse verbunden sind. Gerade diese Befunde haben mehrfach zu Diskussionen über den Stoffwechsel und speziell über die Synthese der Haptoglobine geführt, die auch heute noch nicht abgeschlossen sind (S. 106). Auch scheint es fließende Übergänge zwischen den Ahaptoglobinämien bei angeblich gesunden Personen und bei Kranken zu geben, wofür wir als Beispiel auf die Familienuntersuchung bei dem schon erwähnten Patienten mit chronischer Hepatitis zurückgreifen wollen. Bei dem Patienten selbst entwickelte sich mit der Besserung des klinischen Befundes aus einer anfänglichen Ahaptoglobinämie ein normales 2-2-Bild. Während die Ehefrau ein typisches Haptoglobinmuster 2-1 zeigte, war bei zwei von den vier Kindern der gleiche Typ, aber schwach ausgeprägt vorhanden. Ein Kind hatte einen kaum erkennbaren 2-2 Typ und das jüngste, aber immerhin schon drei Jahre alte Kind eine sichere Ahaptoglobinämie mit starker Methämalbuminbildung (Abb. 57).

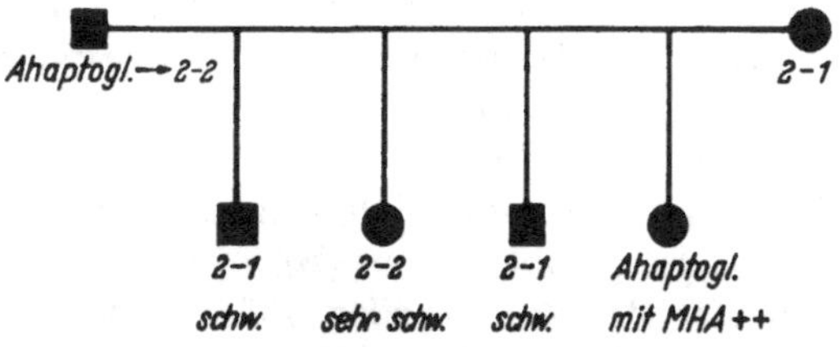

Abb. 57. Stammbaum der Familie W.

Schon auf Grund der 2-1-Kinder scheidet ein Genotyp Hp^0/Hp^0 als Grundlage der Ahaptoglobinämie beim Vater aus, was auch durch den späteren Nachweis des 2-2-Bildes bestätigt werden konnte. Auch bei dem Kind mit der Ahaptoglobinämie ist eine homozygote Hp^0-Genpaarung nicht möglich. Selbst wenn man voraussetzen wollte, daß der Vater möglicherweise im Genotyp Hp^2/Hp^0 sein könnte, so müßte das Kind doch von der Mutter entweder ein Hp^1- oder Hp^2-Gen geerbt haben, und dieses müßte im Phänotyp in Erscheinung treten. Die Kinder waren bei der Untersuchung offenbar gesund, doch äußerte der Vater, daß eines der Kinder mit schwachem Hp 2-1 „auch etwas mit der Leber haben müßte". Entsprechende Untersuchungen wurden leider abgelehnt. Die Ursache des offensichtlich familiären Haptoglobinmangels könnte eine erbliche Erkrankung sein, bei der entweder zu wenig Haptoglobin gebildet oder — durch eventuelle hämolytische Prozesse — zu viel verbraucht wird. Zwar läßt sich auch an diesem Beispiel ein Suppressor-Gen nicht ausschließen, doch spricht andererseits alles gegen die Annahme von Hp^0-Genen als Grundlage der Ahaptoglobinämie.

Ein krankhaftes Geschehen spielt auch höchstwahrscheinlich eine Rolle bei dem gehäuften Vorkommen von Ahaptoglobinämien unter der Negerbevölkerung. MEHTA und JENSEN (1960) verweisen selbst darauf, daß Malaria, Lebererkrankungen und hämolytische Anämien — also gerade die Krankheiten, bei denen man besonders oft Ahaptoglobinämien zu erwarten hat — bei den Negern sehr oft zu finden sind. Leider lassen andere Untersucher diese wichtigen Tatsachen außer acht, wodurch es zu irreführenden Ergebnissen kommt.

Die vermuteten Beziehungen zwischen den Haptoglobinen und dem relativ häufigen Mangel an Glukose-6-Phosphat-Dehydrogenase (21,5 % der männlichen

Bevölkerung von Leopoldville) ließen sich durch Untersuchungen von SONNET und MICHAUX (1960) nicht als genetisch bedingt bestätigen. Trotzdem ist eine Häufung der Ahaptoglobinämien in diesem Zusammenhang möglich, da der Fermentmangel mit einer Arzneimittel-Überempfindlichkeit verbunden sein soll (GILLES und IKEME, 1960), aus der oft eine Hämolyse mit Hämoglobinurie resultiert.

Unserer Meinung nach wird man die Mehrzahl der Ahaptoglobinämien als Folge einer Erkrankung erklären können, und in den meisten Fällen kann man bei über lange Zeit durchgeführten wiederholten Untersuchungen doch schließlich den eigentlichen Haptoglobintyp nachweisen.

III. Haptoglobin in extravasaler Flüssigkeit

Da ABO-Antigene und auch die entsprechenden Isoagglutine nicht nur im Blut vorkommen, sondern sich auch in zahlreichen anderen Körperflüssigkeiten nachweisen lassen, lag der Gedanke nahe, diese Körperflüssigkeiten auf ihren Haptoglobingehalt hin zu überprüfen. Enthalten die Körperflüssigkeiten Haptoglobin, so wäre es möglich, bei spezifischer Fragestellung auf die Hp-haltigen extravasalen Flüssigkeiten zurückzugreifen, wie z. B. auf die Fäulnisblasen bei faulen Leichen, aus denen sich das Hp-Muster leichter bestimmen läßt als aus dem oft stark hämolytischen Leichenblut (S. 133).

In der nachstehenden Tabelle sind die getesteten Substrate zusammengestellt. Die Zusammenfassung erfolgte zunächst nach den Gesichtspunkten des natürlichen (A) und des pathologischen (B) Vorkommens. Dabei zeigte sich, daß die natürlich vorkommenden extravasalen Flüssigkeiten mit Ausnahme des Liquor cerebrospinalis und der Herzbeutelflüssigkeit keine Haptoglobine aufweisen. Bei den unter pathologischen Bedingungen entstehenden extravasalen Körperflüssigkeiten ist mit Ausnahme der Nierenzystenflüssigkeit das Gegenteil der Fall.

Liquor cerebrospinalis: Der Liquor cerebrospinalis enthält normalerweise 19 bis 26 mg % Gesamteiweiß (2,5 bis 9 mg % Globuline und 15 bis 25 mg % Albumin), so daß die Erwartung, Haptoglobin nachweisen zu können, theoretisch gegeben ist (BUNDSCHUH und Mitarbeiter 1962).

Untersucht wurden 100 Liquorproben von Lebenden bei verschiedenen neurologischen und psychiatrischen Erkrankungen. Untersucht wurden nur solche Liquores, die ohne Blutuntermischung gewonnen werden konnten und die selbst nicht hämorrhagisch waren.

Die Liquorproben wurden vor der elektrophoretischen Fraktionierung im Stärkegel mit Hb-Standardlösung versetzt. Nach der Elektrophorese wurde bei der überwiegenden Mehrzahl der Proben eine hämaktive Komponente beobachtet, die anodenwärts vom freien Hämoglobin liegt und eine von Fall zu Fall unterschiedliche Intensität besitzt. Obwohl diese Komponente mit annähernd gleicher Geschwindigkeit wandert wie das Methämalbumin, dürfte es mit diesem kaum identisch sein, denn die sichelförmige Anordnung mit anodenwärts gerichteter Konkavität ist bei dieser im Liquor oft nachweisbaren hämaktiven Komponente nicht vorhanden. Ob es sich dabei um eine neue, liquorspezifische schnellwandernde Haptoglobinfraktion handelt oder um ein anderes hämoglobinbindendes Eiweiß muß Gegenstand weiterer Untersuchungen sein.

Tabelle 17

Haptoglobine in extravasaler Flüssigkeit

A) natürlich vorkommende Körperflüssigkeiten

Flüssigkeit	Nachweis von Hp.
Liquor cerebrospinalis	bedingt +
Milch	—
Ejakulat*)	—
Glaskörperflüssigkeit	—
Kammerwasser*)	—
Blasengalle*)	—
Speichel	—
Magennüchternsekret*)	—
Fruchtwasser*)	—
Mekonium	—
Herzbeutelflüssigkeit	+

B) unter pathologischen Bedingungen vorkommende Körperflüssigkeiten

Ascites*)	+
Exsudat peritonitisch	+
Exsudat pleuritisch*)	+
Wundsekret*)	+
Inhalt von Hautblasen bei blasenbildenden Krankheiten	+
Nephroseurin	+
Hydrocelenflüssigkeit	+
Nierenzystenflüssigkeit	—
Gelenkpunktat*)	+
Inhalt von Fäulnisblasen bei Leichen	+

Die mit *) bezeichneten Tabellenteile sind Untersuchungsergebnisse von SCHUBERT, Inaug. Diss. (1961).

GÖHLER (1961) fand drei weitere Beispiele von Haptoglobin im Liquor cerebrospinalis.

Unter den 100 Liquorproben waren nur drei Fälle, die bei Gebrauch der Benzidintechnik schwach angedeutete hämaktive Banden im Hp-Hb Bereich aufwiesen. Die Muster waren mit dem Hp-Typ 2-1 identisch.

Bei einem Versuch, die Hämoglobinbindungskapazität dieser drei Liquorproben mit der von LAURELL und NYMAN (1957) angegebenen Methode zu ermitteln, bei der anstatt Standardhämoglobinlösung (Mensch) eine frisch zubereitete Pferdehämoglobinlösung zugegeben wurde, zeigte sich bei verschiedenen, zum Vergleich mitverimpften und mit menschlicher Hb-Lösung Hp-negativer Serumproben ebenfalls ein deutlich nachweisbarer Haptoglobinspiegel vom Typ 2-1.

Darüber hinaus konnte in diesem Versuch festgestellt werden, daß die Affinität zwischen Hämoglobin und Liquor-Haptoglobinen einerseits und zwischen Hämoglobin und der erwähnten Fraktion andererseits unterschiedlich ist.

In der Stufe 3 (entsprechend 80 mg % HbK) (Methode LAURELL und NYMAN) zeigte sich nur die Vorfraktion
In der Stufe 4 (entsprechend 90 mg % HbK) Freies Hb und Vorfraktion
In der Stufe 5 (entsprechend 100 mg % HbK) Vorfraktion, freies Hb und Hp-Hb-Komplex 2-1

Die Analyse der Versuchsreihe läßt folgende Schlußfolgerungen zu:

1. Der menschliche Liquor cerebrospinalis kann Haptoglobin enthalten, insbesondere dann, wenn er entzündlich verändert ist, oder erhöhte Eiweißwerte zeigt (GÖHLER 1961).
2. Der menschliche Liquor cerebrospinalis enthält fast in jedem Fall eine Eiweißfraktion, die Hämoglobin bindet und eine elektrophoretische Beweglichkeit besitzt, die der des menschlichen *Methämalbumin* entspricht bzw. in der Beweglichkeit mit der ersten Fraktion einer frisch zubereiteten Pferdehämoglobinlösung korrespondiert.
3. Das im Liquor unter Umständen auftretende Haptoglobin besitzt eine größere Affinität zu frisch zubereitetem Pferdehämoglobin als zu gleich altem menschlichem Hämoglobin.

Die Beobachtung der größeren Affinität zwischen Hp und Pferdehämoglobin wurde inzwischen von KLUTHE und Mitarbeitern (1960) bestätigt. Sie trifft nicht nur für das Liquorhaptoglobin, sondern auch für das Serumhaptoglobin zu.

Es wurde versucht, den Liquor mit Hilfe von eiweißdichten Filtern unter Stickstoffdruck (4,0 atü) einzuengen, um damit das eventuell in jedem Liquor in Spuren vorhandene Haptoglobin anzureichern (FÜNFHAUSEN 1960). Das auf dem Filter zurückbleibende Eiweiß wurde in Pufferlösung (Gelpuffer) aufgenommen und in typischer Weise verimpft; ein Haptoglobinnachweis gelang nicht, lediglich die hämoglobinbindende Vorfraktion, die nur dann durch die Benzidintechnik dargestellt werden konnte, wenn dem Liquor vor der Elektrophorese Hämoglobin zugesetzt worden war, hatte sich etwa um das Zehnfache angereichert. In einer späteren Versuchsserie wurden vom gleichen Autor normale, nichtentzündliche Liquorproben lyophilisiert, die Trockensubstanz in Puffer aufgeschwemmt und der Elektrophorese unterworfen, auch darin ließ sich kein Haptoglobin nachweisen. Es darf somit wohl angenommen werden, daß Haptoglobin nur bei größeren entzündlichen Veränderungen in den Liquor übertritt.

Milch: Die Untersuchung der über 100 Milchproben auf einen möglichen Hp-Gehalt erfolgte mit der Fragestellung, ob die Muttermilch Haptoglobin enthält, und ob sich im positiven Falle ein Unterschied zwischen menschlicher und tierischer Milch nachweisen läßt und damit eventuell „Verunreinigungen" in Muttermilchkonserven durch tierische Milch nachgewiesen werden könnten.

Die Milchproben wurden uns freundlicherweise von der Universitätsfrauenklinik der Charité überlassen. In den dazugehörigen, zur Kontrolle mituntersuchten Seren war der Hp-Typ einwandfrei bestimmbar. In sämtlichen Milchproben war ein Hp-Gehalt nicht nachzuweisen.

Ejakulat: Von den im dermatologischen Klinikbetrieb zur Klärung von Fertilitätsstörungen anfallenden Masturbaten wurden 15 Proben auf ihren Haptoglobingehalt untersucht. Haptoglobin konnte in keiner der Proben nachgewiesen werden.

Glaskörperflüssigkeit und Kammerwasser: Die Glaskörperflüssigkeit läßt sich bei Leichen leicht durch Bulbuspunktion gewinnen. Die Untersuchungen erfolgten mit der Fragestellung, ob sich diese zäh-schleimige Flüssigkeit zum Haptoglobinnachweis bei Leichen eignet. In den von uns untersuchten Fällen konnten keine Haptoglobine in der Glaskörperflüssigkeit nachgewiesen werden. Schubert (1961) konnte bei zehn getesteten Bulbuspunktaten, die zwei Stunden post mortem gewonnen worden waren, ebenfalls keine Haptoglobine nachweisen.

Vom gleichen Autor wurden 20 Proben Kammerwasser der Vorkammer des menschlichen Auges untersucht, auch darin war kein Haptoglobin zu erkennen.

Blasengalle: Die Blasengalle wurde durch Punktion der Gallenblase bei Cholecystektomie gewonnen. Bei den zwanzig getesteten Proben konnten keine Haptoglobine nachgewiesen werden.

Speichel: 26 Speichelproben wurden von uns auf ihren Haptoglobingehalt untersucht. Die Proben wurden sowohl im Nativzustand als auch nach Inaktivierung und im abgekochten Zustand der Stärkegelelektrophorese unterworfen. Ein Haptoglobingehalt konnte in keinem Fall festgestellt werden.

Magennüchternsekret: Die Magensaftproben wurden mit 1/n NaOH neutralisiert, Haptoglobine konnten nicht nachgewiesen werden.

Fruchtwasser: 30 verschiedene Fruchtwasserproben wurden während des Blasensprunges aufgefangen, zentrifugiert, mit Hb versetzt und der Elektrophorese unterworfen. Hämoglobinbindende Eiweißkomponenten konnten in keinem Fall nachgewiesen werden.

Mekonium: Mekonium und Darmwand des menschlichen Foeten stellen etwa vom 5. Foetalmonat an ein umfangreiches Reservoire an Blutgruppensubstanz dar. Dickgiesser und Wildhagen (1952) erzielten in einem Fall bei einer Aufschwemmung von pulverisierter Darmwand, die in einem Verhältnis von 1:2000000 verdünnt worden war, noch eine geringgradige Agglutinationshemmung. Der Versuch, im Mekonium auch Haptoglobin nachzuweisen, war naheliegend.

Um nach dem Zentrifugieren der Mekoniumaufschwemmung eine brauchbare Menge Überstand zu gewinnen, mußte das Mekonium vor dem Zentrifugieren mit der zweifachen Menge Kochsalzlösung (0,9%-ig) versetzt werden. Wurde die Mekoniumaufschwemmung unmittelbar nach der Zugabe der Kochsalzlösung bei 5000 U/Min. für etwa 5 Minuten zentrifugiert, so konnte fast die gesamte hinzugegebene Menge Kochsalzlösung als Überstand zurückgewonnen werden. Wurde die Aufschwemmung dagegen erst nach 30 Minuten zentrifugiert, so ließ sich nur etwa der 20. Teil der hinzugegebenen Menge zurückgewinnen, der Rest schien durch im Mekonium vorhandene Quellstoffe aufgesaugt zu sein.

Der Überstand, eine schmutzig-braune, feinflockige Flüssigkeit, wurde mit Hb versetzt und in der üblichen Weise der Elektrophorese unterworfen. Zur Kontrolle wurde das mütterliche Serum und das Nabelschnurblut mituntersucht. Von den 11 Proben waren bei zwei Fällen im Nabelschnurblut Haptoglobin vorhanden. Die Typen stimmten mit denen der mütterlichen Seren überein. In allen 11 Mekoniumproben waren keine hämoglobinbindenden Komponenten vorhanden.

Ascites: Die bei uns untersuchten Punktate stammen von acht verschiedenen Patienten, von denen sechs an Lebercirrhose und zwei an sekundärer Bauchfellkarcinose erkrankt waren. Die Punktate wurden vor der Elektrophorese zentrifugiert. Die Untersuchungsergebnisse der Ascitesflüssigkeit bei bestehender Bauchfellkarzinose waren eindeutig positiv, während von den sechs bei Lebercirrhose gewonnenen Punktaten nur vier Proben schwach erkennbare Haptoglobinmuster aufwiesen. (Über das Verhalten des Haptoglobinspiegels bei malignen Tumoren und Lebererkrankungen S. 115.)

Da die Ascitesflüssigkeit oft in großen Mengen anfällt, wurde von LAURELL (1959_2) ein Verfahren zur Gewinnung von Haptoglobin durch Ammonsulfatfällung in Kombination mit Äthanol-Acetonfällung und anschließender Reinigung im Stärkegel oder Ionenaustauschersäulen angegeben (S. 94).

Exsudat, peritonitisch: Bei neun Patienten, die wegen Perforationen im Bereich des Magen-Darmtraktes zur Operation gelangten, konnte intra operationem peritonitisches Exsudat gewonnen werden. Sieben Proben waren rein serös, die restlichen zwei eitrig-fibrinös.

Das Untersuchungsmaterial wurde vor der Elektrophorese zentrifugiert. In allen Proben war der Haptoglobinnachweis eindeutig positiv.

Exsudat, pleuritisch: Der Eiweißgehalt der einzelnen Pleuraergüsse ist unterschiedlich. Ein hoher Eiweißgehalt ist für eine entzündliche Genese typisch(Exsudat), während ein niederer für eine nichtentzündliche, stauungsbedingte Genese spricht (Transsudat).

Von den elf untersuchten Pleuraergüssen waren acht akut-pleuritischen Ursprungs und drei die Folgen tuberkulöser Prozesse. In allen 11 Proben waren die Haptoglobinmuster gut nachweisbar, die Höhe des Exsudat-Haptoglobinspiegels schwankte jedoch mit dem Grad der Entzündung, er war bei akuten Entzündungen wesentlich höher als bei entzündlichen Veränderungen geringeren Ausmaßes.

Wundsekrete: Das Untersuchungsmaterial wurde zum Teil aus chronisch-fistelnden osteomyelitischen Wunden der unteren Extremitäten als auch aus infizierten Laparatomiewunden in Form von Eiter oder Seromflüssigkeit gewonnen. In allen 24 Proben war der Haptoglobinnachweis eindeutig positiv.

Inhalt von Hautblasen bei Hautkrankheiten: Unsere zusammen mit der Hautklinik der Charité durchgeführten Untersuchungen über Haptoglobinbefunde an Kranken der Berliner Universitäts-Hautklinik (STÄPS, BUNDSCHUH und FALK 1961) sind inzwischen auf ein beträchtliches Material angewachsen. Bei diesen Untersuchungen gelangte auch der Inhalt der Hautblasen mit zur Testung. (Die Zusammenstellung der Hautkrankheiten erfolgte auf Seite 123.)

Bei allen untersuchten Proben war der Haptoglobinnachweis eindeutig positiv.

Da die Seromflüssigkeit bei den Wundsekreten und wahrscheinlich auch der Inhalt der Hautblasen lymphogenen Ursprungs ist, und beide Flüssigkeiten Haptoglobine enthalten, dürfte es sehr wahrscheinlich sein, daß auch die Lymphe Haptoglobin enthält.

Nephroseurin: Auf den Gehalt an Haptoglobin im Nephroseurin haben zuerst JAYLE und BOUSSIER (1955) hingewiesen (S. 92). Von 12 eiweißhaltigen Urinproben mit einem Eiweißgehalt zwischen 9 und 20 % Eiweiß (ESSBACH) konnte nur in zwei Proben kein Haptoglobin nachgewiesen werden. Diese beiden Proben hatten einen Eiweißgehalt von 9 %. Unterhalb dieser Grenze war ein Hp-Nachweis nicht möglich.

Hydrozelenflüssigkeit: Das Untersuchungsmaterial wurde sowohl durch Punktion intra operationem als auch während der Obduktion gewonnen.

14 Proben stammten von Lebenden. In vier von diesen Fällen war der Hp-Nachweis nicht möglich. Bei weiteren vier Proben, die während der Obduktion gewonnen wurden, war der Hp-Nachweis eindeutig positiv. Die Muster stimmen mit denen der Blutsera überein. Bemerkenswert ist jedoch, daß in der Hydrozelenflüssigkeit mit Hilfe der Stärkegelelektrophorese kein Gamma-Globulin nachgewiesen werden konnte. Mit der empfindlicheren Immunoelektrophorese wurde der Gamma-Globulinnachweis nicht versucht.

Nierencystenflüssigkeit: Zur Untersuchung gelangten drei Fälle von Nierencysteninhalt, die während der Obduktion gewonnen wurden.

Da sich in keinem Fall Haptoglobin nachweisen ließ, wurde auf die Testung weiterer Proben verzichtet.

Gelenkpunktate: Von 16 Gelenkpunktaten verschiedener Genese konnten in elf Fällen Haptoglobine nachgewiesen werden, die restlichen Proben wiesen eine Ahaptoglobinämie auf.

Da die Proben nicht selbst entnommen waren, konnte eine Einteilung nach der Genese nicht erfolgen.

Inhalt von Fäulnisblasen bei Leichen: In bestimmten Stadien der Leichenfäulnis treten oberflächliche Blasen auf, die anfangs gelblich-trübe Flüssigkeit und später blau-rot gefärbten Inhalt aufweisen. Bisweilen kommen auch beide Arten nebeneinander vor. Aus dem Inhalt dieser Fäulnisblasen vier verschiedener Leichen konnte der Hp-Nachweis einwandfrei geführt werden. Der Inhalt der Blasen wurde durch vorsichtiges Punktieren gewonnen.

Das Auftreten von Haptoglobin in jenen Körperflüssigkeiten, die unter pathologischen Bedingungen entstehen, ist verständlich, wenn man bedenkt, daß alle getesteten Flüssigkeiten mit Ausnahme der Fäulnisblasen und Nierencystenflüssigkeit Folge eines entzündlichen Prozesses sind und demzufolge mit dem Gefäßsystem in direkter (Exsudat) oder indirekter Verbindung (Serom) stehen.

Die Ascitesflüssigkeit macht mit einer stauungsbedingten Genese eine Ausnahme, aber steht mit dem Gefäßsystem ebenfalls in direkter Verbindung. Diese Ergebnisse machen sehr wahrscheinlich, daß bei entzündlichen Veränderungen Haptoglobin die Blutbahn verläßt und in jene Körperflüssigkeiten übertritt, die selbst Folge der Entzündung sind oder das entzündete Organ umspülen (Liquor cerebrospinalis). Auch auf dem Wege über die Stauung kann Haptoglobin aus der Blutbahn austreten.

Eine weitere Möglichkeit des Haptoglobinübertrittes bildet der Lymphweg.

Der Haptoglobingehalt in den Fäulnisblasen dürfte dadurch zu erklären sein, daß der entstehende Gasdruck zuerst die oberflächlichen Lymphkapillaren und Interzellularräume leer preßt (helle Fäulnisblasen) und später den Inhalt feinster Blutkapillaren und Blutfarbstoff dazutreten läßt (dunkle Fäulnisblasen).

F. Die Vererbung des Hp-Systems

Auf Grund ihrer ersten 18 Familienuntersuchungen schlußfolgerten Smithies und Walker (1956), daß die drei von ihnen beobachteten Phänotypen

Hp 1-1, Hp 2-1, Hp 2-2 (alte Schreibweise S. 48)

durch zwei verschiedene Gene bedingt werden, die sie mit Hp^1 und Hp^2 bezeichneten.

Die folgende Tabelle veranschaulicht unter Anwendung der neuen Nomenklatur das postulierte Genmodell (ihm liegen die beiden Gene Hp^1 und Hp^2 zugrunde, sie verhalten sich codominant; möglicherweise vorhandene weitere Gene sind darin noch unberücksichtigt, S. 143).

Tabelle 18

Die Hp-Phänotypen mit den zugehörigen Genotypen

Phänotyp	Genotyp
Hp 2-2	$Hp^2\ Hp^2$
Hp 2-1	$Hp^2\ Hp^1$
Hp 1-1	$Hp^1\ Hp^1$

Da jeder Paarungspartner zwei Hp-Gene besitzt, von denen er eines an seine Nachkommen weitergibt, und sich jedes Gen des einen Partners mit jedem Gen des anderen Partners verbinden kann, sind folgende Kombinationen möglich (Abb. 58):

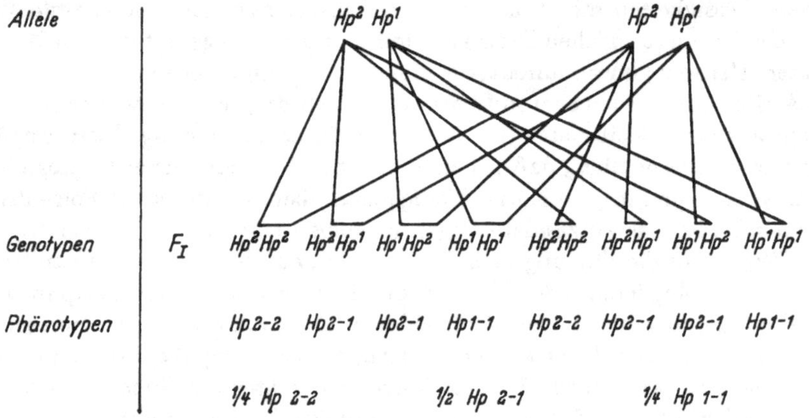

Abb. 58. Der angenommene Zwei-Allelenerbgang des Haptoglobinsystems

Der Erbgang des Hp-Systems scheint also dem Erbgang des MN-Blutgruppenmerkmals zu gleichen, wenn man von den Eigenschaften absieht, die in bestimmter Weise mit den MN-Merkmalen gekoppelt zu sein scheinen.

Die nachfolgende Sippentafel (Abb. 59) enthält die Untersuchungsergebnisse der Nachkommen über drei Generationen, die sich alle zwanglos in die erwähnte Zwei-Allelen-Hypothese einfügen lassen. Die Ahaptoglobinämie bei einem der Zwillinge in der Generation F_2 dürfte sekundärer Natur sein.

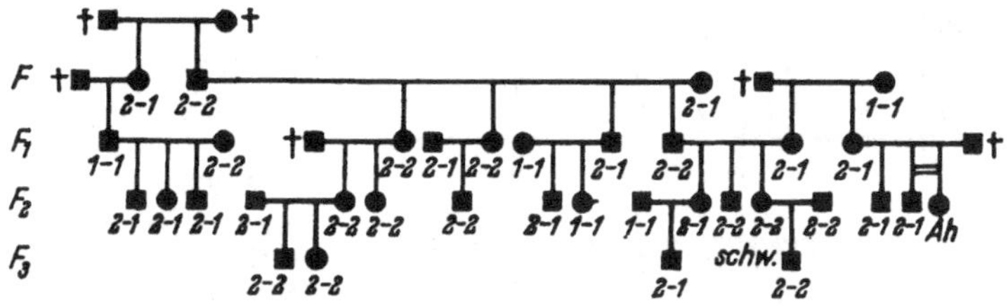

Abb. 59. Sippentafel
Entnommen: PROKOP, BUNDSCHUH und FALK (1961)

Das gegenwärtig vorliegende Familienmaterial umfaßt unseres Wissens nach 684 Paarungen mit etwa 2000 Nachkommen. Zusammenstellung siehe Tabelle 19. (Eine nähere Aufschlüsselung von 641 Elternpaarungen S. 141.)

Tabelle 19

Zusammenstellung der auf ihren Hp-Typ untersuchten Familien

SMITHIES und WALKER	(1956)	18	Familien
FALK und PROKOP	(1961)	217	(Zusammenfassung des Berliner Materials)
GALATIUS-JENSEN	(1960)	205	
FLEISCHER und LUNDEVALL	(1958)	93	
MÄKELÄ und Mitarbeiter	(1959)	43	
GIBLETT und STEINBERG	(1960)	92	
HARRIS und Mitarbeiter	(1958_1)	107	
SMITHIES und HILLER	(1959)	10	
sowie HARRIS und Mitarbeiter	(1960)		

Die einzelnen Mutter-Kind-Paarungen sind aus den Veröffentlichungen nicht vollständig zu entnehmen. Soweit sie verwendbar und erreichbar waren, sind sie in den Tabellen 26, 27 auf S. 148 zusammengefaßt.

Einige wenige Fälle von Inkompatibilität (HARRIS und Mitarb. 1958_1) und einige selten vorkommende modifizierte Muster verlangen nach einer gesonderten Erklärung.

Zur besseren Übersicht seien die bisher bekannten seltenen Muster zusammengefaßt und im Vergleich mit den Standardtypen graphisch dargestellt (Abb. 60).

Eine graphische Darstellung ist naturgemäß eine idealisierte Befundwiedergabe. Ein Vergleich der diagrammatisch dargestellten elektrophoretischen Beweglichkeit der abnormen Fraktionen bei den einzelnen Typen schließt daher den Fehler der Idealisierung mit ein. Dennoch soll ein derartiger Vergleich gewagt werden, da er eine brauchbare Orientierung und möglicherweise sogar eine Einteilung der abnormen Muster ermöglicht.

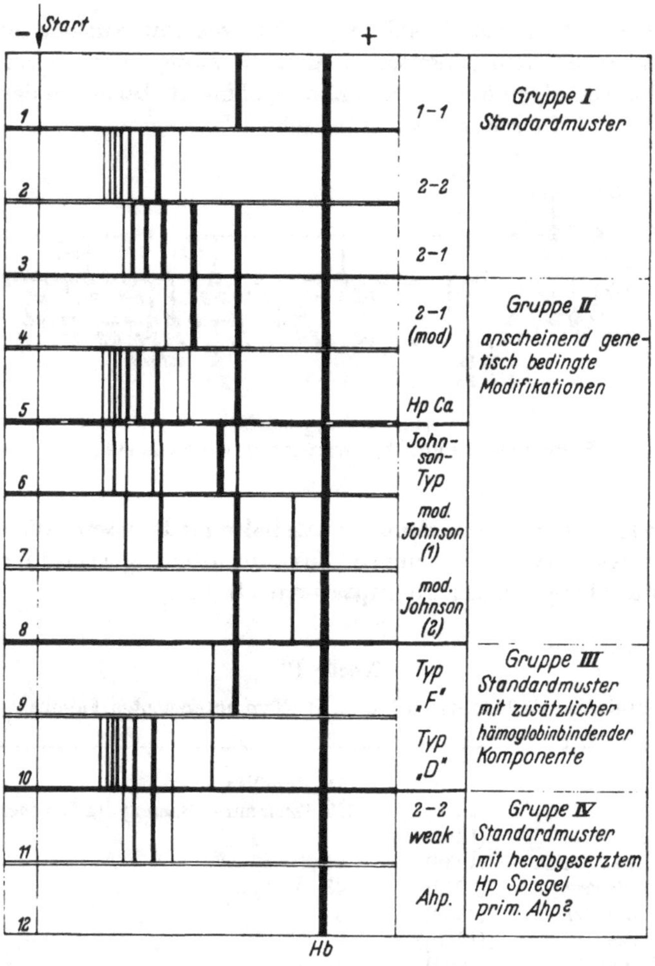

Abb. 60. Zusammenstellung der bisher beobachteten Haptoglobinmuster (Benzidinfärbung)

In der Zusammenstellung lassen sich vier Gruppen erkennen. Die Gruppe I umfaßt die Standardtypen. Die anscheinend genetisch bedingten Modifikationen — zu dieser Gruppe wäre nach Giblett und Steinberg (1961) auch die primäre oder genetisch bedingte Ahaptoglobinämie zu zählen — sind in Gruppe II zusammengefaßt. Die Gruppe III beinhaltet Standardtypen, bei denen eine zusätzliche Komponente zu erkennen ist, die ebenfalls Hämoglobin bindet aber möglicherweise nicht zum Haptoglobin gehört.

Zur Gruppe IV könnte man jene Standardtypen zählen, die als schwach bezeichnet werden, die sogenannten „weak"-Muster. Bei derartigen Mustern bestehen erfahrungsgemäß Übergänge zur sekundären Ahaptoglobinämie. Daß auch der Hp-Typ 2-1 (mod) dieser Gruppe zuzuordnen sei, scheint den Untersuchungen von Giblett und Steinberg zufolge recht unwahrscheinlich. Bei einem größeren Untersuchungsgut lassen sich die fließenden Übergänge vom *Normalspiegel* über *Hypohaptoglobin-*

ämie zur *Ahaptoglobinämie*, insbesondere beim Hp 2-2- und Hp 2-1-Typ deutlich erkennen. Das nimmt kaum Wunder, da auch die übrigen Serumproteide des Menschen temporären Schwankungen unterworfen sind. Daß die Höhe des Hp-Spiegels erblich kontrolliert wird, ist bisher weder erwiesen noch widerlegt.

Besondere Aufmerksamkeit verdienen die Gruppen II und III. Ein Interpretationsversuch ist naturgemäß recht schwierig.

In der Gruppe III sind zwei Typen zusammengefaßt, die von den entsprechenden Standardmustern nur dadurch abweichen, daß unmittelbar hinter der Hp-Komponente, die für den Hp-Typ 1-1 und 2-1 charakteristisch ist, eine zusätzliche, mit Benzidin schwächer darstellbare Fraktion erscheint. Während das erste Muster Hp-Typ „F" nach (BLUMBERG) relativ häufig beobachtet werden kann (in unserem Material etwa 3 auf 1000), ist das zweite Muster (hier erstmalig als Typ „D" bezeichnet) von uns bisher nur einmal gefunden worden, und zwar bei einem Diabetiker in prämortalem Zustand. Da der Merkmalsträger keine Angehörigen besaß, war eine Familienuntersuchung nicht möglich (PROKOP und BUNDSCHUH 1961). Ein Vergleich der Originalauftrennungen der Typen „F" und „D" läßt erkennen, daß die zusätzliche Komponente bei beiden Typen etwa die gleiche elektrophoretische Beweglichkeit und annähernd die gleiche Intensität besitzt. Diese beiden Merkmale sind kein Beweis für die Identität dieser Fraktion, lassen jedoch die Möglichkeit einer Verwandtschaft offen.

Für den Typ „D" läßt sich infolge der besonderen Auffindsituation eine mögliche „prämortale Eiweißverschiebung" erwägen. Für den anderen Typ besteht dieser Verdacht kaum, denn er tritt bei gesunden Personen auf. Ob es sich bei der zusätzlichen Fraktion um eine hämaktive, aber eventuell Hp-fremde Eiweißfraktion handelt, scheint einer eingehenden Untersuchung wert. Obwohl das $Beta_1$-Globulin zur Hämoglobinbindung befähigt ist (NEALE, ABER und NORTHAM 1958, TOMBS 1960 sowie eigene Versuche), es aber bei schwach alkalischem pH in annähernd der gleichen Position wie das freie Hb wandert, also vor den Hp-Hb-Banden, kommt es dafür kaum in Betracht; möglicherweise könnte ein anderes β-Globulin in Frage kommen. Auch eine erbliche Determination ist nicht ausgeschlossen.

Die in dieser Gruppe II zusammengefaßten Muster sind in dieser oder jener Weise modifiziert, lassen aber dennoch einige Gesetzmäßigkeiten erkennen (vgl. in der Abb. 37 die Hp-Komponente I und I_x).

Der Hp-Typ Ca wurde von GALATIUS-JENSEN in zwei voneinander unabhängigen Sippen gefunden. Die Tafel der einen Sippe ist nachstehend aufgeführt.

Da in der relativ kleinen Sippe drei Merkmalsträger vorhanden sind, dürfte für den abnormen Phänotyp mit großer Wahrscheinlichkeit eine genetische Determination anzunehmen sein. Durch welchen Erbgang dieses Muster gesteuert wird, ist aus den geringen vorliegenden Befunden nicht zu ersehen. In der dargestellten Sippe (Abb. 61) tritt er nur bei Männern auf, der zuerst gefundene Merkmalsträger war eine Frau, ihr Kind hatte ein normales Hp-Muster (Hp 1-1).

Von den angegebenen Hypothesen, die Entstehung dieses Phänotyps zu erklären, kann vorerst weder der einen noch der anderen mehr Existenzberechtigung beigemessen werden. Ob ein zusätzliches Gen oder eine Modifikation der Normalgene im Spiele ist, wissen wir noch nicht. Wir müssen uns vorerst lediglich damit begnügen, das Vorhandensein dieses Musters zur Kenntnis zu nehmen.

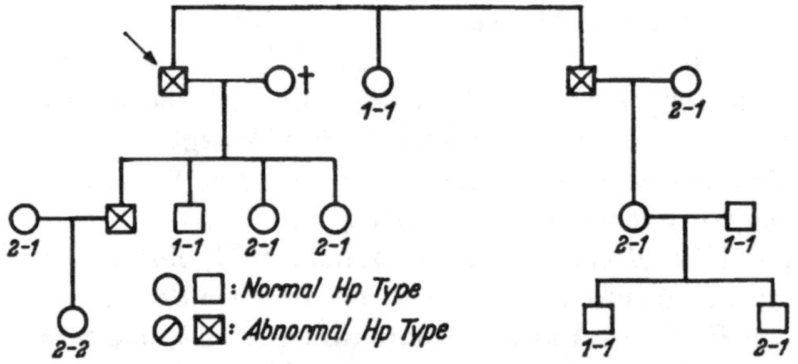

Abb. 61. Sippentafel zum Hp-Typ Ca (⊠)
Entnommen: Galatius-Jensen (1960)

Der Hp-Typ Ca wurde auch von Baitsch (1961) sowie von Baitsch und Liebreich (1961) beobachtet, sie konnten jedoch nie einen familiären Zusammenhang feststellen. Auch bei unseren Untersuchungen drängte sich in einigen Fällen der Verdacht eines Hp-Types Ca auf, Kontrollen ergaben aber in jedem Fall eine durch unsauber ausgewaschenes Hb vorgetäuschte zweite Bande in der Position der gedoppelten schwachen Fraktion beim Hp-Typ Ca (S. 70).

Eine weitere große Seltenheit ist der von Giblett zuerst beschriebene „Johnson-Typ“ (zit. bei Giblett und Steinberg 1960), der in einer Familie bei zwei Merkmalsträgern gefunden wurde. Kürzlich wurde uns von Göhler, aus dem Institut für gerichtl. Medizin der Universität Rostock eine Serumprobe von einem 24jährigen Mann zugeschickt, die bei mehreren Kontrollen, wie uns Göhler berichtete, weder das Bild eines normalen Hp-2-1-Types noch das Bild eines regelrechten Hp-2-2-Types bot. Das Elektrophoresemuster dieses Serums wies ähnliche Charakteristika wie der von Giblett beschriebene „Johnson“-Typ auf (Sippentafel siehe unten).

Neuesten Untersuchungsergebnissen von Smithies und seinen Mitarbeitern zufolge, soll der „Johnson“-Typ durch Kombination der Gene Hp^1 und Hp^{2J} entstehen. Eine ähnliche Möglichkeit der Vererbung könnte für den „modified Johnson“-Typ 1 und 2 erwogen werden.

Ob es sich bei den als „modified Johnson“-Typ 1 und 2 bezeichneten Mustern (Abb. 60 Spalte 7 und 8 sowie Abb. 62) überhaupt um echte Modifikationen handelt, ist noch ungeklärt, die erwähnte Bezeichnungsweise soll vorläufigen Charakter tragen. Die beiden Muster, die sich in einer Sippe fanden, wurden mit dem Johnson-Typ wegen der gemeinsam fehlenden Hb-Hp-Komponente II und IV in Zusammenhang gebracht.

Von Smithies, Connell und Dixon (1961) wird die Existenz eines weiteren Hp^1-Gens angenommen (s. u.); das eine $Hp^{1(F)}$-Gen soll eine schneller wandernde, das andere $Hp^{1(S)}$-Gen eine langsamer wandernde Komponente bedingen. Die Hb-Hp-Komponenten I und I_x könnten durch zwei derartige Gene bedingt werden, die Variation des übrigen Musters bliebe aber dadurch noch ungeklärt.

Auf eine in der Literatur bisher noch nicht erwähnte Möglichkeit, die abgewandelten Hp-Muster genetisch zu interpretieren, wird am Ende dieses Kapitels eingegangen.

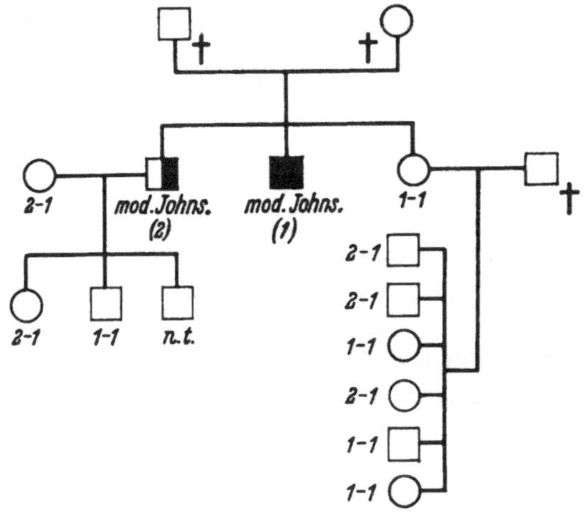

Abb. 62. Sippentafel der in Rostock gefundenen Sippe, mit modifizierten Johnson-Typen 1 und 2 (n. t. = nicht getestet) Entnommen: GÖHLER und BUNDSCHUH (1962)

Weitaus umfangreicher sind die Untersuchungsergebnisse des von CONNELL und SMITHIES (1959) sowie von GIBLETT (1959) und auch von HARRIS und Mitarbeitern 1960 beschriebenen Hp-Types 2-1 (mod).

Daß in der von SMITHIES und HILLER 1959 und in der Fortführung von HARRIS und Mitarbeitern 1960 beschriebenen Sippe die Hp-2-1-(mod)Typen und der seltene Transferrintyp B_2C bei einigen Individuen kombiniert auftreten, scheint zufällig zu sein. Aus anderen Veröffentlichungen sind derartige Zusammenhänge nicht bekannt.

Das modifizierte Muster Hp 2-1 (mod) tritt bei Weißen sehr selten auf. Familiäre Zusammenhänge sind bisher nur in einer Sippe beobachtet worden (Abb. 63), anders dagegen bei Negern (SMITHIES und HILLER und später HARRIS und Mitarbeiter). BAITSCH berichtet, daß er diesen Typ bisweilen diagnostizieren konnte, aber nie reproduzierbare Ergebnisse erzielte. Ähnliches können wir aus unseren eigenen Erfahrungen bestätigen. So scheint, daß von dem genetich modifizierten Muster Hp 2-1 (mod) eine diesem Muster ähnliche temporäre Verminderung der hochpoly-

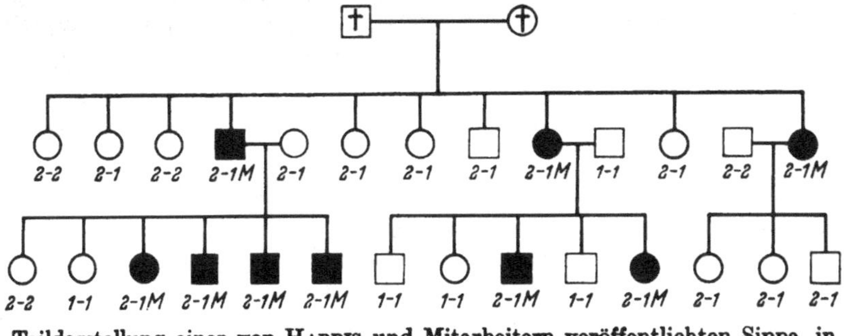

Abb. 63. Teildarstellung einer von HARRIS und Mitarbeitern veröffentlichten Sippe, in der das Hp-Muster 2-1 (mod) gehäuft auftritt Entnommen: HARRIS und Mitarbeiter (1960)

meren Hp-Fraktionen des normalen Hp-2-1-Types abzugrenzen ist, vielleicht als Hp 2-1 „weak“ zu bezeichnen. In diesem Rahmen soll jedoch der Erbgang des familiär gehäuft auftretenden Hp-Types 2-1 (mod) diskutiert werden, für den ein modifiziertes Gen Hp^{2m} angenommen wird (GIBLETT und STEINBERG 1960). Zur Übersicht seien zwei Stammbäume dazu wiedergegeben.

Ein Blick auf die beiden Stammbäume läßt erkennen, daß das modifizierte Muster sowohl bei Männern als auch bei Frauen auftritt und somit nicht geschlechtsgebunden sein dürfte (Abb. 63 u. 64).

Für einen Vergleich der Häufigkeit bei beiden Geschlechtern ist das Zahlenmaterial zu gering.

In den beiden Stammbäumen sind die möglichen Paarungen enthalten, bei denen mindestens ein Elternteil das modifizierte Muster besitzt. In der nachfolgenden Tabelle sind diese Muster zusammengefaßt.

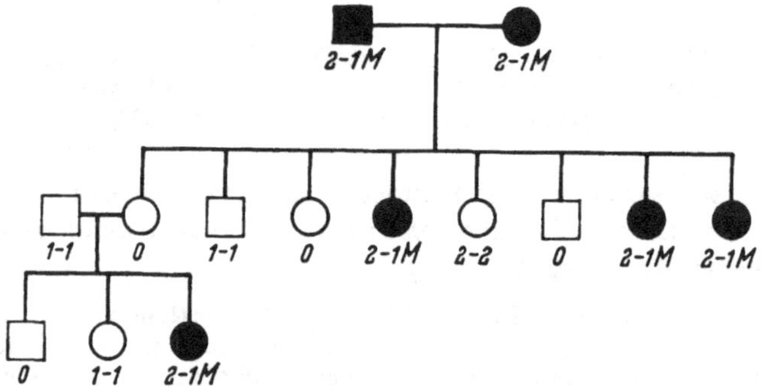

Abb. 64. Elternpaarung Hp 2-1 (mod) × 2-1 (mod)
Entnommen: GIBLETT und STEINBERG (1960)

Tabelle 20

Zusammenstellung der möglichen Paarungen, bei denen mindestens ein Elternteil das modifizierte Muster Hp 2-1 (mod) besitzt

Paarungen Hp 2-1 M mit: ↓	Hp 2-1 (mod) $Hp^{2m}Hp^1$ Spalte 1		$Hp^{2m}Hp^2$ Spalte 2		$Hp^{2m}Hp^{2m}$ Spalte 3		Hp 2-1 Hp^2Hp^1 Spalte 4		Hp 2-2 Hp^2Hp^2 Spalte 5		Hp 1-1 Hp^1Hp^1 Spalte 6		Ahp. Hp^0Hp^0 Spalte 7		ges. Sp. 8
	erw.	gef.	erw.	gef.	erw.	gef.	erw.	gef.	erw.	gef.	erw.	gef.	erw.	gef.	
		6										10		4	20
Hp 2-1 M	50%	30%	0%	0%	25%	0%	0%	0%	0%	0%	25%	50%	0%		
		11						9		5		11		6	42
Hp 2-1	25%	26%	25%	0%	0%	0%	25%	24%	0%	12%	25%	26%	0%	13%	
								8		4				3	15
Hp 2-2	0%	0%	50%	0%	0%	0%	50%	51%	0%	25%	0%	0%	0%	24%	
		8								1		3		5	17
Hp 1-1	50%	50%	0%	0%	0%	0%	0%	0%	0%	(5%)	50%	20%	0%	25%	

Da das vorliegende Material zu gering ist, um zu erwarten, daß die gefundenen Werte mit den erwarteten übereinstimmen (denn damit ließe sich die Existenz des angenommenen dritten Alleles sehr wahrscheinlich machen), soll ein anderer Weg beschritten werden. Es soll geprüft werden, ob die entsprechenden Paarungen Hp 2-1 (mod) × Hp 2-1 (mod) bzw. × Hp 2-1 oder Hp 2-2 oder Hp 1-1 in der Lage sind, Nachkommen hervorzubringen, die bei Kodominanz des angenommenen dritten Allels nicht erwartet werden (Tab. 20).

Jene Teile der Tabelle, bei denen ein Null-Wert erwartet, aber ein höherer gefunden wird, sind fett gedruckt und in der folgenden Tabelle herausgezogen:

Tabelle 21

Hp-Paarungen 2-1 (mod) mit den Standardmustern

Paarungen	Hp 2-2 erw.	Hp 2-2 gef.
Hp 2-1 M × Hp 2-1		5 Fälle
	0%	12%
Hp 2-1 M × Hp 2-2		4 Fälle
	0%	25%
Hp 2-1 M × Hp 1-1		1 Fall
	0%	

Der erwartete Null-Wert wird in drei Paarungen nicht erfüllt. Wenn man keine Illegitimität zumindest für die Nachkommen der ersten beiden Paarungen annimmt, dann ist die Kodominanz des angenommenen dritten Allels Hp^{2m} durch das Vorhandensein dieser nicht erwarteten Nachkommen ausgeschlossen.

Beim Überprüfen des rezessiven Verhaltens dieses angenommenen dritten Allels gegenüber dem Gen Hp^2 ergibt sich folgender Befund:

Bei den Paarungen

Hp 2-1 (mod) × Hp 2-1
Hp 2-1 (mod) × Hp 2-2

würden im ersten Fall 25 % und im zweiten sogar 50 % Hp^{2m}-Hp^2-Nachkommen zu erwarten sein (Tab. 20 Spalte 2). Gefunden wurden jedoch keine, möglicherweise ist ein derartiger Phänotyp bisher nicht bekannt. In beiden Fällen wurde aber die nicht erwartete phänotypische Konstellation Hp 2-2 gefunden (Tab. 20 Spalte 5).

Unterstellt man, daß das Allel Hp^{2m} gegenüber dem Allel Hp^2 rezessiv ist, so ließe sich dieser Befund dadurch erklären, daß die gefundenen Hp-2-2-Phänotypen genotypisch nicht Hp^2 Hp^2 sind, sondern Hp^{2m}-Hp^2-Muster darstellen.

Bei der dritten Paarung

Hp 2-1 (mod) × Hp 1-1

werden weder Hp^{2m}-H^2p (vgl. Tab. 20, Spalte 2) noch Hp^2-Hp^2-Genotypen bzw. Hp-2-2-Phänotypen (vgl. Tafel 20, Spalte 5) erwartet, gefunden wurde jedoch ein Hp-2-2-Phänotyp. Dieser Fall könnte unter Umständen durch Illegitimität erklärt werden, wenn der Präsumptivvater und nicht die Mutter die

Konstellation Hp 1-1 besäße. Welcher der Elternteile diesen Hp-Typ besitzt, ist aus der Veröffentlichung von GIBLETT und STEINBERG nicht zu ersehen.

Die Analyse der oben gegebenen Tabelle schließt ein Hp^{2m}-Allel nicht aus, macht aber sehr wahrscheinlich, daß es bei Vorhandensein gegenüber dem Hp^1-Allel rezessiv ist und sich gegenüber dem Hp^2-*Allel* kodominant verhält, denn sonst könnte das modifizierte Muster Hp 2-1 (mod) nicht entstehen.

Wird dem Gen Hp^{2m} eine Rezessivität gegenüber dem Hp^2-Allel eingeräumt, so drängt sich zwangsläufig die Frage auf, wie der Phänotyp bei homozygotem Vorliegen dieses Allels aussähe. Es könnte möglicherweise eine primäre (erblich bedingte) Ahaptoglobinämie resultieren, damit würde die alte, von GALATIUS-JENSEN, BLUMBERG, ALLISON und ap REES u. a. angenommene und wieder verworfene Hypothese eines rezessiven Hp^0-Gen neu belebt (S. 55).

Die Frage nach dem Genotyp Hp^{2m} Hp^{2m} schließt die Frage nach dem gegenseitigen Verhalten zweier Hp^{2m}-Allele ein. Daß bei homozygotem Vorliegen dieses Allels eine Ahaptoglobinämie resultiert, muß jedoch nicht zwingend angenommen werden. Es könnte auch ein Phänotyp entstehen, der bisher noch nicht beschrieben wurde, obgleich das sehr unwahrscheinlich ist. Der von GALATIUS-JENSEN beschriebene Phänotyp Hp Ca kommt dafür nicht in Betracht, denn eine Mutter mit dem Hp-Typ Ca brachte ein Hp 1-1-Kind hervor, was bei homozygotem Vorhandensein der Allele, die den Phänotyp Hp Ca bedingen, nicht möglich wäre.

GIBLETT und STEINBERG kommen bei der Analyse ihrer Untersuchungsergebnisse zu dem Schluß, daß Hp 2-1-(mod) und Hp-0-Phänotypen in irgendeiner Weise zusammengehören. Es ist zunächst erfahrungsgemäß recht schwierig, eine primäre Ahaptoglobinämie — sofern diese überhaupt vorhanden ist — gegen eine sekundäre abzugrenzen. Das Mindeste, was versucht werden muß, sind Kontrolluntersuchungen über längere Zeit. Darüber wird von GIBLETT und STEINBERG nichts berichtet.

Unserer Auffassung nach besteht bei der Auswertung der von GIBLETT und STEINBERG mitgeteilten Ergebnisse kein Anhalt dafür, die gefundenen Hp 2-1-(mod) Werte zu den gefundenen Hp-0-Werten zu addieren, um den erwarteten Hp-2-1-(mod)Werten nahezukommen bzw. die Konstellation Hp 1-1 $\times$ Hp 0, Kind Hp 2-1 (mod) (Abb. 64) zu erklären. Die Ahaptoglobinämie bei dem einen Elternteil kann sekundär bedingt sein. Die erwarteten Hp 2-1-(mod)Werte in der Tabelle 20 (Spalte 1) stimmen trotz der geringen Anzahl der untersuchten Fälle sehr gut mit den gefundenen überein. Beim Addieren der beiden Raten würden die gefundenen weit über den erwarteten liegen.

In der von HARRIS beschriebenen Sippe *fehlen* die Hp-0-Phänotypen (Abb. 63), die nach GIBLETT und STEINBERG zu den gefundenen Hp 2-1-(mod)Werten hinzugezählt werden müßten, um mit den erwarteten übereinzustimmen.

Den bisherigen Untersuchungsergebnissen zufolge hat es den Anschein, als ob sämtliche Modifikationen auf eine Veränderung am Hp^2-Allel zurückzuführen seien (Hp^{2m}; Hp^{2J}). In einer persönlichen Mitteilung erwähnt GIBLETT, daß SMITHIES auch Unterschiede am Hp^1-Allel auf der Basis von schneller und langsamer Beweglichkeit gefunden habe. Es gibt demnach zwei Hp^1-Allele

$Hp^{1F} + Hp^{1S}$ und drei daraus resultierende
Hp 1-1 Typen mit der genotypischen Konstellation
Hp^{1F}/Hp^{1F}; Hp^{1S}/Hp^{1F}; Hp^{1S}/Hp^{1S}

Eine ausführliche Darstellung dieser Ergebnisse befindet sich in Vorbereitung, GIBLETT, pers. Mitt. (1961), vgl. SMITHIES, CONNELL und DIXON (1961).

Inzwischen sind Einzelheiten von CONNELL, DIXON und SMITHIES in Natue 193 (4814), 505 (1962) mitgeteilt worden.

Vererbung der Ahaptoglobinämie: Auf Seite 56 wurde vorgeschlagen, die Ahaptoglobinämien nach ihrer Genese einzuteilen in

primäre Ahp	=	genetisch bedingt
sekundäre Ahp	=	pathologisch bedingt
physiologische Ahp	=	Ahp des Säuglingsalters

Die möglicherweise genetisch bedingte Ahaptoglobinämie muß nicht durch Homozygotie eines rezessiven *Hp*-0-Gens bedingt sein. Ein solches Gen existiert unserer Auffassung nach nicht, wenn es jedoch vorhanden ist, dann ist es so selten, daß die beweisende Mutter-Kind-Inkompatibilität noch nicht gefunden wurde. Die von HARRIS und Mitarbeitern (1958_1) beschriebenen Fälle sind durch Nachuntersucher nicht bestätigt worden und schwerlich als Beweis anzusehen.

Von verschiedenen Autoren wird zur Erklärung einer möglicherweise genetisch bedingten Ahaptoglobinämie die Existenz eines Suppressorgens erwogen, das in der Lage sein soll, die Ausbildung des Haptoglobins zu unterdrücken. BAITSCH gibt dazu folgende Abbildung:

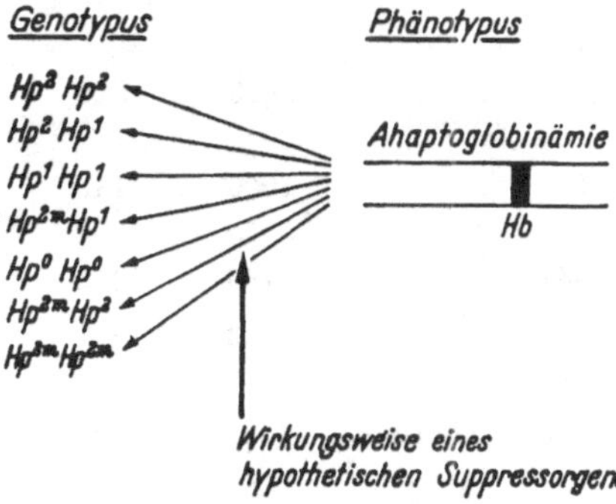

Abb. 65. Schematische Darstellung der Möglichkeiten, die zu einer Ahaptoglobinämie führen können

Entnommen: BAITSCH (1961)

Ob alle sieben Gene Hp^{1F}, Hp^{1S}, Hp^2, Hp^{2m}, Hp^{2J}, *Silent-Gen, Suppressor-Gen*, die im Erbgang des Hp-Systems eine Rolle spielen sollen, wirklich existieren, muß weiteren Forschungen vorbehalten bleiben. Daß es nicht nur die Gene Hp^1 und Hp^2 sind, die den Erbgang des Hp-Systems steuern, ist nach dem Auffinden der seltenen, familiär gehäuft auftretenden Muster kaum mehr zu bezweifeln. Das von GIBLETT und STEINBERG postulierte Hp^{2m} Allel, das den modifizierten Hp Typ 2-1 (mod) bedingen soll, bedarf noch weiterer, bestätigender Forschungsergebnisse. Es könnte den bisherigen Untersuchungsergebnissen zufolge dem Hp^2-Allel gegenüber rezessiv sein.

Für jene seltenen Typen, deren Zustandekommen mit großer Wahrscheinlichkeit durch genetische Faktoren gesteuert wird, bleibt noch eine andere, bisher unerwähnte Erklärungsmöglichkeit. Aufbauend auf die Polymerisationstheorie von ALLISON (1959) (S. 99), nach der zwei verschiedene Haptoglobingrundbausteine Hp 1 und Hp 2 vorhanden sein sollen, wäre denkbar, daß die beiden Gene Hp^1 und Hp^2 *die Bildung dieser Grundbausteine* lenken und ein weiteres Gen oder Genpaar für die *Polymerisation der Grundbausteine* verantwortlich ist. Ob dieses „Polymerisationsgen“ auf einem anderen Gen-Ort lokalisiert ist, vielleicht mit dem Hp-Gen gekoppelt und jeweils mit ihm zusammen nach dem Prinzip der multiplen Allelie mendelt oder ob es ein die Polymerisation überbrückendes Suppressor-Gen gibt, wissen wir nicht.

Tabelle 22

Verteilung der Gen-Frequenzen Hp^1 und Hp^2

Population	Stichprobenumfang gesamt	Hp 1-1	Hp 2-2	Frequenz Hp^1	Hp^2	Autor
Dänemark	2046	328	967	0,397	0,603	GALATIUS-JENSEN (1960)
Schweden	1000	153	402	0,380	0,620	TARUKOSKI (1959)
	275	59	86	0,451	0,549	NYMAN (1959)
Norwegen	1000	132	406	0,363	0,637	FLEISCHER und LUNDEVALL (1957)
Finnland	891	129	386	0,362	0,638	MÄKELÄ und Mitarbeiter
England	218	22	69	0,406	0,594	ALLISON und Mitarbeiter (1958)
Frankreich	406	62	142	0,401	0,599	MOULLEC und FINE (1959)
Österreich	621	100	222	0,402	0,598	BAITSCH und Mitarbeiter (1960)
Schweiz	920	140	331	0,396	0,604	BÜTLER und Mitarbeiter (1959)
Deutschland						
Berlin	3626	518	1390	0,378	0,622	SERFAS und SCHUBERT BUNDSCHUH und FALK
Halle	1000	142	400	0,375	0,625	FRITZ, pers. Mit. (zit. bei SERFAS 1960)
Dresden	2100	413	644	0,444	0,556	THOMAS und KAMPF (1960)
Heidelberg	703	118	229	0,418	0,582	KLEIN und KNÜCHEL (1960)
Nordrhein-Westfalen	1468	249	538	0,401	0,599	WICHMANN und SCHLEYER (1961)
Rostock, Schwerin, Neubrandenburg . .	3403	562	1193			GÖHLER, pers. Mit. (1961)
Schleswig-Holstein .	1000	156	356	0,387	0,613	STÜRNER und CHRISTEN (1961)
Polen						
Wroclaw	1100	137	437	0,366	0,634	SCHLESINGER (1960)
Südpolen	2228	351	836	0,389	0,611	KOBIELA (1960)
Ungarn						
Budapest	2354	—	—	0,347	0,653	BUDVÁRI (1962)

Veröffentlichungen mit einem Stichprobenumfang unter 500 wurden nur ausnahmsweise berücksichtigt, vgl. BAITSCH (1961)

G. Die Bedeutung des Hp-Systems in der forensischen Medizin

I. Beweiswert der Haptoglobine im Vaterschaftsprozeß

Die Vererbung der Haptoglobintypen, wie sie richtig von SMITHIES und WALKER erkannt worden ist, hat sehr rasch eine forensische Anwendung nach sich gezogen. Der Erbgang ist mit dem der MN-Faktoren zu vergleichen. Danach werden für die Routinepraxis zwei allele autosomale Gene angenommen. Sie bewirken drei eindeutig unterscheidbare Standardtypen, da wie bei MN oder Kell Kodominanz besteht (LENZ 1961). Von den Sondertypen kann man bei der großen Seltenheit (S. 136) absehen. Ob sie genetisch determiniert sind, ist noch ungeklärt, doch scheint dies vielleicht für den JOHNSON-Typ zuzutreffen. Die Ahaptoglobinämie und Hypohaptoglobinämie sind nach allen bisherigen Ausführungen (S. 109) passagere Zustände und nicht genetisch determiniert. Ob bestimmte Formen der Hypohaptoglobinämie erblich sind, kann zur Zeit noch nicht gesagt werden, weil Reihenuntersuchungen und Familienstudien über den Haptoglobintiter noch nicht vorliegen. Im Hinblick auf die Erfahrungen auf dem Gebiet der Blutgruppenkunde kann eine Vererbung der Titerstärke immerhin im Bereich des Möglichen liegen, ebenso wie dies bei Blutgruppenantikörpern und anderen Antikörpern vereinzelt behauptet worden ist. Für die forensische Anwendung kommt nur die reine Typendiagnose in Frage. Danach liegen im Routinefall nur die Typen 1-1, 2-2 und der heterozygote Typ 2-1 zugrunde.

Entsprechend den Verhältnissen, wie wir sie im MN-Blutgruppensystem kennen, kann eine 2-2-Mutter kein 1-1-Kind haben (ebenso wie eine M-Mutter kein N-Kind oder entsprechend der Haptoglobinnomenklatur ein NN-Vater /N/ kein MM-Kind/M/).

Daraus ergeben sich folgende mögliche Paarungen mit entsprechenden Kindern:

Tabelle 23

Vater	Mutter	1-1	2-1	2-2
2-2	1-1	unmöglich	möglich	unmöglich
2-2	2-1	unmöglich	möglich	möglich
2-2	2-2	unmöglich	unmöglich	möglich
2-1	1-1	möglich	möglich	unmöglich
2-1	2-1	möglich	möglich	möglich
2-1	2-2	unmöglich	möglich	möglich
1-1	1-1	möglich	unmöglich	unmöglich
1-1	2-1	möglich	möglich	unmöglich
1-1	2-2	unmöglich	möglich	unmöglich

Die hervorragende Brauchbarkeit des Haptoglobinsystems für forensische Zwecke ergibt sich, zumal die Vererbung glänzend gesichert ist, auch aus der günstigen Merkmalsverteilung. Für Berlin sind die ersten Zahlen von SERFAS 1960 mitgeteilt worden. Sie stimmen weitgehend mit denen von BUNDSCHUH und FALK (1960) überein.

Tabelle 24

Phänotypenfrequenzen in Berlin

SERFAS	BUNDSCHUH und FALK
2-2 38,45%	2-2 38%
2-1 48,8%	2-1 47%
1-1 14,13%	1-1 15%
n insgesamt = 2246	n insgesamt = 1380

Die Genfrequenz für Hp^1 wird aus dem Material von SERFAS mit 0,378 errechnet. Dementsprechend ist die Genfrequenz für Hp^2 1 minus 0,378 d. h. 0,622.

Die Verwertbarkeit eines Blutgruppensystems bzw. eines Serumgruppensystems hängt selbstverständlich von der Frequenz der dem System zugehörenden Gruppen ab. Naturgemäß sind Systeme wenig brauchbar, die Merkmale sehr hoher oder sehr geringer Frequenz haben. Ein System, das es gestattet, auch auf die Zygotie zu schließen, ist selbstverständlich für Paternitätsuntersuchungen geeigneter als ein solches, das den Genotyp nicht erkennen läßt. Im ersten Fall, der für die Haptoglobine zutrifft, spricht man nach HIRSZFELD von „vollständiger Verwertbarkeit", im anderen Fall (etwa P-System der Blutgruppen) von „unvollständiger Verwertbarkeit".

HIRSZFELD gibt für die vollständige Verwertbarkeit die Formel an:

$$P = \frac{b}{2}\left(1 - \frac{b}{2}\right)$$

Unter b versteht man den Prozentsatz der Heterozygoten eines Systems zweier alleler Gene. Sie machen bei den Haptoglobinen rund 50% aus. Legen wir diese runde Zahl zugrunde, so ergibt sich für einen zu Unrecht der Vaterschaft beschuldigten Mann eine Ausschlußchance von

$$P = \frac{50}{200}\left(1 - \frac{50}{200}\right) = \frac{5}{20} \cdot \frac{15}{20} = \frac{75}{400} = 0{,}18$$

Das heißt, die Ausschlußchance bei Anwendung der Haptoglobine beträgt etwa 18%.

Die Ausschlußchance ist damit ebenso hoch wie im MN-Blutgruppensystem. Da die meisten Blutgruppensachverständigen aber neben den Haptoglobinen auch noch wenigstens das ABO-System und das MN-System sowie das Rh-Mosaik der Prozeßbeteiligten untersuchen, tritt durch Neueinführung der Haptoglobine in die Routine naturgemäß kein Gewinn von 18% Mehrausschlüssen bei den Untersuchern auf, die bisher nur die Blutgruppensysteme untersuchten. Bekanntlich beträgt die Ausschlußchance für einen zu Unrecht der Vaterschaft Beschuldigten bei Verwendung von ABO, MN und Rh rund 50%, d. h. jeder zweite zu Unrecht Beschuldigte kann ausgeschlossen werden. Wird nun das Haptoglobinsystem dazu genommen, so steigt die Ausschlußchance nach der Formel von STEINHAUS:

$$P = 1 - (1-a) \cdot (1-b) \cdot (1-c) \text{ usw.,}$$

wobei a, b, c usw. die prozentualen Ausschlußchancen für die einzelnen Systeme darstellen. a kann auch schon eine gegebene Ausschlußchance darstellen, z. B. die durch ABO, MN und Rh gegebene (50 %). Kommt nun das Haptoglobinsystem mit 18 % Ausschlußchance hinzu, so ergibt sich:

$$P = 1 - \left(1 - \frac{50}{100}\right) \cdot \left(1 - \frac{18}{100}\right)$$

$$\text{oder } P = 1 - \frac{1}{2}\left(\frac{82}{100}\right)$$

$$P = 1 - \frac{41}{100} = \frac{59}{100} = 59\,\%$$

Der effektive Gewinn für Untersucher, die nun zu ABO, MN und Rh jetzt noch die Haptoglobine mitheranziehen, ist eine Erhöhung der Ausschlußchance um 9 %. Da manche Untersucher schon andere Systeme ebenfalls mituntersuchten und schon bei Ausschlußchancen über 60 % angelangt sind, ist der Gewinn zahlenmäßig noch etwas geringer. Immerhin ist der zusätzliche Gewinn im Verhältnis zu dem durch andere Gruppensysteme erreichten enorm hoch.

Für die Beweiskraft eines Blut- oder Serumgruppensystems ist die Zahl der sicheren Erbfälle, die einer Begutachtung zugrunde gelegt werden, entscheidend.

Die Zahl der vorliegenden Familienuntersuchungen ist bereits so angestiegen, daß ein Ausschluß einen hohen Grad von Zuverlässigkeit — nahezu absolute Sicherheit — beinhaltet.

Aus den uns zugänglichen Familiendaten haben wir unter Zurechnung unserer eigenen Daten folgende Sammelstatistik zusammengestellt:

Tabelle 25

Die zur Vererbung von Hp vorliegenden Familiendaten

Elternpaarungen	Anzahl	Kinder			
		1-1	2-1	2-2	gesamt
1-1 × 1-1	14	31	0	0	31
1-1 × 2-1	107	136	139	0	275
1-1 × 2-2	56	0	156	0	156
2-1 × 2-1	138	89	156	76	321
2-1 × 2-2	234	0	323	284	607
2-2 × 2-2	92	0	0	252	252
zusammen	641	256	774	612	1642

Zusammengestellt aus Galatius-Jensen (1958), Mäkelä und Mitarbeiter (1959), Fleischer und Lundevall (1958), Prokop, Bundschuh und Falk (1960), Prokop, Fünfhausen und Rackwitz (1961), Falk und Prokop (1961).

Die Zahl der untersuchten Mutter-Kind-Paare ist noch größer. Wir geben auch hierzu eine Sammelstatistik. Aus ihr geht hervor, daß homozygote Mütter (als Mütter 1-1 bzw. 2-2) niemals Kinder mit einer entgegengesetzten Homozygotie aufwiesen.

Tabelle 26

	Kompatible Mutter-Kind-Paare	
Hp-Typ der Mütter	Anzahl	die Kinder hatten die Typen
1-1	709	1-1 oder 2-1, kein Kind 2-2
2-2	1821	2-2 oder 2-1, kein Kind 1-1
2-1	2182	2-2 oder 2-1 oder 1-1

Die Tabelle stellt eine Zusammenfassung der Zahlen folgender Autoren dar: Galatius-Jensen (1958), Mäkelä und Mitarbeiter (1959), Fleischer und Mitarbeiter (1958), Kahlich-Koenner (1961), Falk und Prokop (1961), Speiser (1961), Baitsch, Schwarzfischer und Ziegelmayer (1961).

Eine nähere Aufschlüsselung ihrer 1356 Mutter-Kind-Paare geben Falk und Prokop (1961):

Tabelle 27

Hp-Typ der Mutter	Anzahl der Kinder	2-2	2-1	1-1	Ah.
1-1	183	0	129	54	0
2-1	633	192	307	129	5
2-2	539	320	215	0	4
Ah.	1	1	0	0	0
Zusammen:	1356	513	651	183	9

Bei der Errechnung des Sicherheitsgrades kann man sowohl von den vorliegenden Mutter-Kind-Paaren als auch von den Familienuntersuchungen ausgehen. Wir folgen hier dem von Hoppe und Hain angegebenen Verfahren. Wir vermuten dabei, daß es bei den Haptoglobinen vielleicht doch eine Variante geben könnte (Hoppe und Hain nehmen für die Rechnung das Symbol V). Gäbe es diese Variante V (z. B. ein stilles Gen Hp^0), so könnte bei der Kombination Mutter 2-2, Kind 2-V und Vater V-1 ein fehlerhafter Ausschluß zustande kommen, da Mutter und Kind als reinerbig 2-2 imponieren würden, der Vater aber als reinerbig 1-1. Da bei Vorliegen von V hier Illegitimität angezeigt würde und tatsächlich entgegengesetzte Homozygotie bei Kind und Vater auf Illegitimität hinweisen, benutzt man, wenn sichere Familien nicht zur Verfügung stehen, lediglich Mutter-Kind-Paare zur Prüfung. Dagegen können bei sicheren Familien natürlich auch Vater-Kind-Verbindungen einbezogen werden. Bei Mutter-Kind-Verbindungen ist von reinerbigen 2-2- bzw. 1-1-Müttern auszugehen, die mischerbige Kinder haben. Es können nur mischerbige Kinder verwendet werden, da sich bei reinerbigen Kindern ja ein V verbergen könnte. Ein mischerbiges Kind aber gibt die Garantie, daß V nicht mehr vorhanden sein kann. Wäre dagegen die Mutter eine Variantenträgerin V, z. B. 2-V und das Kind V-1, so würden beide als entgegengesetzt reinerbig imponieren, und die Wirkung von V würde entdeckt. In der nächsten Tabelle fügen wir die aus Tabelle 25 entnommenen Mutter-Kind- bzw. Vater-Kind-Paare, in denen ein mischerbiges Kind vorliegt („verwertbare Fälle"), ein.

Tabelle 28

Zusammenstellung der Hp-Verteilung für die Nullergebnisrechnung

Elternpaarung	Anzahl der Kinder	verwertbare Fälle
1-1 × 1-1	31	0
1-1 × 2-1	275	139
1-1 × 2-2	156	312 (156 × 2)
2-1 × 2-1	321	0
2-1 × 2-2	607	323
2-2 × 2-2	92	0
Summe	1642	774

Da keine einzige Ausnahme in der Vererbung beobachtet worden ist, also keine Paarung, aus der die Wirkung eines Variantengens ersichtlich wurde, kann die Nullergebnisrechnung angestellt werden. Nach der Nullergebnis-Skala bei KOLLER gilt für p_0 der Wert 5,88, wenn ein Untersuchungsgut von 774 brauchbaren Fällen vorliegt (nach der Tafel von KOLLER, Graphische Tafeln zur Beurteilung statistischer Zahlen, Steinkopff-Verlag Darmstadt 1953, Seite 24).

Nach der Formel $\frac{np_0}{n}$ ist demnach $\frac{5,88}{774} = 0,0075$ oder 0,75 %

100 minus 0,75 ergibt einen Sicherheitsgrad von 99,25 %. Für die forensische Anwendung bedeutet das nach dem Gutachten des ROBERT-KOCH-Institutes entsprechend den festgesetzten Richtlinien

„Vaterschaft offenbar unmöglich“	Sicherheitsgrad 99,73 %
„Vaterschaft sehr unwahrscheinlich“	Sicherheitsgrad 99,0 %
„Vaterschaft unwahrscheinlich“	Sicherheitsgrad 95,54 %

im Ausschlußfall für Hp, daß die Vaterschaft allein nach dem oben zitierten Material

„sehr unwahrscheinlich ist“.

Man sieht aber schon, daß nach einigen weiteren Familienuntersuchungen der Passus „offenbar unmöglich“ statthaft sein wird. Da manche Untersucher unter ihren Mutter-Kind-Paaren, die ebenfalls noch zusätzlich eingerechnet werden müßten, auch solche Personen aufgeführt haben, die in den Familienuntersuchungen aufscheinen, kann man das Zahlenmaterial, das zu „Mutter-Kind“-Paaren veröffentlicht worden ist, nicht ohne weiteres en bloc dazunehmen. Es steht aber außer Frage, daß ein „offenbar unmöglich“ für den Ausschlußfall errechnet werden könnte. BAITSCH, SCHWARZFISCHER und ZIEGELMAYER (1961) haben unter Umgehung von Doppelzählungen inzwischen so viele Mutter-Kind-Paare zusammengetragen, daß das ROBERT-KOCH-Institut in Berlin die Anwendung von „offenbar unmöglich“ jetzt schon für gerechtfertigt hält. Wir fügen am zweckmäßigsten das von PETTENKOFER (1961) erstattete Gutachten im Wortlaut an.

Gutachten
für das Landgericht Stuttgart
4. Zivilkammer
AZ.: 4 SH 14/61

Sachverständiger: Wiss. Oberrat beim Bundesgesundheitsamt Dr. med. H. Pettenkofer

Gemäß der Anfrage des Landgerichts Stuttgart vom 18. 5. 1961 soll das Bundesgesundheitsamt sich darüber äußern, ob die Haptoglobintypenbestimmung ein wissenschaftlich gesichertes Verfahren zum Beweis eines Vaterschaftsausschlusses und ein anerkanntes Beweismittel darstellt.

Die Haptoglobine sind seit mehr als 20 Jahren als Bestandteile des Serumeiweißes bekannt, also in Wasser gelöste Eiweißkörper, die den flüssigen Anteil des Blutes bilden, in dem die Blutkörperchen suspendiert sind. Haptoglobin vermag den roten Blutfarbstoff, der bei bestimmten Krankheitsbildern, aber auch normalerweise, aus den roten Blutkörperchen austritt, fest an sich zu binden. Wie alle Eiweißkörper, wandern die Haptoglobine bei Anlegung von elektrischem Strom im elektrischen Feld (Elektrophorese). 1955 konnte Smithies zeigen, daß sich unter bestimmten Versuchsbedingungen mit der Elektrophorese in einem Stärkegel mindestens drei verschiedene Haptoglobintypen nachweisen lassen, die sich durch eine unterschiedliche Wanderungsgeschwindigkeit unterscheiden. Man bezeichnet diese Typen als Hp 1-1, Hp 2-1 und Hp 2-2. Jeder Mensch besitzt einen dieser drei Typen unveränderlich über sein Leben. Spätestens im 6. Lebensmonat, meist schon im 3. Lebensmonat, ist der Haptoglobintyp voll ausgeprägt. In der Bevölkerung zeigen die Haptoglobintypen eine verschieden große Häufigkeitsverteilung, die für die Bevölkerung fest umrissener Gebiete konstant ist. Für Mitteleuropa ermittelte man folgende Häufigkeitsverteilung (in abgerundeten Zahlen):

Typ Hp 1-1 = 16%
Typ Hp 2-1 = 48%
Typ Hp 2-2 = 36%

Smithies stellte außerdem fest, daß die Haptoglobintypen erblich sind. Sie werden genau wie z. B. die Merkmale M und N, aber unabhängig von allen bekannten Blutgruppensystemen kombinant nach Mendel vererbt. Liegen also z. B. die Anlagen Hp^1 und Hp^2 zusammen vor, so ist dies auch im Erscheinungsbild nachweisbar (Hp 2-1). Das Erbbild Hp^1/Hp^1 bewirkt das Erscheinungsbild Hp 1-1, das Erbbild Hp^2/Hp^2 bewirkt das Erscheinungsbild Hp 2-2.

Ein Elternteil Hp 1-1 kann kein Kind vom Typ Hp 2-2 haben und umgekehrt. Aus der Elternkombination Hp 1-1 × Hp 2-2 gehen nur mischerbige (Hp 2-1) Kinder hervor. Bei der Konstellation Hp 1-1 × Hp 2-1 müssen die Kinder Hp 1-1 oder Hp 2-1 sein; bei der Konstellation Hp 2-2 × Hp 2-1 müssen die Kinder Hp 2-2 oder Hp 2-1 sein. Sind beide Elternteile mischerbig Hp 2-1, so können die Kinder allen drei Erscheinungsbildern angehören.

Tabelle 29

Ausschlußmöglichkeiten

Mutter	Kind	Ausschluß bei einem Mann vom Typ
Hp 1-1	Hp 1-1	Hp 2-2
Hp 1-1	Hp 2-1	Hp 1-1
Hp 2-1	Hp 1-1	Hp 2-2
Hp 2-1	Hp 2-2	Hp 1-1
Hp 2-2	Hp 2-1	Hp 2-2
Hp 2-2	Hp 2-2	Hp 1-1

Ein mischerbiger Mann (Hp 2-1) hat also bezüglich der Haptoglobintypen keinerlei Ausschlußchancen.

Für einen Nichtvater besteht eine Ausschlußchance durch die Bestimmung der Haptoglobine von etwa 18%.

Gerichtlicher Beweiswert der Haptoglobintypen. Theoretisch ergibt sich der Beweiswert eines Erbmerkmals (z. B. der Blutgruppen ABO, der Merkmale des Rhesussystems oder der Haptoglobintypen) aus der statistischen Auswertung von Familien-Reihenuntersuchungen, wobei man unterstellt, daß alle Untersuchungen methodisch und technisch richtig durchgeführt wurden. Es darf dabei unter einer bestimmten Anzahl von Familien keine Abweichung vom angenommenen Erbgang auftreten.

Das Robert-Koch-Institut hat in den Jahren vor dem Kriege auf Ersuchen des RJM festgelegt, wie groß das auf ein bestimmtes Erbmerkmal untersuchte Familiengut sein muß, um eine entsprechende Bewertung im gerichtlichen Vaterschaftsgutachten zuzulassen (AB. d. RJM. v. 20. 1. 1939 [3470—IV b² 68] — Deutsche Justiz S. 349; AB. v. 10. 8. 1936 [Dt. Just. S. 1221]; RdErl. d. RuPrMdI. u. d. RJM. v. 26. 5. 1937 [Dt. Just. S. 1134]; AB. v. 26. 2. 1938 [Dt. Just. S. 323]).

Fußend auf einer Zusammenstellung des seinerzeitigen Direktors der Serologischen Abteilung, Prof. W. Fischer, der alle gerichtlichen Blutgruppengutachten aus Deutschland erfaßt hat (Veröffentl. a. d. Geb. d. Volksgesundheitsd. *56* (1942), S. 173), wurde bei einer Abweichungsrate von 1:25 (Wahrscheinlichkeit von 96%) die Bewertung „Vaterschaft unwahrscheinlich", bei einer Abweichungsrate von 1:100 bis 1:200 (Wahrscheinlichkeit von 99%) die Bewertung „Vaterschaft sehr unwahrscheinlich" und erst bei einer Abweichungsrate von 1:500 (Wahrscheinlichkeit von 99,8%) die Bewertung „Vaterschaft offenbar unmöglich" zugelassen. Die Abweichungsraten und die Wahrscheinlichkeitsprozente errechnen sich aus der Verteilung des betreffenden Erbmerkmals in der Gesamtbevölkerung sowie aus der Anzahl der untersuchten Familien, bei denen keine Abweichung vom Erbgang gefunden werden darf. Dies gilt allerdings nur für methodisch einwandfreie Untersuchungen.

Bezüglich der Haptoglobintypen kann man, da reinerbige Mütter keine reinerbigen Kinder des entgegengesetzten Typus haben dürfen, die sogenannte Mutter-Kind-Statistik zur Beurteilung des Sicherheitsgrades des angenommenen Erbganges verwenden. Das Robert-Koch-Institut des Bundesgesundheitsamtes hat eine Umfrage bei zahlreichen Sachverständigen über ihre Erfahrungen und ihre Ergebnisse bei der Bestimmung der Haptoglobintypen vorgenommen. Dabei konnte auch das Ergebnis einer Umfrage von Baitsch, Schwarzfischer und Ziegelmayer mit verwendet werden. Unter Vermeidung von Doppelzählungen ließen sich bisher 5717 derartige „kritische" Mutter-Kind-Paare, von denen also ein Teil reinerbig ist und die technisch und methodisch einwandfrei untersucht wurden, ermitteln. Dabei wurde keine Ausnahme von der Erbregel beobachtet. Es liegt also bei den Haptoglobintypen ein Sicherheitsgrad von mindestens 1:5717 vor. Tatsächlich ist das untersuchte Familiengut aber noch erheblich größer, da viele Untersuchungen, besonders des Auslandes, nicht erfaßt wurden. Bisher ist in der Fachliteratur noch kein Fall einer Abweichung von der Erbregel veröffentlicht worden.

Für die Haptoglobintypen sind damit die Anforderungen des Robert-Koch-Institutes zur Zulassung der Bewertung eines Ausschlusses mit „Vaterschaft offenbar unmöglich" bereits weit überschritten.

Entsprechend folgert ein Erlaß des Bayerischen Staatsministeriums der Justiz vom 21. 3. 1961 (Az. 3470 — I — 219/61):

„Auf Grund des vorliegenden Beobachtungsgutes vieler tausend Fälle kann der Erbgang der Haptoglobine als genügend gesichert gelten. Die Ausschlußmöglichkeiten in der Erkennung eines Nichtvaters erhöhen sich durch ‚Einbeziehung der Haptoglobine' um etwa 18%. Von der Haptoglobinbestimmung kann daher heute in Paternitätsprozessen nicht mehr abgesehen werden".

In der Praxis wird die Beweiskraft der massenstatistischen Erhebungen eine Einschränkung erfahren müssen, und zwar in dem Ausmaß, wie sich weniger erfahrene Gutachter an der Bestimmung der Haptoglobine beteiligen. Die Zuverlässigkeit der im Einzelfall durchgeführten Bestimmung muß daher stets in die richterliche Beurteilung des Beweiswertes einbezogen werden.

Die Umfrage des Robert-Koch-Institutes hat ein weiteres Ergebnis erbracht: *Zur Zeit* verfügen die Sachverständigen für gerichtliche Blutgruppenuntersuchungen über sehr unterschiedlich große Erfahrungen auf dem Gebiet der Haptoglobinbestimmung. Während einige Sachverständige überhaupt noch keine Haptoglobinbestimmungen durchführen, viele mit der Methode schon recht vertraut sind, verfügen andere bereits über ein Untersuchungsgut von vielen hundert oder tausend Fällen.

Die Richtlinien für die Ausführung gerichtlicher Blutgruppenuntersuchungen (BAnz. Nr. 106 vom 3. 6. 1960) sind nur indirekt für die Haptoglobinbestimmung anwendbar. Für die Technik und Methodik der Untersuchung gibt es noch keine Leitsätze. Zur Zeit sind mehrere Modifikationen der Methodik nach SMITHIES üblich, die alle in der Hand des mit ihnen jeweils vertrauten Untersuchers gut ablesbare, verläßliche Ergebnisse zu liefern vermögen.

Bezüglich der Methodik ist zu fordern: Eine Bestimmung der Haptoglobine muß eine zweimalige Untersuchung jeder Probe in getrennten Arbeitsgängen umfassen. Zur Kontrolle müssen bekannte Proben der drei Haptoglobintypen mitgeführt werden.

Es muß darauf hingewiesen werden, daß in seltenen Fällen von bestimmten Krankheiten ein vorübergehendes Fehlen von Haptoglobin (Ahaptoglobinämie) vorkommen kann. Dieser Zustand ist bei geeigneter Technik leicht zu erkennen. Weiter sind in äußerst seltenen Fällen Varianten bzw. atypische Bilder beschrieben worden. Für diese Fälle gilt der Satz aus den Richtlinien für die Ausführung gerichtlicher Blutgruppenuntersuchungen: „Nur eindeutig ermittelte und gesicherte Befunde sollen im Gutachten ausgewertet werden."

Solange die Haptoglobinbestimmung noch nicht allgemein eingeführt ist, sollte bei jedem Ausschluß einer Vaterschaft auf Grund einer Vererbungsunmöglichkeit bezüglich der Haptoglobine ein Zweitgutachten von einem weiteren Sachverständigen eingeholt werden. Kommt dieser zu den gleichen eindeutigen Befunden, *so ist einem Ausschluß der Vaterschaft auf Grund der Haptoglobintypen bereits jetzt eine absolute, jeden Gegenbeweis ausschließende Beweiskraft zuzumessen.*

Ich versichere, das Gutachten unparteiisch und nach bestem Wissen und Gewissen erstattet zu haben.

Berlin, Datum

(Dr. Pettenkofer)
Wissenschaftlicher Oberrat

Für Sachverständige, welche in geeigneten Fällen nach dem ESSEN-MÖLLER-Verfahren arbeiten, geben wir die entsprechenden Werte für die Haptoglobine nachstehend an. Sie sind von BUNDSCHUH und FALK für die Berliner Haptoglobinfrequenzen errechnet worden und können entsprechend den sehr ähnlichen Verteilungszahlen im übrigen Deutschland auch in anderen deutschen Städten angewendet werden.

Tabelle 30

Wahrscheinlichkeitswerte nach ESSEN-MÖLLER für die Haptoglobine
Entnommen: BUNDSCHUH und FALK (1960)

Kind	Mutter	Vater	W in %
2-2	2-2	2-2	61,6
	oder	2-1	44,5
	2-1	1-1	∅
2-1	2-2	2-2	∅
		2-1	56,9
		1-1	72,5
	2-1	2-2	50
		2-1	50
		1-1	50
	1-1	2-2	61,6
		2-1	44,5
		1-1	∅
1-1	2-1	2-2	∅
	oder	2-1	56,9
	1-1	1-1	72,5

Unter Berücksichtigung der in dem vorliegenden Buch erwähnten Fakten halten wir für gerichtliche Sachverständige bezüglich der Haptoglobine folgende Richtlinien für zweckmäßig:

1. Der Sachverständige muß mit dem Untersuchungsverfahren vollkommen vertraut sein. Er muß sich über die Verwechslungsmöglichkeiten besonders im Hinblick auf den 1-1-Typ und die Ahaptoglobinämie im klaren sein. Die einer forensischen Begutachtung zugrunde liegenden Auftrennungen müssen eindeutig sein.
2. Er muß von den seltenen Typen, die unter Umständen auftreten könnten, Kenntnis haben und auch Artefakte erkennen.
3. In Fällen, in denen der Typ eines Elternteiles zweifelhaft ist, muß er wissen, daß er unter Umständen durch eine Erweiterung der Untersuchung auf die Großeltern auf den Hp-Typ des Probanden rückschließen kann. Das gilt auch für Fälle von Ahaptoglobinämie.
4. Hp-Befunde von Kindern unter dem dritten Lebensmonat sollten, wenn sie nicht absolut eindeutig sind, mit Vorbehalt angegeben werden. Zu einem späteren Zeitpunkt sollte eine Kontrolle empfohlen werden. Sind der kindliche und mütterl. Hp-Typ bei Kindern unter 3 Mon. gleich, muß auf jeden Fall später noch einmal untersucht werden.
5. Wenigstens 14 Tage vor der Untersuchung darf keine Blutübertragung stattgefunden haben. Der Proband sollte klinisch gesund sein. Ist er krank, so sollten wenigstens zwei Untersuchungen aus zeitlich getrennten Blutentnahmen durchgeführt werden.
6. Da damit zu rechnen ist, daß nicht alle als Gutachter zugelassenen Sachverständigen mit allen Fragen der Haptoglobinforschung vertraut sind, sollten Hp-Ausschlüsse grundsätzlich in einem Zweitgutachten bestätigt werden.
7. Die Gerichte müssen mit der Tatsache bekannt gemacht werden, daß Blutgruppengutachten ohne Hp-Befunde unvollständig sind.

II. Der Haptoglobinnachweis aus Leichenblut und Blutflecken

Die Ergebnisse des Haptoglobinnachweises aus Blutflecken sind unterschiedlich. Ausschlaggebend für den Erfolg ist die Menge des zur Verfügung stehenden Serums. Blutflecke, die sich auf saugendem Untergrund (Papier, Stoff, Mauerstein, Holz usw.) befinden, enthalten weniger Serum als Blutflecke auf nicht saugendem Material (Metall, Glas, Kunststoff, Gummi usw.). Das Serum aus der saugenden Unterlage zu eluieren, ist bei Stoff und Papier relativ gut möglich, gelingt aber bei rauhen Steinen und Holz fast nie.

Blutflecke auf fester Unterlage (Glas, Metall) weisen in den Randbezirken eine natürliche Serumanreicherung auf (Kontraktion des Fibringerüstes im Zentrum des Bluttröpfchens). Es wird in solchen Fällen zweckmäßig sein, mit einem Skalpell oder einem anderen geeigneten Werkzeug die Randbezirke eines Blutfleckens abzukratzen, unter der Voraussetzung, daß dieser groß genug ist.

Die gewonnenen Blutschüppchen werden mit 1 bis 2 Tropfen Aqua dest. oder Gelpufferlösung in einem Röhrchen (s. Abbildung 12) versetzt und spätestens 1 bis 2 Stunden danach verimpft. Ein längeres Stehenlassen der Lösung vor dem Verimpfen wirkt sich nachteilig auf die ohnehin schon schlechte Trennung aus. Die Diagnose des Haptoglobintypes wird durch das im großen Überschuß vorhandene freie Hämoglobin erschwert. Es stehen zwei Möglichkeiten zur Verfügung, diese Fehlerquelle zu umgehen:

1. Trennung bei pH 7 (Phosphatpuffer Seite 22)
2. Trennung bei stark alkalischem pH

Welchem der genannten Puffer der Vorzug zu geben ist, hängt von den Erfahrungen der einzelnen Untersucher ab. Als Auswertung einer größeren Versuchsreihe (FALK und BUNDSCHUH 1961 sowie DÜRWALD 1961) ergaben sich folgende Ergebnisse:

1. Aus frischen Blutflecken (1 bis 2 Tage alt) können die Hp-Typen mit hinreichender Sicherheit zu etwa 60 bis 70 % bestimmt werden. Ausschlaggebend für den Erfolg ist die Höhe des ursprünglichen Hp-Spiegels. Die Hp-1-1- und Hp-2-1-Typen lassen sich unserer Erfahrung nach am leichtesten nachweisen.
2. Aus 4 bis 5 Tage alten Blutflecken lassen sich die Hp-Typen nur noch in etwa 10 % der Fälle mit hinreichender Sicherheit bestimmen. Die 1-1- und 2-1-Typen sind leichter bestimmbar.
3. Aus fünf Wochen alten Blutflecken konnte nur noch ein Hp-1-1-Muster erkannt werden. Die gesamte Versuchsreihe bestand aus 52 verschiedenen Proben.

Abschließend kann gesagt werden, daß die Hp-Bestimmung aus einem Blutfleck möglich ist und bei entsprechender Fragestellung versucht werden sollte. Mit zunehmendem Alter der Blutspur wird die Aussicht auf Erfolg geringer.

Zur Klärung, ob durch den Eintrocknungsprozeß die Haptoglobine selbst so verändert werden, daß sie nicht mehr zur Hb-Bindung befähigt sind, wurden frische Seren mit bekannten Hp-Mustern mit einer aus Blutflecken hergestellten Hb-Lösung versetzt. Die getesteten Seren zeigten normale, in allen Fraktionen regelrechte Hp-Muster.

Lyophilisierte Seren, versetzt mit Hb-Lösung, die aus getrocknetem Blut hergestellt worden war, zeigten ebenfalls normale, gut ablesbare Hp-Muster. Das Alter der Hb-Lösung bzw. die durch Eintrocknung erfolgte Hb-Veränderung kann daher keine wesentliche Rolle bei der Haptoglobinbestimmung spielen. Andererseits wurde den Blutfleckenaufschwemmungen, die auf ihren Hp-Typ hin untersucht werden sollten, eine frische Hb-Lösung zugegeben, in der Hoffnung, dadurch bessere Hb-Hp-Komponenten zu erhalten.Die Muster stellten sich nicht besser dar. Somit darf angenommen werden, daß durch die Eintrocknung des Blutes, möglicherweise durch Zerfall der Erythrozyten oder anderer geformter Bestandteile, eine Substanz frei wird, welche die Hb-Bindungsfähigkeit der Haptoglobine zerstört. Auch Bakterien könnten dafür in Frage kommen.

Über die Möglichkeit, Haptoglobine aus dem Leichenblut nachzuweisen, wurden von SPEISER und NEUHOLD (1961) sowie von BERNHEIM und STÜRNER (1961) Versuche angestellt. Die von SPEISER und NEUHOLD gewählten Versuchsbedingungen geben lediglich Aufschluß über die Nachweisbarkeit von Haptoglobin aus gelagertem Leichenblut. Die Autoren berichten, daß der Hp-Typ 1-1 noch nach 71 Tagen und der Hp-Typ 2-1 noch nach 68 Tagen nach der Blutentnahme von der Leiche nachgewiesen werden konnte. Über Versuche mit Leichenblut des Hp-Types 2-2 liegen keine Ergebnisse vor.

In forensischer Hinsicht bedeutungsvoller wären Erfahrungen über den Haptoglobinnachweis aus solchen Blutproben, die zu verschiedenen Zeitpunkten post mortem von der Leiche entnommen und untersucht worden wären. Die Zeitspanne der Nachweisbarkeit von Haptoglobin solcher Blutproben dürfte weitaus geringer sein. Die Leiche geht je nach äußeren Einflüssen sehr bald in Fäulnis über. Über Hp-Nachweis aus Fäulnisblasen (S. 133).

H. Haptoglobinmuster im Tierreich

Die gegenwärtig vorliegenden Untersuchungsergebnisse über Haptoglobinbefunde bei Tieren sind zu gering, um auch nur annähernd die Voraussetzungen für eine wissenschaftliche Analyse zu schaffen. Das bisher Gesammelte ist aber wertvoll genug, um erwähnt zu werden, seine Darstellung muß naturgemäß fragmentarisch bleiben.

Wohl im Zusammenhang mit der Entwicklungsgeschichte wurden bei Affen die interessantesten Befunde erhofft. Die Ergebnisse von ARENDS und de RODRIGUEZ (1960), MÄKELÄ, RENKONEN und SALONEN (1960) sowie eigene Befunde lassen übereinstimmend erkennen, daß bei Affen verschiedener Rassen nur der Haptoglobintyp Hp 1-1 vorzukommen scheint. Ob dieses Haptoglobin mit dem menschlichen Hp 1-1 in chemischer Hinsicht und in Bezug auf seinen Antigencharakter identisch ist, wurde bisher nicht untersucht. BECKMAN u. Mitarb. (1961) fanden Unterschiede.

Den gleichen Haptoglobintyp konnten wir bei Pferden und Ratten feststellen. In diesem Zusammenhang soll betont werden, daß eine gleiche chemische Zusammensetzung von Affen-, Pferde- und Rattenhaptoglobin und dem Hp 1-1 des Menschen unwahrscheinlich ist. Möglicherweise ist auch der Antigencharakter dieser tierischen Haptoglobine anders als der des menschlichen Hp 1-1. Vielleicht eröffnet sich auf dem Wege der Immunisierung verschiedener Tiere mit tierischem Hp 1-1 eine Möglichkeit, ein spezifisch präzipitierendes Anti-Hp herzustellen.

Ebenfalls nur eine hämoglobinbindende Fraktion wurde im Hühnerblut gefunden (Abb. 66).

Abb. 66. Hämolytisches Hühnerserum, aufgetrennt in der Stärkegelelektrophorese

Wie aus derAbbildung hervorgeht, ist diese Fraktion in ihrer elektrophoretischen Beweglichkeit nicht mit den Hp-1-1 Fraktionen anderer Tiere identisch. Sie liegt nicht wie diese hinter dem freien Hb, sondern weit vor dem Hämoglobin, etwa in der Position des menschlichen Methämalbumin.

Über die Untersuchung von Fischserum wurde schon früher berichtet (BUNDSCHUH 1960), dabei ist zu beachten, daß das Fischserum meist hämolytisch ist, wenn es zur Untersuchung gelangt und ohne weiteren Hb-Zusatz verimpft werden kann. Das Fischhämoglobin besitzt jedoch in der Stärkegelelektrophorese eine andere elektrophoretische Beweglichkeit als menschliches Hämoglobin, es wandert hinter den Haptoglobinfraktionen. Das mag zum Teil daran liegen, daß es eine andere Ladung besitzt, oder daran, daß seine äußere Form stark von der Kugelgestalt abweicht. Im Fischserum konnten drei hämoglobinbindende Fraktionen festgestellt werden, die mittelste stellte sich am intensivsten dar. Zur Untersuchung gelangte das Serum von Aspius aspius (Rapfen) (Abb. 67).

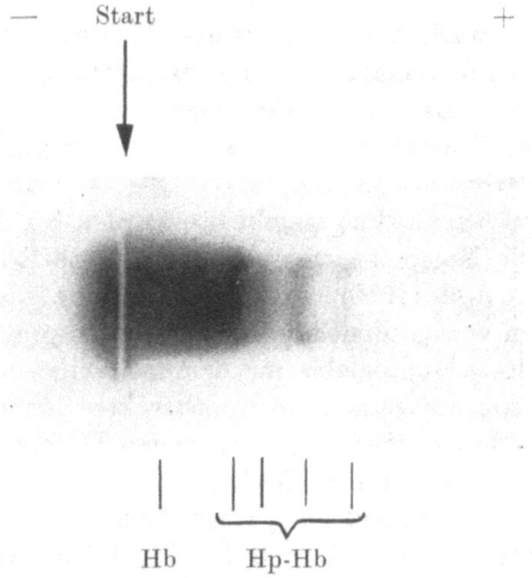

Abb. 67. Hämolytisches Fischserum, aufgetrennt in der Stärkegelelektrophorese, verwendet wurde das Serum vom Rapfen (Aspius aspius)

Bei einer Untersuchungsreihe von 300 Schafbluten konnten keine Haptoglobinfraktionen erkannt werden. Die Serumauftrennungen erfolgten sowohl mit Schaf-Hb- als auch mit Mensch-Hb-Zusatz. Lediglich zwischen dem freien Hämoglobin und der Anode konnte in einigen Fällen eine Bande vermutet werden.

In sieben untersuchten Kamel-Serumproben war ein Haptoglobinnachweis ebenfalls nicht möglich.

Über einen sicheren Nachweis von Haptoglobin berichtet LAURELL (1959) in Serumproben von PFERD, RIND, SCHWEIN, HUND, KANINCHEN, RATTE, MEERSCHWEINCHEN.

Bereits aus dieser Übersicht ist zu entnehmen, daß Hp nicht nur bei Säugetieren vorkommt, ja hier sogar bei einigen Arten zu fehlen scheint.

Das Vorkommen von Haptoglobin im Tierreich und die Variation der Muster bei den verschiedenen Spezies eröffnet die Möglichkeit, den Nachweis von Haptoglobin im Tierreich vielleicht zu phylogenetischen Studien zu verwenden.

Das Gm-System

A. Die Gm-Gruppen

0-Rh+-Blutkörperchen, welche mit inkompletten Rh-Antikörpern beladen sind, können bekanntlich bei Zusatz von AB-Seren zur Agglutination gebracht werden. Manche Seren zeigen aber einen Agglutinationseffekt, der über den gewöhnlicher Seren hinausgeht. Einen derartigen Effekt fand PROKOP (1953)[1]). Hier wurde gezeigt, daß mit inkompletten Antikörpern sensibilisierte Blutkörperchen oft durch gewöhnliche Seren wie durch COOMBS-Seren präzipitiert werden konnten. WALLER und VAUGHAN (1956) sowie MILGROM, DUBISKI und WOŹNICZKO (1956) und GRUBB (1956) fanden, daß Rheumatikerseren sensibilisierte Blutkörperchen wie COOMBS-Seren präzipitierten. Da COOMBS-Seren Gammaglobulin präzipitieren, schien es verständlich, daß der Agglutinationsfaktor in Rheumatikerseren gegen Gammaglobulin gerichtet sein könnte. 1956 berichteten GRUBB und GRUBB und LAURELL, daß es gelinge, die menschlichen Seren hinsichtlich ihrer Fähigkeit, das oben genannte agglutinatorische Prinzip zu hemmen, in zwei Gruppen einzuteilen — je nachdem, ob das Serum hemmt oder nicht. Die Identität des Rheumafaktors und des Hemmfaktors war damit anzuzweifeln. Da aber trotzdem die Hemmsubstanz von normalen Seren in der Gammaglobulinfraktion gefunden werden konnte, wurde die Bezeichnung Gm gewählt. Der Gm-Faktor wurde schließlich bei Untersuchungen mit der Ultrazentrifuge in der 7-S-Komponente gefunden und läßt sich auch in der COHNschen Fraktion VI und IX finden. Nach PODLIACHOUK findet er sich bei Agarelektrophorese besonders im Gipfel der Gammaglobuline. Die Eigenschaft Gm erwies sich als unabhängig von den bekannten Blutgruppen ABO, MNS, Rh, Se, P, Kell, Fy und den Haptoglobinen. GRUBB und LAURELL erkannten, daß Gm vererbt wird.

1. Die einzelnen Reaktionspartner

a) Die Rh-Seren, die zum Beladen (Sensibilisieren von Blutkörperchen) verwendet werden.

Wie bereits ausgeführt wurde, müssen die zur Sensibilisierung verwendeten Anti-Rh-Seren inkomplett sein. Inwieweit die zur Beladung der Erythrozyten erforderlichen inkompletten Seren unbedingt Anti-Rh_0 (D)-Spezifität haben müssen, kann

[1]) Habil. Schrift, Bonn 1953.

heute noch nicht sicher gesagt werden. MILGROM und Mitarbeiter testeten ihre präzipitierenden Seren auch gegen Blutzellen, die mit Anti-Kell, Anti-Fy^a und Anti-S beladen waren — aber ohne Erfolg. Die von GRUBB und LAURELL verwendeten Seren stammten sowohl aus der Transfusionspraxis als auch von Frauen, welche eine Erythroblastoseanamnese hatten. Es handelt sich um Seren, die mitunter auch einen schwachen agglutinierenden (Kochsalz-) Charakter hatten, zum Teil einen sehr hohen Trypsintiter. Von 54 Anti-Rh-Seren, die untersucht wurden, waren 61 % Gm (a +). WALLER und VAUGHAN hatten schon 1956 festgestellt, daß die „agglutinationsaktivierende Substanz" im Rheumatikerserum nicht vom Titer der zur Sensibilisierung der Erythrozyten verwendeten Rh-Seren abhängt, sondern titerunabhängig ist. Von 173 geprüften Anti-Rh_0-Seren waren nur 30 geeignet. HARBOE nahm Seren des Typs Gm (a +) und zur Testung von Gm^b ein solches vom Typ Gm (a —). MÄKELÄ und TIILIKAINEN verwendeten ein Anti-Rh_0 mit einem Titer von 1:256. Das Serum war bei minus 20° C aufbewahrt worden. HARBOE (1959) verwendete zwei Seren vom Typ Anti-D, eines von einem Gm(a + x +)-Spender, das andere von einem Träger der Serumgruppe Gm (a + x —). HARBOE und LUNDEVALL fanden unter 12 Anti-Rh-Seren 4 brauchbare. Sie alle gaben einen indirekten Antiglobulintest. Ob sie nebenher noch konglutinationswirksam waren, wird nicht vermerkt. LINNET-JEPSEN, GALATIUS-JENSEN und HAUGE fanden unter 66 Anti-D- bzw. CD- oder DE-Seren nur 6 brauchbare, wobei 5 dem Serumtyp Gm (a +) angehörten. FÜNFHAUSEN arbeitete mit einem Serum, das bei einem männlichen Spender der Serumgruppe Gm (a —) durch Immunisierungen (Mischantikörper, etwa Anti-CD (+ E) oder Anti-CDE) erzeugt worden war (inkompletter Antikörper mit einem Titer 1:32). Das Serum erwies sich aber als ungeeignet. Später untersuchte FÜNFHAUSEN handelsübliche verdünnte Abgüsse verschiedener Chargen. Ein Serum reagierte positiv, man mußte es jedoch unverdünnt anwenden. Von verschiedenen Seiten FÜNFHAUSEN zur Verfügung gestellte Seren (insgesamt 77) hatten folgende Spezifitäten: Anti-D 61, Anti-CD 10, Anti-DE 4, Anti-CDE 2. 5 Anti-D- und 1 Anti-CD-Serum waren brauchbar. Die später von FÜNFHAUSEN, PROKOP und RUNGE (1961) verwendeten Seren zeigten folgende Titer: Serum 1: Bromelin 1:2048, AB-Serum 1:16. Serum 2: Bromelin 1:2048, AB-Serum 1:128. Serum 3: Bromelin 1:2048, AB-Serum 1:256. Serum 4: Bromelin 1:16, AB-Serum 1:1. Serum 5: Bromelin 1:256, AB-Serum 1:2. Trotz der teilweise niedrigen Titer reagierten die Seren gut (Tab. 32). Bezüglich der Zugehörigkeit der Anti-D-Spender zum Gm-Typ scheint es doch eine Regel zu sein, daß die für den Gm^a-Test brauchbaren Seren selbst dem Typ Gm (a +) zugehören. Für den Gm^x-Test zu verwendende Anti-D-Seren sind selbst Gm (x +). Anti-D-Seren, für den Gm^b-Test brauchbar, sind selbst Gm (b +) (HARBOE 1960).

Die Beladung wurde meist so durchgeführt, daß 0,1 ml des Anti-Rh-Serums auf 1 ml mit physiologischer NaCl-Lösung verdünnt wurde. Dann wurde 0,1 ml Sediment von 0-Rh+-Blutkörperchen hinzugefügt. Bebrütung für 2 Stunden bei 37° C. Die so präparierten Blutkörperchen konnten wenigstens einen Tag, sogar bis drei Tage verwendet werden. Später wurde allerdings am Institut für Gerichtliche Medizin der Humboldt-Universität so vorgegangen, daß stets für jede Untersuchungsreihe frisch sensibilisierte Blutkörperchen Verwendung fanden. Manche Anti-Rh-Seren müssen offenbar noch höher verdünnt werden als 1:10. GRUBB (1956) arbeitete mit einer 1:20-Verdünnung.

b) Die präzipitierenden Seren

MILGROM und seine Mitarbeiter prüften 2000 Seren (die zur serologischen Syphilisuntersuchung anfielen) und fanden 10 Seren, welche sensibilisierte Erythrozyten agglutinierten. GRUBB und LAURELL gewannen ihre präzipitierenden Seren von Rheumatikern mit aktiver rheumatischer Arthritis. Die Seren, zum Teil nicht inaktiviert, wurden bei — 20° C aufbewahrt. Daß aber auch andere Seren geeignet sind, sensibilisierte Blutkörperchen zu „präzipitieren", wurde von GRUBB schon 1956 festgestellt. Er gibt für eine Reaktionszeit von 4 bis 5 Stunden folgende Tabelle:

Tabelle 31

	Gesunde	Verschiedene Kranke	Rheumatiker
Getestete Gesamtzahl	333	291	51
Zahl der Seren, die die sensibilisierten Blutkörperchen agglutinieren	1	13	8
Das sind %	0,3	4,5	15,7

Die Tatsache, daß auch gewöhnliche Seren geeignet sein können, die sensibilisierten Blutkörperchen über den AB-Titer hinaus zu „präzipitieren", wurde schon 1953 von PROKOP beschrieben. UNGER, WIENER und KATZ haben 1958 in einer großen Untersuchungsserie unter 3487 Seren von gesunden Erwachsenen 21 (0,6 %) geeignet gefunden. In 850 Nabelschnurseren war nur *eines* geeignet; wahrscheinlich war es eine von der Mutter transplazentar übertragene Eigenschaft. Die Autoren haben bei dieser Gelegenheit die Vermutung geäußert, daß die Substanz (der Gm-Antikörper) für die Pathogenese ohne Bedeutung sein dürfte. Interessanterweise war die Zahl der „präzipitierenden" Seren im klinischen Untersuchungsgut größer. Zur Frage der Hemmbarkeit der Reaktion äußern sich die Autoren jedoch nicht. Sicher wäre nur ein kleiner Teil der reagierenden Seren hemmbar gewesen.

Über die Beziehungen der präzipitierenden Seren zum WAALER-ROSE-Test schreibt GRUBB in seiner ersten Stellungnahme 1956, daß offenbar zwischen dem Gm-Test und dem WAALER-ROSE-Test gewisse Beziehungen sein könnten.

Der WAALER-ROSE-Test prüft titrimetrisch die Fähigkeit menschlicher Seren, Hammelblutkörperchen, die mit einem Anti-Hammelhämolysin vom Kaninchen sensibilisiert wurden, zu agglutinieren.

Alle Seren, welche die sensibilisierten 0-Rh+-Blutkörperchen präzipitierten, fand GRUBB auch positiv im WAALER-ROSE-Test. Auf der anderen Seite zeigten manche WAALER-ROSE-positiven Seren nicht diese Fähigkeit.

Später (1958) präzisiert GRUBB die Verhältnisse wie folgt: Der WAALER-ROSE-Test ist positiv auch mit Seren, welche auf 63° C erhitzt wurden, wogegen diese Prozedur die Fähigkeit der Präzipitation sensibilisierter 0-Rh+-Blutkörperchen aufhebt. Letztere Fähigkeit kann durch Zusatz von Gammaglobulin gehemmt werden, was nicht in gleichem Maße für den WAALER-ROSE-Test gilt. Ferner ist der WAALER-ROSE-Test häufiger bei Gm-(a +)-Patienten positiv. Die Präzipitationsfähigkeit für sensibilisierte Erythrozyten findet man selten in Seren, die im WAALER-ROSE-Test negativ sind. Der Rheumafaktor in WAALER-ROSE-positiven Seren und die Agglutinationsfähigkeit für Gm können daher nicht identisch sein. GRUBB hat aber bei den häufigen Wechselbeziehungen im Hinblick auf das unterschiedliche Verhalten der Hemmbarkeit mit Gammaglobulin geschlossen, daß der Rheumafaktor im WAALER-ROSE-Test auf einem Molekül beruht, das mit oder ohne Gammaglobulin in einem Komplex vergesellschaftet ist. Enthält der Komplex Gammaglobulin, so ist die Fähigkeit zur Präzipitation (im Gm-Test) aufgehoben, während der WAALER-ROSE-Test davon nicht beeinträchtigt wird.

In der Folgezeit sind jedoch im Gegensatz zu der ursprünglichen Meinung mehrfach präzipitierende Seren auch bei anderen Kranken — außer Rheumatikern — gefunden worden. FÜNFHAUSEN berichtete 1961 über Untersuchungen bei 8000 Personen und fand dreimal Anti-Gm^a, allerdings von sehr unterschiedlicher Wertigkeit. Alle geprüften Personen waren *nicht* Rheumatiker. GRUBB selbst fand 1959 Anti-Gm im Serum eines jungen Mädchens, welches an Hepatitis mit Plasmazellen litt. 1960 fanden ROPARTZ, LENOIR, HEMET und RIVAT neunmal Anti-Gm^a, nachdem 16000 Seren geprüft wurden. Die Personen waren offensichtlich gesund. Ein weiterer Anti-Gm^a-Träger hatte eine Lungentuberkulose. Anti-Gm^x fanden die Autoren in ihrem Material nur einmal. Es gibt auch Seren, welche sowohl Anti-Gm^a als auch Anti-Gm^b beinhalten. HARBOE (1960) schreibt von einem Serum „Bomb.“, welches sowohl Anti-Gm^a als auch Anti-Gm^b und auch Anti-Gm-like enthält. Die verschiedenen Spezifitäten konnten bei Verwendung verschiedener Anti-D-Seren zur Beladung der Blutkörperchen entdeckt werden. Das Serum zeigt selbst den Typ Gm (a + b —).

1962 hat sich in Deutschland die Unterscheidung der Gm-Antikörper in zwei Typen entsprechend einem Vorschlag von ROPARTZ und Mitarbeitern eingebürgert. Die beiden Typen werden mit den Kunstnamen „RAGGS“ (Abkürzung für Rheumatoid Agglutinating Serum) und „SNAGGS“ (Abkürzung für Serum Normaux Agglutinants) belegt. Den Hauptunterschied sieht BROCTEUR darin, daß die SNAGGS durch Gm(a-)-Seren auch bei konzentrierter Anwendung praktisch nicht gehemmt werden, was bei RAGGS immerhin möglich ist. RAGGS sind WAALER-ROSE-positiv, SNAGGS negativ. RAGGS zeigen gelegentlich mehrere Spezifitäten.

Bereits 1961 haben wir versucht, bei Personen, welche Anti-Gm^a im Serum besitzen, durch mehrfache intramuskuläre Injektion von humanem Gammglobulin (verschiedener Hersteller) den Anti-Gm-Titer zu steigern. Dies ist ebensowenig gelungen, wie die de novo Erzeugung eines Antikörpers bei Gm-negativen Personen. Die von uns immunisierten Anti-Gm^a-Träger hatten SNAGGS-Antikörper. Vielleicht sind Immunisierungen bei Trägern von RAGGS aussichtsreicher.

c) Die Erythrozyten

Wir haben nicht die Beobachtung gestützt gefunden, daß die zu sensibilisierenden Erythrozyten homozygot (R_1R_1) sein sollten (ROPARTZ) oder wenigstens hinsichtlich D homozygot (R_1R_2). Wir verwendeten auch R_1r- oder R_2r-Typen, ohne einen besonderen Unterschied zu sehen (LAWLER), HARBOE verwendete auch R_0r-Blutkörperchen (HARBOE 1960). Um von natürlichen P-Antikörpern, die nicht selten sind, ungestört auch bei niedrigen Temperaturen arbeiten zu können, empfehlen wir, 0-Rh+-p-Erythrozyten zu wählen. Die zum Test verwendeten Erythrozyten müssen aufgeschwemmt werden (angegeben wird 0,4 bis 5%-ige Suspension in NaCl).

d) Die zu untersuchenden Seren oder andere Körperflüssigkeiten

Sie werden fast stets in verdünntem Zustand in die Reaktion eingeführt. Die von den Autoren angewandten Verdünnungen zum Test waren bei

GRUBB	1: 4 — 1:32
HARBOE	1: 8 — 1:32
MOULLEC	1:10 — 1:20
FUDENBERG	: für Gm^a 1:4 — 1:16
	für Gm^b 1:4 — 1:16
	für Gm^x 1:4 — 1:32
	für Gm-like 1:16 — 1:256
LAWLER	1: 4 — 1:16
PODLIACHOUK	1: 5 — 1:10
FÜNFHAUSEN	1: 4 — 1:10

Die Gm^a-bzw. Gm^b-oder Gm^x-Substanz läßt sich durch Erhitzen auf 63° C nicht zerstören (STEINBERG und STAUFFER). Lediglich Gm-(like +)-Seren werden nach einer Erhitzung Gm (like —). Interessanterweise können die Faktoren Gm (a —) und Gm (x —) zu Gm (a +) und Gm (x +) werden, wenn die Seren in unverdünntem Zustand erhitzt werden. Grundsätzlich alle zu bestimmenden Seren (in unverdünntem Zustand) zu erhitzen, wie es vorgeschlagen wurde, um unspezifische Hemmungen auszuschalten, fanden wir entbehrlich.

In der Muttermilch und im Kolostrum konnte der Faktor Gm^a von LAWLER nicht festgestellt werden, dagegen von ROPARTZ und Mitarbeitern im Pleuraexsudat entsprechend der jeweiligen Serumgruppe. Die Möglichkeit der Ausscheidung von Gm-Substanzen in den Speichel ist von ROPARTZ, RIVAT und LANSET behauptet worden. Das Gebiet ist jedoch noch nicht überschaubar. Auch Seren von Affen sind bereits auf ihren Gehalt an Gm^a-Substanz geprüft worden. PODLIACHOUK (1939) fand Schimpansen-Seren bis zu einer Verdünnung von 1:5 wirksam.

2. Der Test (Berliner Methode)

Nähere methodische Anweisungen, wie der Gm-Test auszuführen sei, finden sich bei GRUBB und LAURELL, MÄKELÄ und TIILIKAINEN (1959), HARBOE (1959), LINNET-JEPSEN, GALATIUS-JENSEN und HAUGE (1958). 1961 teilte FÜNFHAUSEN aus unserem Institut in Übereinstimmung mit HARBOE und LUNDEVALL, die den Objektträgertest anwandten, mit, daß sich die von LAUER und HOPPE empfohlenen Plättchen besonders gut für den Gm-Test eignen[1]. Das zu untersuchende Serum wird 1:4 verdünnt und als Mikrotropfen wie bei der Rh-Testung aufgetropft. Dazu kommt ein Mikrotropfen präzipitierenden Serums, meist in einer Verdünnung von 1:10. Mit einer Standardverdünnung muß auf jeden Fall gearbeitet werden, da die Hemmreaktion

[1]) Wir verwenden mit Vorteil die Plexiglasplättchen mit Trennstegen, wie sie in unserem Institut entwickelt und von RACKWITZ (Dtsch. Gesundheitswesen 16, 52, 2469) beschrieben worden sind (1961). Der Vorteil dieser Plättchen ist der, daß die Reaktionsgemische nicht zusammenlaufen können, weil die einzelnen Reaktionsbahnen durch Zwischenstege voneinander getrennt sind.

offenbar auch quantitative Aspekte hat. So meint ROPARTZ, daß auch Gm-(a —)-Seren hemmen können, doch ist die Hemmwirkung von Gm (a +) zehnmal größer. Diese beiden Reaktionspartner werden miteinander verrührt. Nach einigen Minuten wird als „Indikatorsystem" aus einem Tropfpipettenfläschchen ein Mikrotropfen der 1- bis 5%igen Aufschwemmung der sensibilisierten 0-Rh+-Erythrozyten zugesetzt und verrührt. Zimmertemperatur (S. 164). Reaktionszeit zwei Stunden. Zum Ablesen wird das Plättchen einmal nach vorn und einmal nach rückwärts gekippt — sonst nicht bewegt. Die Resultate sind ausgezeichnet und stets positiv *oder* negativ. Intermediäre Typen konnten bei uns nicht gesehen werden. Sie sollen allerdings vorkommen (GRUBB und LAURELL, MOULLEC u. a.). Vielleicht sind diese Reaktionen auf spezifische Eigenschaften zurückzuführen oder spiegeln quantitative Phänomene wider.

Die Frage der Verhältnisse der Reaktionspartner zueinander ist Gegenstand zahlreicher Betrachtungen gewesen. HARBOE und LUNDEVALL nehmen an, daß Anti-Gm^a mit Gm^a-Substanz reagiert, Anti-Rh aber die Aufgabe hat, die Gm-Substanz an den Blutkörperchen zu fixieren („Gm-Fixationstheorie"), was nicht der ursprünglichen Vorstellung von GRUBB entspricht, wie REIMANN meint.

3. Der sog. Desagglutinationstest von Lawler

LAWLER hat 1960 ein neues Verfahren der Bestimmung der Gm-Typen angegeben. Der Test, der als „Desagglutinationsmethode" bezeichnet wird, fußt auf der Tatsache, daß die Agglutination der beladenen Blutkörperchen durch präzipitierende Seren sogleich verschwindet, wenn ein hemmendes Gm-positives Serum in einer Verdünnung 1:4 oder 1:8 zugegeben wird. Die Agglutination löst sich sofort, was mit dem bloßen Auge beobachtet werden kann. Wir haben mit diesem Test keine eigene Erfahrung.

4. Die Temperaturamplitude von Anti-Gm-Seren

Fast alle Autoren haben mitgeteilt, daß der Gm-Test bei Zimmertemperatur auszuführen sei (ROPARTZ), was ganz allgemein nicht begründet wurde.

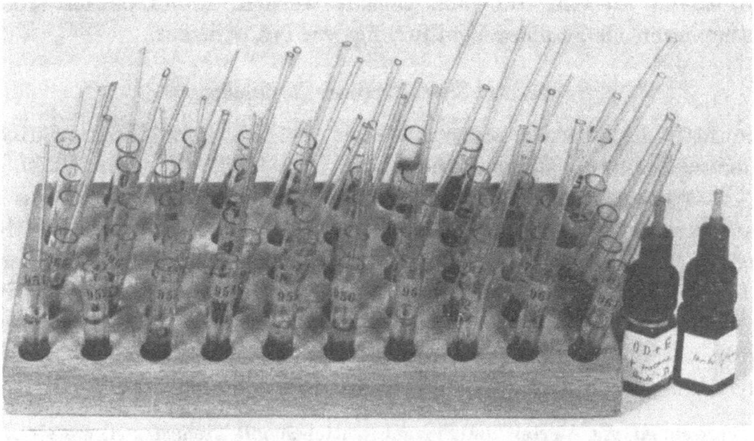

Abb. 68. Die einzelnen Reaktionspartner des Gm-Tests. Die zu untersuchenden Seren sind vorbereitet (verdünnt). In jedem Röhrchen steckt eine Kapillare zum Auftropfen. Das Anti-Gm-Serum wird in ein Tropffläschchen gefüllt, desgleichen die beladenen Blutkörperchen (1- bis 5%ige NaCl-Suspension)

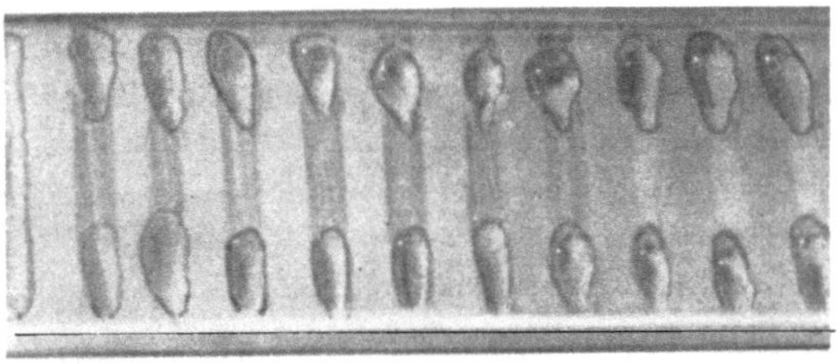

Abb. 69. Auf dem Plexiglasplättchen (nach LAUER und HOPPE) oder den „Berliner“ Plättchen von KIMMEL KG, Sebnitz/Sa. werden aufgetropft: oben die zu untersuchenden Seren, unten das Anti-Gm, dann wird vermischt (Rühren mit einem Glasstäbchen)

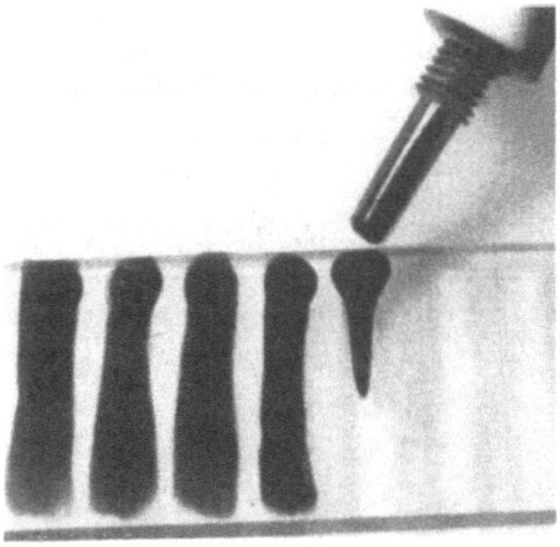

Abb. 70. Zutropfen der sensibilisierten Blutkörperchen aus d. Tropffläschchen

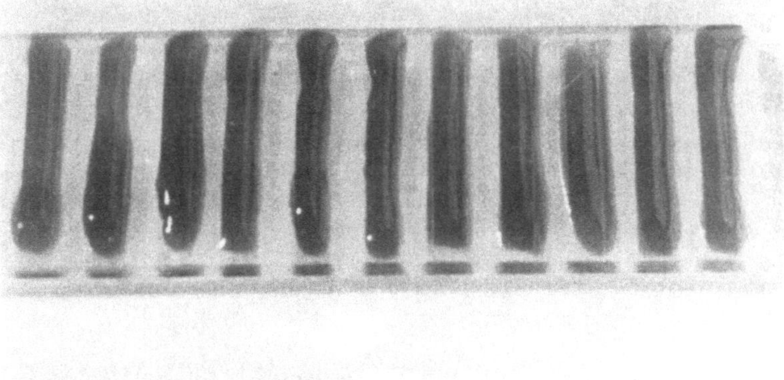

Abb. 71. Die Reaktionspartner wurden vermischt

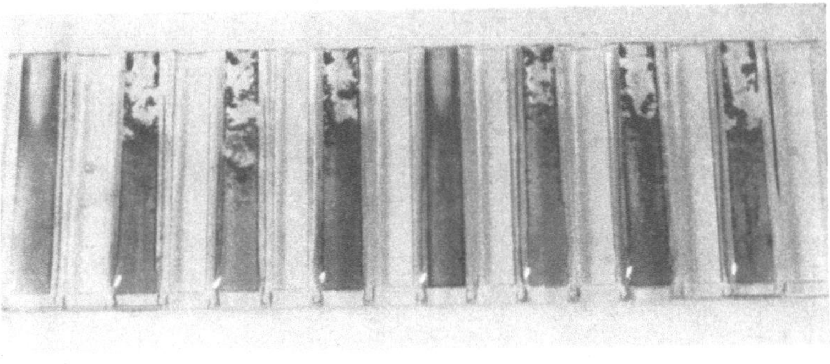

Abb. 72. Ablesen. Nach langsamem Kippen des Plättchens stellen sich die Ergebnisse dar: Die Seren 2, 3, 4, 6, 7 und 8 sind Gm (a—), 1 und 4 sind Gm (a +)

Tabelle 32

Reaktionsweise von 10 Anti-Gm-Seren bei 4 verschiedenen Temperaturen gegen 5 verschieden beladene Erythrozytenaufschwemmungen (nach Fünfhausen, Prokop und Runge 1961)

		Anti-Rh-Serum Nr. 1	2	3	4	5
	5°	1:4	1:(8)	1:4	1:4	1:(4)
Anti-	20	(4)	(4)	4	(2)	(4)
Gm^a I	28	(1)	2	(4)	(1)	1
	37	0	0	(2)	0	1
	5°	1:32	1:(64)	1:(32)	1:(32)	1:32
Anti-	20	4	(8)	(8)	2	4
Gm^a II	28	(1)	(8)	(8)	2	(2)
	37	0	(8)	(8)	2	0
	5°	1:16	1:32	1:(64)	1:8	1:(16)
Anti-	20	(8)	(32)	32	(2)	16
Gm^a III	28	0	(32)	(16)	(2)	(4)
	37	0	8	(16)	(1)	0
	5°	1:(2)	1:1	1:1	1:1	1:1
Anti-	20	(1)	1	(2)	(1)	2
Gm^a IV	28	0	1	1	1	1
	37	0	1	1	1	0
	5°	1:0	1:(64)	1:256 } (1 Stufe	1:0	1:0
Anti-	20	0	64 } (Prozone	64 } Prozone)	0	0
Gm^x V	28	0	32 } 2 Stufen)	64 ,,	0	0
	37	0	32	32	0	0
	5°	1:2	1:8	1:2	1:2	1:(2)
Anti-	20	0	1	1	0	0
Gm^a VI	28	0	2	1	0	0
	37	0	0	1	0	0
	5°	1:1	1:2	1:(4)	1:(1)	1:1
Anti-	20	1	(2)	2	0	1
Gm^a VII	28	0	1	(2)	(1)	0
	37	0	1	(2)	0	0
	5°	1:2	1:2	1:(8)	1:(1)	1:1
Anti-	20	(1)	2	4	0	1
Gm^a VIII	28	0	1	(2)	(1)	0
	37	0	0	(2)	0	0
	5°	1:4	1:4	1:(8)	1:(1)	1:1
Anti-	20	0	(2)	(8)	0	(1)
Gm^a IX	28	1	1	(4)	0	0
	37	0	0	(1)	0	0
	5°	1:2	1:(4)	1:4	1:(1)	1:2
Anti-	20	0	(1)	(2)	0	0
Gm^a X	28	N	0	N	N	N
	37	N	N	N	N	N

Zeichenerklärung: Zahl in () bedeutet, daß hier die Reaktion der letzten Stufe schwach ist.
N = nicht geprüft.

Bei der routinemäßigen Testung der Gm-Gruppen beobachteten FÜNFHAUSEN, PROKOP und RUNGE (1961), daß in der heißen Jahreszeit die Resultate der Testung erheblich schwächer und sogar unsicher wurden. Es traten „intermediäre“ Typen auf, und die Agglutinate wurden feinkörnig.

Da alle Reaktionspartner stets gleich gehalten wurden, konnte nur die Umgebungstemperatur der ausschlaggebende Faktor sein. Man ließ daher die Reaktionen im Eisschrank ablaufen mit dem Erfolg, daß sich die Reaktionen sofort verbesserten.

Eingehende Studien, die folgten, zeigten, daß sich die Anti-Gm-Seren hinsichtlich ihres Temperaturoptimums ebenso verhalten wie andere spontane Antikörper in menschlichen Seren, die als gewöhnliche Isoantikörper den Kälteantikörpern angehören oder nahestehen (Anti-A_1, Anti-H, Anti-P, Anti-Le^a).

Damit war erwiesen, daß es sich bei den Anti-Gm-Körpern offenbar um spezifische Antikörper handeln dürfte und nicht um ein die Reaktion komplettierendes Protein ohne eigentliche Antikörperfunktion, woran natürlich zu denken wäre.

Da die Anti-Gm-Seren in der Mehrzahl schwach und niedertitrig sind, erfüllen sie auch die Bedingungen, welche MINO (1924) und PIOCH (1953) ganz allgemein für das Verhalten menschlicher Antikörper demonstrieren konnten:

Das Temperaturoptimum ist weitgehend eine Funktion des Titers. Niedertitrige Seren haben auch ein niedriges Temperaturoptimum. Diese Feststellungen, von denen jeder in der Rh-Serologie Erfahrene weiß, daß sie sicher keine Allgemeingültigkeit haben, treffen für Gm^a-Antiseren sicher zu. Ein Anti-Gm-Serum mit dem Charakter eines Immunserums (im Sinne von HUBINONT 1952: Temperaturoptimum bei 37 °C) konnte von uns nicht festgestellt werden.

Tabelle 33

Reaktion des Anti-Gm^a-Serums Nr. II gegen 0-Rh+-Erythrozyten, sensibilisiert mit inkomplettem Anti-D Nr. 1 als typisches Beispiel für die quantitativen Verhältnisse (nach FÜNFHAUSEN, PROKOP und RUNGE 1961)

Temp. C	1:1	1:2	1:4	1:8	1:16	1:32	1:64
5°	+++	+++	++	+	+	+	—
20°	+++	+	(+)	—	—	—	—
28°	(+)	—	—	—	—	—	—
37°	—	—	—	—	—	—	—

5. Die Gm-Typen

Wird der ursprünglich gefundene Hemmungstyp mit Gm^a bezeichnet, so gelten folgende Verhältnisse:

Phänotyp	Genotyp
Gm (a +)	*Gm*Gm^a Gm^a Gm^a *Gm*
Gm (a —)	*Gm Gm*

Die Annahme der beiden allelen Gene Gm^a und *Gm* durch GRUBB und LAURELL wurde aber schon bald etwas dadurch eingeengt, daß der Unterschied von Gm (a +) und Gm (a —) mehr quantitativer als qualitativer Art befunden wurde. Trotzdem war fast stets eine Unterscheidung möglich. Sicher aber hat Gm (a +), wie schon erwähnt, mindestens 10mal soviel Hemmsubstanz wie Gm (a —). Vergleiche dazu S. 162.

1958 wurde ein präzipitierendes Serum durch HARBOE und LUNDEVALL entdeckt, das mit Anti-Gm^a nicht identisch sein konnte, da es eine geringere Hemmungsrate erkennen ließ, nämlich 26 %. Es wurde Anti-Gm^x bezeichnet. Verwendet man Anti-Gm^a und Anti-Gm^x, so lassen sich phänotypisch folgende Typen erkennen:

Gm (a + x +)
Gm (a + x —)
Gm (a — x —)

Die Verhältnisse können indes nicht so einfach liegen. 1959 fand HARBOE nämlich das zu Gm^a antithetische Gm^b durch Entdeckung von Anti-Gm^b. Das Serum wurde unter 65 Seren gefunden, die einen positiven WAALER-ROSE-Test gaben. Gm^b kommt in Seren von Weißen in etwa 81 % vor (HARBOE 1959). Gm^b ist also offenbar Gm, von dem man erst vermutete, es sei ein „silent" Gen. Da aber Gm^a und Gm^x zueinander — vielleicht nach Art partialgenetischer Beziehungen — in Verbindung stehen, lassen sich vielleicht (ohne „Gm^b") folgende Verhältnisse annehmen (HARBOE und LUNDEVALL 1959):

Phänotypen	mögliche Genotypen
Gm (a + x +)	Gm^{ax} Gm^{ax} Gm^{ax} Gm^a Gm^{ax} Gm
Gm (a + x —)	Gm^a Gm^a Gm^a Gm
Gm (a — x —)	Gm Gm

Wie die Tabelle zeigt, kann nur ein Träger von Gm^a auch Gm^x besitzen. Doch sind Ausnahmen gefunden worden. So fand HENNINGSEN ein Serum, das zum Typ Gm (a — x +) gehört. Wir fanden ein solches gleichfalls. Weitere Gm^x-Antiseren sind von ROPARTZ beschrieben worden. Ein Allel zu Gm^x ist bisher noch nicht entdeckt worden.

Die Verhältnisse müssen aber noch komplizierter sein, da auch Seren gefunden wurden, welche Hemmraten erkennen lassen, die weder Gm^a noch Gm^b oder Gm^x entsprechen. So fanden STEINBERG und GILES einen neuen Faktor, den sie „Gm-like" nannten. Er fand sich im Serum von Negern mit einer Phänotypenfrequenz von 27,5 % (n = 403); er fehlte bei 250 Weißen. Seine Anwesenheit ist dominant vererbt! Caribische und Oyana-Indianer trugen den Faktor nicht, dagegen fand er sich bei Javanesen. Das dürfte für Anthropologen zahlreiche neue Aspekte eröffnen (STEINBERG, STAUFFER und FUDENBERG 1960).

Die bisherigen Kenntnisse in der Genetik der Rh-Faktoren lassen vermuten, daß die Verhältnisse bei Gm weitgehendst ähnlich sind. 1960 haben STEINBERG, STAUFFER und BOYER folgende Konzeption für die weiße Bevölkerung vorgetragen:

Phänotypen	Genotyp
Gm (a + b + x +)	Gm^{ax} Gm^{b}
Gm (a + b — x +)	Gm^{ax} Gm^{ax}; Gm^{a} Gm^{ax}
Gm (a + b + x —)	Gm^{a} Gm^{b}
Gm (a + b — x —)	Gm^{a} Gm^{a}
Gm (a — b + x —)	Gm^{b} Gm^{b}

Nach den genannten Autoren gibt es bei den Negern noch den Genotyp Gm^{ab} während die Allelen Gm^{a} und Gm^{b}, wenn sie bei (amerikanischen) Negern vorkommen, von weißen Vorfahren stammen müssen. Neger, die als reinrassig zu bezeichnen wären, sind offenbar sämtlich homozygot Gm^{ab} Gm^{ab}.

Nach OTTENSOOSER, NELSON, LEON und CUNHA (Ztschr. f. Immun. frschg. 122, 165, 1961) gibt es das Gen Gm^{ab} auch bei den Japanern, die Gm^{b} nicht zu besitzen scheinen, wohl Gm^{a} und Gm^{ax}.

Ganz zutreffend kann die Theorie der Genetik von Gm, wie sie von STEINBERG und anderen vorgelegt wurde, noch nicht sein, weil von FUDENBERG und auch ROPARTZ Seren gefunden wurden, die Gm (a — b —) waren und, wie schon festgestellt, HENNINGSEN ein Serum Gm (a — x +) fand. ROPARTZ fand ferner eine Paarung: Ein Elternteil Gm (a + b +), der andere Gm (a — b +). Sie hatten ein Kind mit Gm (a + b —). Illegitimität schien ausgeschlossen zu sein.

1960 beschrieben ROPARTZ und Mitarbeiter einen neuen Faktor, der wie Gm bestimmt wird. Er wurde „InV" genannt. „V" ist der Anfangsbuchstabe des Namens des Spenders, der das Antiserum besaß. Von 324 getesteten Personen waren 60 (18,52 %) Träger des neuen Hemmfaktors. Er war auch bei Negern aus Dakar festzustellen (Phänotypenfrequenz hier 53,63 % bei n = 399). Es bestand keine Beziehung zu Gm^{a}, Gm^{b}, Gm^{x} und Gm-like. Vgl. S. 176.

Faßt man die bisher vorgetragenen Tatsachen zusammen, dann kann das Gm-Mosaik eines Menschen von folgenden Genen gesteuert sein, wenn wir von den Sonderformen absehen: Gm^{a}, Gm^{ax}, Gm^{ab}, Gm^{b}. Ende 1961 wurde aber von HENNINGSEN und NIELSEN ein Stammbaum veröffentlicht, der nur erklärlich wird, wenn auch ein Gen Gm^{bx} existiert. Es muß offenbar auch noch ein weiteres Allel geben, das offensichtlich selten ist (NIELSEN und HENNINGSEN 1961) und vorerst mit „*Gm*" bezeichnet wurde (Lit. Vox Sang. 6, 634, 1961 bzw. Nature 192, 4801, 476, 1961).

1961 beschrieben THOMAS und KAMPF einen neuen Gm-Typ, den sie Gm^{D} (hergeleitet von Gm-Dresden) nannten. Es wurden noch zu wenig Serummuster parallel mit Anti-Gm^{a} untersucht, als daß man etwas über seine Beziehungen zu den bekannten Gm-Typen sagen könnte. Dagegen wurden schon größere Serumreihen nntersucht und die Frequenz wie folgt eingeschätzt:

Für Gm^{D} 0,5935 und für Gm^{d} 0,4065

6. Vererbungsstudien und Beweiskraft im Paternitätsfall

Bis Gm eine definitive Beweiskraft im Paternitätsfall erlangt, sind noch zahlreiche Probleme zu lösen, die auch bei den anderen Blut- und Serumgruppen gelöst wurden. Es scheint, als wäre vor allen Dingen eine Standardisierung der Anti-Gm-Seren anzustreben. Zudem können Kinder unter 8 Monaten (LINNET-JEPSEN) oder noch besser 12 Monaten bezüglich ihres Gm-Testergebnisses nicht gewertet werden, was im Hinblick auf die anderen Blut- und Serumgruppen, besonders die Haptoglobine, überrascht, die schon wenige Wochen nach der Geburt ausgereift sein können. Mehr Daten (so auch BRØNNESTAM 1957 und LAWLER 1960) in dieser Richtung müssen erarbeitet bzw. Kriterien herausgearbeitet werden, wann das Testergebnis verwendet werden kann, wann nicht. Nach BRØNNESTAM und NILSSON stimmten in 73 von 74 Fällen die Gm-Gruppen des mütterlichen Serums und des kindlichen (Nabelschnurblut des Neugeborenen) überein. Nach JAROSCH, GRIMS und WILLINGER geht das Ausreifen offensichtlich rascher vonstatten, als ursprünglich angenommen wurde (Pers. Mittlg.). Vgl. dazu auch SPEISER u. MICKERTS, Wien. Ztschr. Inn. Med. 43, 6, 261 (1962).

Es steht jedenfalls fest, daß in der Plazenta in den letzten Wochen der Schwangerschaft die Durchlässigkeit für mütterliche Gammaglobuline stetig zunimmt. Nach BANGHAM und Mitarbeitern, die am Rhesusaffen experimentierten, wurde festgestellt, daß am Ende der Schwangerschaft Albumin und Gammaglobulin transplazentar von der Mutter auf den Foetus übertragen werden. Gammaglobulin wird dabei bis zu zwanzigmal leichter übertragen als Albumin (wichtig im Hinblick auf Gm). Alpha- und Beta-Globulin geht dagegen nur in Spuren auf den Foet über (wichtig für Hp!). MARTIN DU PAN u. a., die schwangeren Frauen radioaktiv-markiertes Gammaglobulin verabreichten, fanden es schon 3 Stunden nach der Injektion im kindlichen Kreislauf. Nach G. v. MURALT und E. GUGLER (1959) nehmen die transplazentar übertragenen Gammaglobuline der Mutter im kindlichen Kreislauf mit einer Halbwertszeit von 20 Tagen ab, und die Produktion eigener Gammaglobuline beginnt zögernd, ohne vorerst den Verlust der maternalen Gammaglobuline wettzumachen. Gegen Ende des ersten Lebensjahres wird die untere Grenze des Gammaglobulinspiegels der Erwachsenen erreicht.

Grundsätzliche Bedenken gegen die forensische Anwendung bestehen trotzdem schon nach den ersten Ergebnissen von GRUBB und LAURELL (28 Familien mit 94 Kindern) nicht — im Gegenteil, MOULLEC und Mitarbeiter bestätigen sie 1956 an 16 Familien.

Die später folgenden Familienuntersuchungen und Zwillingsstudien sind sehr ermutigend. Wir geben sie tabellarisch bekannt.

Tabelle 34

Gm^a-Gruppe von 119 Zwillingspaaren (nach LINNET-JEPSEN, GALATIUS-JENSEN und HAUGE)

	Gm^a identisch	Gm^a different
Eineiige Zwillinge (identisch in Geschlecht, Blut- und Serumgruppen, Haptoglobine)	68 Paare	0 Paare
Zweieiige Zwillinge	33 Paare (erwartet 37 Paare)	18 Paare (erwartet 13,9 Paare)

In 34 Familien mit der Paarung Gm (a —) × Gm (a —) fanden sich insgesamt 93 Kinder des Types Gm (a —). Gm (a +)-Kinder wurden nicht beobachtet. Bei den anderen Elternpaarungen wurden die statistisch erwarteten Ergebnisse der Gm-Verteilung unter den Kindern festgestellt. Das gleiche Ergebnis erarbeiteten MÄKELÄ und TIILIKAINEN. Sie untersuchten 85 Zwillingspaare.

Tabelle 35

85 Zwillingspaare, untersucht von MÄKELÄ

	Gm^a identisch	Gm^a different
Eineiige Zwillinge	37 Paare	0 Paare
Zweieiige Zwillinge	36 Paare (erwartet 35,7 Paare)	12 Paare (erwartet 12,3 Paare)

Aus 9 Elternpaarungen Gm (a —) × Gm (a —) wurden 26 Kinder beobachtet, und sämtliche waren Gm (a —). PROKOP, FÜNFHAUSEN und RACKWITZ geben folgende Tabelle einer 46 Familien umfassenden Untersuchung:

Tabelle 36a

Anzahl der Sippen	Elternpaarung	Anzahl der Kinder	davon	
			Gm (a +)	Gm (a —)
8	Gm (a +) × Gm (a +)	16	10	6
26	Gm (a +) × Gm (a —)	60	32	28
12	Gm (a —) × Gm (a —)	27	0	27

Dieses Zahlenmaterial ist von FÜNFHAUSEN (1961) auf 107 Familien erweitert worden (Tabelle 36b).

Tabelle 36b

Anzahl Eltern-paarung	Elternpaarung	Kinder		Kinder zusammen
		Gm (a +)	Gm (a —)	
19	Gm (a +) × Gm (a +)	29	9	38
67	Gm (a +) × Gm (a —)	74	61	135
21	Gm (a —) × Gm (a —)	.0	41	41

Ferner wurden von FÜNFHAUSEN (1961) zahlreiche Probanden mit Anti-Gm^x untersucht und insgesamt 51 Familien mit 83 Kindern geprüft. Nachstehend das Ergebnis.

Tabelle 37

Die Gm^x-Gruppeneigenschaften in 51 Familien (nach FÜNFHAUSEN)

Anzahl der Sippen	Elternpaarungen	Anzahl der Kinder	Kinder Gm (x +)	Kinder Gm (x —)
1	Gm (x +) × Gm (x +)	1	1	0
19	Gm (x +) × Gm (x —)	29	11	18
31	Gm (x —) × Gm (x —)	53	0	53

Die forensische Verwertbarkeit der Gm^a- und Gm^x-Eigenschaften steht außer Frage. Das vorliegende Familienmaterial ist für beide Faktoren zwar noch sehr gering. Trotzdem kann jetzt schon folgendermaßen argumentiert werden. Bei der Elternpaarung Gm (a —) × Gm (a —) ist keine einzige Ausnahme beobachtet worden. An diesen kritischen Verbindungen finden wir in der Literatur folgende Zahlen:

	Elternpaarungen Gm (a —) × Gm (a —)	Kinder Gm (a —)
GRUBB und LAURELL	5	24
MÄKELÄ und TIILIKAINEN	9	26
LINNET-JEPSEN	34	93
PROKOP und FÜNFHAUSEN	21	41
	69	184

Es liegen somit 184 Einzelergebnisse vor, welche die Zuverlässigkeit des Erbganges von Gm (a +) unter Beweis stellen. Die Schlußfolgerungen können verschieden sein. HOPPE und HAIN (1955) stellen ihre Zuverlässigkeitsberechnungen (sie lehnen sich an KOLLER an) auf die Null-Ergebnisrechnung ab. Folgt man ihren kritischen Erwägungen, so gilt für unseren Fall folgende Rechnung (vgl. S. 146):

$$\frac{5{,}82}{184} = 0{,}0317$$

Das heißt, daß trotz eines Nullergebnisses ereignisstatisch doch mit etwa 3,17 % Ausnahmen gerechnet werden kann. Das bedeutet weiter, daß die Sicherheit jetzt einen Grad von

96,83 %

erreicht hat.

Damit kann bei Gm^a-Ausschluß das Prädikat „sehr unwahrscheinlich" ausgesprochen werden (JAROSCH und GRIMS 1961). Wer gewohnt ist, die Wahrscheinlichkeit einer Vaterschaft im Nichtausschlußfall nach ESSEN-MÖLLER anzugeben, wird sich für die Gm^a-Faktoren der folgenden Zahlen bedienen, die von PROKOP und HUNGER (1961) nach den Leipziger Genfrequenzen errechnet worden sind.

Tabelle 38

Die Essen-Möller-Werte für Gm^a (nach Prokop und Hunger 1961)
Genfrequenz für Gm^a 0,328; für Nicht-Gm^a 0,672

Kind	Mutter	Vater	$\frac{Y}{X}$	Essen-Möller-Wert in % für die Wahrscheinlichkeit der Vaterschaft
Gm (a +)	Gm (a +)	Gm (a +)	0,870	53,4 %
		Gm (a —)	1,2204	45,0 %
	Gm (a —)	Gm (a +)	0,548	64,5 %
		Gm (a —)	∞	0 %
Gm (a —)	Gm (a —)	Gm (a +)	1,672	37,4 %
	oder			
	Gm (a +)	Gm (a —)	0,672	59,8 %

Zur Erhöhung der Beweiskraft sind bis zum März 1962 von uns weitere Familienuntersuchungen durchgeführt worden (Prokop 1962). 98 Familien mit 229 Kindern wurden auf Gm^a und Gm^x getestet. Die Ergebnisse sind in der nachstehenden Tabelle verzeichnet. Des weiteren wurden 19 Elternpaarungen mit 31 Kindern unter-

Tabelle 39

Die Vererbungsverhältnisse bei 98 Familien mit 229 Kindern nach Prokop (1962)
(Die sicheren bzw. möglichen Genotypen sind *kursiv* gesetzt)

Eltern	Anzahl der Paarungen	Kinder		
		Gm (a + x +)	Gm (a + x —)	Gm (a — x —)
Gm (a — x —) × Gm (a — x —)	36	—	—	93 *Gm^b Gm^b*
Gm (a + x —) × Gm (a — x —)	29	—	33 *Gm^a Gm^b*	29 *Gm^b Gm^b*
Gm (a + x +) × Gm (a — x —)	22	16 *Gm^{ax} Gm^b*	7 *Gm^a Gm^b*	25 *Gm^b Gm^b*
Gm (a + x +) × Gm (a + x —)	4	3 *Gm^{ax} Gm^b* oder *Gm^{ax} Gm^a*	2 *Gm^a Gm^a* oder *Gm^a Gm^b*	4 *Gm^b Gm^b*
Gm (a + x +) × Gm (a + x +)	2	5 *Gm^{ax} Gm^{ax}* oder *Gm^{ax} Gm^b* oder *Gm^{ax} Gm^a*	—	—
Gm (a + x —) × Gm (a + x —)	5	—	11 *Gm^a Gm^a* oder *Gm^a Gm^b*	1 *Gm^b Gm^b*
Gm (a — x +) × Gm (a — x +)	—	—	—	—
Gm (a — x +) × Gm (a — x —)	—	—	—	—
Gm (a — x +) × Gm (a + x —)	—	—	—	—
Gm (a — x +) × Gm (a + x +)	—	—	—	—
	98	24	53	152

sucht, wobei auch Anti-Gm^b verwendet wurde. Die Ergebnisse sind in einer weiteren anschließenden Tabelle dargestellt. Berücksichtigt man dieses Familienmaterial, das in den beiden Tabellen veröffentlicht wurde, so läßt sich feststellen, daß alle Paarungen mit der Existenz dreier Gene: Gm^a, Gm^{ax} und Gm^b erklärt werden können. Ein Anhaltspunkt für die Existenz eines Gens Gm^x bzw. Gm^{bx} hat sich nicht ergeben.

Tabelle 40

Ergebnisse bei 19 Elternpaarungen mit 31 Kindern, die sämtlich mit Anti-Gm^a, Gm^x und Gm^b getestet wurden (nach O. Prokop 1962)

Eltern	Kinder
1. Gm (a — x — b +) × Gm (a — x — b +)	Gm (a — x — b +), Gm (a — x — b +)
2. Gm (a + x + b +) × Gm (a + x — b +)	Gm (a + x — b +)
3. Gm (a + x + b +) × Gm (a + x + b +)	Gm (a + x + b +)
4. Gm (a — x — b +) × Gm (a + x — b +)	Gm (a — x — b +)
5. Gm (a — x — b +) × Gm (a — x — b +)	Gm (a — x — b +), Gm (a — x — b +), Gm (a — x — b +)
6. Gm (a — x — b +) × Gm (a + x — b —)	Gm (a + x — b +)
7. Gm (a — x — b +) × Gm (a — x — b +)	Gm (a — x — b +)
8. Gm (a — x — b +) × Gm (a + x — b —)	Gm (a + x — b +), Gm (a + x — b +)
9. Gm (a — x — b +) × Gm (a + x — b +)	Gm (a — x — b +), Gm (a + x — b +)
10. Gm (a + x — b +) × Gm (a — x — b +)	Gm (a — x — b +), Gm (a — x — b +)
11. Gm (a + x — b +) × Gm (a — x — b +)	Gm (a + x — b +), Gm (a + x — b +)
12. Gm (a — x — b +) × Gm (a + x + b +)	Gm (a + x + b +), Gm (a + x + b +)
13. Gm (a — x — b +) × Gm (a — x — b +)	Gm (a — x — b +), Gm (a — x — b +)
14. Gm (a — x — b +) × Gm (a — x — b +)	Gm (a — x — b +)
15. Gm (a — x — b +) × Gm (a + x — b +)	Gm (a + x — b +), Gm (a + x — b +), Gm (a + x — b +)
16. Gm (a + x + b —) × Gm (a + x — b +)	Gm (a + x — b —), Gm (a + x — b +)
17. Gm (a — x — b +) × Gm (a + x — b —)	Gm (a + x — b +)
18. Gm (a + x + b +) × Gm (a — x — b +)	Gm (a + x + b +)
19. Gm (a + x — b +) × Gm (a — x — b +)	Gm (a + x — b +)

In allen Fällen lassen sich die Ergebnisse mit der Annahme dreier Gene, nämlich Gm^a, Gm^{ax} und Gm^b erklären.

7. Der Nachweis von Gm in Blutspuren

Der Nachweis der Eigenschaft Gm^a und Gm^x in Blutspuren ist von größter kriminalistischer Bedeutung. Schon nach den ersten Untersuchungen von Grubb (1959) war bekannt, daß Gm gegenüber Perjodat, Sulfhydril-Gruppen und Trypsin stabil ist. Die Resistenz gegen Trypsin ist nichts Außergewöhnliches, da ja Trypsin im allgemeinen nur denaturierte Proteine angreift. Dagegen kann Papain, Ficin und Pepsin die Gm-Substanz zerstören. Gm widersteht einer Alkalisierung bis pH 12,3 bei 37° C. Es war also sehr wahrscheinlich, daß Gm im angetrockneten Blut noch nachgewiesen werden kann, in ähnlicher Weise wie andere Gruppensubstanzen oder Serum-Eigenschaften. 1961 gaben Fünfhausen und Sagan sowie Fünfhausen, Schramm und Sagan bekannt, daß Blutspuren bei den verschiedensten Spurenträgern noch für die Gm^a- und Gm^x-Bestimmung mit größtem Erfolg herangezogen werden können. Folgende Spurenträger wurden untersucht: Glasscherben, Zeitungspapier, Packpapier, Pappe, Kunststoff (PVC), Stoff, Linoleum, Leder, ungehobeltes Holz, Ziegelsteine und Eisenblech. In keinem einzigen Fall war der Spurenträger in der Lage innerhalb einiger Wochen die Gm-Substanz im Trockenblut zu zerstören oder von sich aus Gm-Substanz vorzutäuschen. Eine halbprozentige Blutlösung eines Gm^a-positiv-Bluttropfens war noch in der Lage, Anti-Gm zu inhibieren. Wenn angetrocknetes Serum für die Untersuchung angewandt wurde, so gelang die Hemmung noch in wesentlich höheren Verdünnungen. Der Test kann auch nach dem Absättigungsprinzip durchgeführt werden. Zu diesem Zweck setzt man eine Spur Anti-Gm^a bzw. eine Anti-Gm^x zu und läßt das Reaktionsgemisch 24 Stunden im Eisschrank stehen. Danach wird es gegen oder mit Anti-D sensibilisierten 0-Rh-positiv-Blutkörperchen geprüft.

Nähere Untersuchungen von FÜNFHAUSEN, SCHRAMM und SAGAN zeigen, daß die Gm-Eigenschaft auch in getrockneten Blutstropfen, welche eine Stunde bei 100° C im Thermostaten lagen, nachgewiesen werden konnten. Ultraviolettes Licht vermochte bei sieben Tage alten Blutproben, welche in getrocknetem Zustand mit einer Quarzlampe im Abstand von 50 cm bestrahlt wurden, nicht zu stören. Die Gm-Substanz konnte in unverminderter Stärke nachgewiesen werden (sowohl Gm^a als auch Gm^x). Auch Ultraschall erwies sich als unwirksam, ebenso wie Seifenspuren.

Tabelle 41

Die Verteilung von Gm^a in einigen Populationen

	Anzahl	Autor		% Gm (a +)	% Gm (a —)
Jugoslawen	158	ROPARTZ u. BAITSCH	(1961)	37,34	62,66
Italiener (gesamt)	569	ADINOLFI, BIANCO u. a.	(1959)	38,70	61,30
Bulgaren	952	POPWASSILEW u. PROKOP	(1962)	39,00	61,00
Polen	259	PODLIACHOUK	(1961)	40,50	59,50
Tschechen (Prag)	929	HERZOG u. VOJTSIEK	(1961)	41,87	58,13
Deutsche (Berlin)	1542	FÜNFHAUSEN	(1961)	49,87	50,13
Franzosen	1000	ROPARTZ	(1958)	51,70	48,30
Schweizer (Bern)	500	HESS, BÜTLER u. ROSIN	(1961)	52,80	47,20
Belgier (Liège)	750	BROCTEUR	(1961)	53,06	46,94
Franzosen	300	MOULLEC	(1956)	54,30	45,70
Deutsche (Leipzig)	1162	HUNGER u. MARKERT	(1961)	54,82	45,18
Dänen	1084	LINNET-JEPSEN u. a.	(1958)	55,63	44,37
Australier (Weiße)	100	KIRK	(1958)	58,00	42,00
Schweden	360	GRUBB u. LAURELL	(1956)	59,70	40,30
Norweger	320	HARBOE	(1959)	60,63	39,37
Engländer	133	LAWLER	(1958)	61,00	39,00
Finnen	477	MÄKELÄ u. a.	(1959)	64,99	35,01
Eskimo	74	GRUBB u. LAURELL	(1956)	95,00	5,00
Japaner	884	YOKOYAMA	(1959)	97,80	2,20
Neuguinea	725	van de WIEL u. DORFMEJER	(1959)	100,00	0,00
Neger (Dakar)	500	MOULLEC, FINE u. a.	(1958)	100,00*)	0,00
Neger (Dakar)	399	ROPARTZ	(1960)	100,00*)	0,00
Neger (Kamerun)	123	PODLIACHOUK	(1960)	100,00	0,00
Javaner	20	STEINBERG, STAUFFER u. FUDENBERG	(1960)	100,00	0,00
Karib. Indianer	34	STEINBERG u. a.		100,00	0,00

*) Die hohe Frequenz bei Negern ist auf den hohen Gehalt von Gammaglobulinen in Negerseren ganz allgemein in Zusammenhang gebracht worden. Auf der anderen Seite ist bei Weißen, die an einer pathologischen Hypergammaglobulinämie leiden (z. B. plasmozytäre Hepatitis) Gm (a —) gefunden worden (GRUBB 1959).

Serumfrei gewaschene Blutkörperchen, hämolysiert, sind Gm-inaktiv. Im Speichel kann Gm nicht nachgewiesen werden, auch in blutfrei gewaschenen Organextrakten von Milz, Leber, Pankreas und Knochenmark ließ sich Gm nicht nachweisen.

1962 haben PROKOP, KRÄMER und RIEGER einen Mikroschnelltest zur Feststellung der Gm-Gruppe von Blutspuren veröffentlicht. Bei mikroskopischer Untersuchung der Berührungszone eines Tropfens aufgeschwemmter sensibilisierter Blutzellen und eines Tropfens Anti-Gm^a-Serums in entsprechender Verdünnung (im Anti-Gm-Serum wurde vorher die Blutspur aufgelöst) kann man schon nach 3-5 Minuten den Gm-Typ entscheiden.

8. Gm-Gruppen und Krankheit

1956 fanden GRUBB und LAURELL bei 5 papierelektrophoretisch gesicherten Agammaglobulinämien das Reaktionsbild Gm (a —). Bis jetzt sind 25 Fälle untersucht, die ausnahmslos als Gm(a —) reagierten. Einige dieser Seren wurden auf beide antithetischen Faktoren Gm(a) und Gm(b) getestet und ergaben den Typ Gm (a — b —). BROCTEUR untersuchte eine immunoelektrophoretisch gesicherte Agammaglobulinämie und erhielt das Reaktionsmuster Gm(a — x — b —). Damit ist erwiesen, daß der Genotyp Gm eines Menschen sich beim Fehlen einer ausreichenden Menge Gammaglobulin nicht manifestieren kann. Diese Abwesenheit von Gammaglobulin ist bei Neugeborenen und Säuglingen physiologisch, da der Gammaglobulinspiegel nach der Geburt bis zu einem Minimum am Ende des ersten Vierteljahres absinkt, so daß das Kind keine eigenen, sondern die Gm-Gruppen der Mutter hat (Gm-Faktor passiert Placenta, vgl. S. 168). Erst dann setzt die eigene Gammaglobulinsynthese ein und das Individuum entwickelt den eigenen Gm-Typ. Der pathologische Zustand der Agamma- oder Hypogammaglobulinämie ist angeboren oder erworben.

Da bei Verwendung von Rheumatiker-Anti-Gm quantitative Verhältnisse eine Rolle spielen und auch Hemmung durch stark konzentrierte Gm(a —)-Normalseren erfolgt (GRUBB, HARBOE und LUNDEVALL; ROPARTZ, ROUSSEAU und RIVAT) — ein Verhalten, das sowohl Rheumatiker-Anti-Gm(a) als auch Anti-Gm(x) und Anti-Gm(b) zeigen — ist das Verhalten der Hypergammaglobulinämie von Interesse. Präzipitierende Normalseren sind jedoch nicht durch Gm(—)typen hemmbar (ROPARTZ, LENOIR, HEMET und RIVAT). MOULLEC, FINE, HENRY und SILVERIE erwogen die Möglichkeit der Vortäuschung des Phänotyps Gm(a +) bei Individuen, die das Gen *Gm^a^* gar nicht besitzen — also einer Phänokopie Gm(a +) — bei Hypergammaglobulinämie, zur Erklärung der 100%igen Frequenz von Gm(a +) bei von ihnen untersuchten Negern. Es wurde gesagt, daß diese Neger fast durchgehend Hypergammaglobulinämiker seien. GRUBB fand jedoch mehrere hypergammaglobulinämische Individuen Gm(a —).

Heute gilt, daß Hyperglobulinämie zweifellos die Hemmfähigkeit eines genetisch Gm(+)-Individuums verstärkt, nicht aber ein Gm(—)-Individuum zu Gm(+) verändern kann.

Während also eine schwere Hypo- bis Agammaglobulinämie die Ausprägung des Phänostyp Gm verhindert, modifiziert die Hyperglobulinämie den Phänotyp nicht. In diesen Zuständen sind die Gammaglobuline nicht wesentlich affiziert, d. h. nicht

Tabelle 42
Gm-Typen bei Gesunden und Myelom-Kranken

Phänotypen Gm	Normale Bevölkerung %	Myelom-Kranke %
a + x + b +	11,92	8,86
a + x + b —	4,68	3,80
a + x — b +	29,93	26,58
a + x — b —	4,25	5,06
a — x — b +	49,22	49,37
a — x — b —	0	6,33 (5 Fälle)
geprüfte Gesamtanzahl	705	79

qualitativ, sondern nur quantitativ verändert. Es gibt aber pathologische Prozesse, die diesbezüglich tiefer eingreifen — multiple Myelome.

Audran, Fine, Moullec und Matte studierten 79 Fälle von Myelom (vgl. Tab. 42). Die Frequenzen der ersten 5 Phänotypen sind bei den Gesunden und 74 der Kranken praktisch gleich. 5 Kranke sind Gm(a — x — b —), ein Phänotyp, der bei der Normalbevölkerung gar nicht beobachtet wird. Unter diesen 5 Fällen sind 4 β-2A-Myelome, und der 5. zeigt ein Paraprotein (Beweglichkeit β, Spezifität γ). Nur eine deutliche Hypogammaglobulinämie findet sich unter den Fällen, die den auftretenden Phänotyp ohne weiteres erklärt. Es hat aber nicht den Anschein, als ob der Phänotyp Gm(a — x — b —) bei Myelom notwendigerweise mit viel niedrigerem Gammaglobulingehalt einhergeht und es sich doch offenbar um eine qualitative Störung handelt.

Bergman bestimmte Gm^a bei Psoriasis und diversen allergischen Krankheiten, wie Asthma bronchiale, Prurigo Besnier, Urticaria und fand keine Unterschiede zur gesunden Bevölkerung.

1960 studierten Adinolfi, Bianco, Giles, Latte, Silvestroni und Siniscalco den Gm^a-Faktor bei 106 Thalassämikern und fanden keine signifikanten Unterschiede gegenüber Normalen. Die gleichen Autoren fanden dagegen eine signifikante Vermehrung von Gm(a +) bei 71 Patienten mit Uterus-Ca oder Brustkrebs. Bei der Kleinheit der Untersuchungszahl ist jedoch kein Urteil möglich. Neuerdings fanden auch Lille-Szyszkowicz, Podliachouk, Eyquem, Saracino und Gabay bei Patienten mit den gleichen Neoplasmen das umgekehrte Verhältnis. Die Autoren erwägen zwei Möglichkeiten: Entweder zeigen Gm(a +)-Menschen erhöhte Tumormorbiditätsneigung oder dieser pathologische Status ist fähig, den Gm-Phänotyp zu modifizieren.

Schon Grubb hatte 1958 die Gm-Frequenzen bei Gesunden und Kranken untersucht, jedoch keine signifikanten Unterschiede gefunden, wie seine nachstehend wiedergegebene Tabelle ausweist.

Als erwiesen kann jedenfalls gelten, daß bei Agammaglobulinämie bzw. Hypogammaglobulinämie, gleichgültig ob pathologischer oder physiologischer Ursache wie beim Neugeborenen, die Manifestation des Gm-Faktors verhindert wird. Weitere Zusammenhänge zwischen Gm-System und Krankheit konnten jedoch nicht oder nicht hinlänglich sicher erwiesen werden.

Tabelle 43

Gm^a-Frequenzen bei Gesunden und Kranken (nach GRUBB 1958)

	% Gm (a +)	nicht bestimmbar innerhalb der geprüften Anzahl
Normale	59,7	2/362
Personen mit Anti-D	61,1	0/54
Schwangere Frauen bei der Geburt	62,1	0/74
Asthma und ähnliche verwandte Zustände	57,3	2/295
Gelenkrheumatismus	59,5	8/161

9. Der Faktor InV

Durch Entdeckung des Faktors InV, später InV(a) genannt, ist ein weiteres Gm-artiges System entdeckt worden (ROPARTZ, LENOIR u. RIVAT 1960). Dieses System ist später auch als Gm_2-System bezeichnet worden. Wie bereits erwähnt, fanden die Autoren ein Serum mit einer neuen Hemmrate. Es handelte sich um das Serum eines Gesunden (also ein Serum des „SNAGG"-Typs). 1961 wurde von STEINBERG ein neuer Faktor gefunden, der offenbar dem Gm_2-System zugehört und als Allel für InV^a in Frage kommt und deshalb auch als InV^b bezeichnet wurde, so daß jetzt folgendes System entsteht: (vgl. Tab. 44).

Tabelle 44

Das InV-System (Gm_2-System)

Testserum		Phänotyp			annähernde %-Häufigkt. in der weißen Bevölkerung	annähernde %-Häufigkt. in der schwarzen Bevölkerung*)
Anti-InV(a)	Anti-InV(b)	ohne	mit InV(b)	Genotyp		
gehemmt	nicht gehemmt	InV(a+)	InV(a+b—)	InV^a/InV^a	1%	9%
gehemmt	gehemmt		InV(a+b+)	InV^a/InV^b	19%	42%
nicht gehemmt	gehemmt	InV(a—)	InV(a—b+)	InV^b/InV^b	80%	49%

*) Aus einer kurzen Angabe von BROCTEUR erschlossen

Familienuntersuchungen über die Vererbung von InV(a) von ROPARTZ, ROUSSEAU u. LENOIR (1961) zeigen die ausgezeichnete Brauchbarkeit des InV(a)-Faktors für die Vaterschaftsanalysen. (Vgl. Tab. 45, die wir der Schrift von BROCTEUR entnehmen.)

Tabelle 45

Elternpaarungen	Anzahl	Zusammen	Kinder	
			InV(a+)	InV(a—)
InV(a+) x InV(a+)	0			
InV(a+) x InV(a—)	15	47	25	22
InV(a—) x InV(a—)	24	51	0	51
	39	98	25	73

B. Nachtrag bei Abschluß des Buches

Anläßlich einer Untersuchungsserie, die wir zur Vererbung der Gc-Eigenschaften durchführten, untersuchten BUNDSCHUH u. FALK weitere 120 Elternpaarungen mit 246 Kindern. Die Familien waren durch Untersuchung der Gruppen ABO, MN, P_1, Se, Cc, C^w, D, Ee, K und der Haptoglobine gesichert. In dem Material fanden sich 32 kritische Elternpaarungen, also Gm(a—x—) × Gm(a—x—) mit 61 Kindern des Typs Gm(a—x—). Dieses Material bestätigt erneut die ausgezeichnete Verwertbarkeit des Gm-Systems für Vererbungsstudien.

Ein wichtiges Ereignis, welches geeignet ist, den Mangel an Anti-Gm-Seren zu durchbrechen, könnte der bedeutsame Fund von HESS und BÜTLER (Vox Sang. 7, 93, 1962) sein. Die Autoren immunisierten unter Zuhilfenahme eines Adjuvans drei Rhesusaffen mit menschlichem Gammaglobulin und erhielten, als die Seren verdünnt wurden, Anti-Gm^a und Anti-Gm^b. Damit konnten sie beide Spezifitäten, Gm^a und Gm^b, testen, je nachdem die Blutkörperchen beladen worden waren.

Unmittelbar nach Abschluß des Buches erhalten wir Mitteilung von den großen Familienuntersuchungen, die mit Gm^a, Gm^b und Gm^x von STEINBERG* durchgeführt worden sind. Die Vererbungsdaten, die in einem Isolat an 214 Familien mit 1257 Kindern erhoben worden sind, sind eindeutige Beweise für die Richtigkeit der angenommenen Vererbung. In zwei Familien allerdings fand der Autor einen Anhaltspunkt für die Wirksamkeit eines noch stummen *Gm*-Gens, das er mit Gm^- bezeichnet. Es ist möglicherweise mit dem *Gm* von HENNINGSEN identisch.

* Vox Sang. 7, 89 (1962)

Literatur

Allison, A. C.: The Genetical and Clinical Significance of the Haptoglobins. Proc. Roy. Soc. Med. 51, 2, 641 (1958).

Allison, A. C.: Haptoglobins (Übersicht). Blut, Band V, 201 (1959).

Allison, A. C.: Genetic Control of the Human Haptoglobin Synthesis. Nature 183, No. 4671, 1312 (1959).

Allison, A. C. and *B. S. Blumberg*: The Genetically Determined Serum Haptoglobins in Rheumatoid Arthritis. Arthritis and Rheumatism I, 239 (1958).

Allison, A. C., B. S. Blumberg and Mrs. *W. ap Rees*: Haptoglobin types in British, Spanish Basque and Nigerian African populations. Nature 181, 4612, 824 (1958).

Allison, A. C. and *W. ap Rees*: The binding of haemoglobin by plasma proteins (haptoglobins). Brit. Med. J. 4, 1137 (1957).

Arends, T. and *M. L. Gallango*: Haptoglobin and Tranferrin Groups in Venezuela. Vortrg. 8. Intern. Kongress f. Bluttransfusion, Tokio (1960).

Arends, T. und *M. L. G. Rodriguez*: Haptoglobin in Monkeys. Nature 185, Nr. 4709, 325 (1960).

Arends, T. und *M. L. G. Rodriguez*: Haptoglobin Types in a Paraujano indian Population. Vox. sang. 5, 452 (1960).

Aronsson, T. and *A. Grönwall*: Improved Separation of serum proteins in paper electrophoresis — A new electrophoresis buffer. Scand. J. clin. lab. Invest. 9, 338 (1957).

Audran, R., J. M. Fine, J. Moullec und *C. Matte*: Serological estimation of hypogammaglobulinemia. Rev. frc. clin. et. biol. VI, 703—705 (1961).

Baglioni, C. und *V. M. Ingram*: Four adult haemoglobin types in one person. Nat. 189, 4763, 465 (1961).

Baitsch, H.: Über Erfahrungen mit der Bestimmungstechnik und der forensischen Brauchbarkeit der Haptoglobintypen nach *Smithies*. 39. Tagung d. Dtsch. Ges. f. gerichtl. u. soziale Medizin, Graz 1960. Abgedr. in Z. f. Gerichtl. Med. 51, 3, 473 (1961).

Baitsch, H.: Diskuss.beitrag. 39. Tag. d. Dtsch. Gesellsch. f. gerichtl. u. soz. Med., Graz (1960).

Baitsch, H. und *K. G. Liebrich*: Die Haptoglobintypen, Methodik ihrer Bestimmung; Allelen-Häufigkeiten in einigen Stichproben. 1. Mitteilung. Blut 7, 1, 27 (1961).

Baitsch, H. und *G. Meier*: Zur Verteilung der Haptoglobintypen in Bayern. Blut, Bd. V, 302 (1959).

Baitsch, H. und *G. Meier*: Frequencies of the Haptoglobin Serum Groups among Blood Donors from Austria and Germany. Nature, Vol. 186, Nr. 4729, 976—977 (1960).

Baitsch, H., F. Schwarzfischer und *G. Ziegelmayer*: Mutter-Kind Untersuchungen zum forensischen Beweiswert der Haptoglobin-Serumgruppen. München. Med. Wschr. 103, 33, 1573 (1961).

Barnicot, N. A., J. P. Garlick, R. Singer und *J. S. Weiner*: Haptoglobin and Transferrin Variants in Bushmen and some other South-African Peoples. Nat. 184, S 2042 (1952).

Bearn, A. G. und *E. C. Franklin*: Comparative Studies on the physical characteristics of the heritable haptoglobin groups of human serum. J. exp. Med., 109, 55—68 (1959).

Barnicot, N. A. u. a.: Haptoglobin and Transferrin Variants in Bushmen and Some other South-African Peoples. (Übersetzung). Nature 184, Nr. 4704, 2042 (1959).

Barnicot, N. A. and *J. Kariks*: Haptoglobin and Transferrin Variants in Peoples of the New-Guinea Highlands. Med. J. Austral. 22, 859 (1960).

Beckman, L. und *G. Cedermark*: Haptoglobin Types in Macaca irus. Nature 186, Nr. 4725, 643 (1960).

Beckman, L. and *T. Mellbin*: Haptoglobin Types in the Swedish lapps. Acta genet. (Basel) 9, 306 (1959).

Bennett, J. H., C. O. Auricht, A. J. Gray, R. L. Kirk and *L. Y. C. Lai*: Haptoglobin and

Transferrin Types in the Kuru Region of Australian New Guinea. Nature 189, Nr. 4759, 68 (1961).

Berg, G. und *E. Roller:* Die Darstellung der schnell wandernden Lipoproteidfraktion im Albumin-Bereich durch zweidimensionale elektrophoretische Trennung auf Stärkeplatten. Blut, Bd. VI, 32—34 (1960).

Bergman, S.: Distribution of gammaglobulin groups in sera from patients with allergy and psoriasis. Acta Allergologica 11, 200 bis 202 (1957).

Bernheim, J. und *N. Stürner:* Haptoglobinbestimmungen in Leichenbluten. Vortrag V. Intern. Kongreß f. gerichtl. und soziale Med. Wien (1961).

Betke, K.: Das fetale Hämoglobin (HbF). Blut, Bd. V, 3, 137 (1959).

Blumberg, B. S.: Biochemical Polymorphisms in Animals Haptoglobins and Transferrins. Proc. Soc. Experm. Biol. Med. 104, 1, 25 (1960).

Blumberg, B. S., A. C. Allison und *B. Carry:* Ann. of human genetics 23, 349 (1959).

Boussier, G.: Methoden zur Isolierung der Haptoglobine. In 4th Internat. Biochem. Congress, Wien (1958). Pergamon Press Limited-London.

Boussier, H., J. Moretti et *M. F. Jayle:* Étude, de l'haptoglobine. I et II. Bull. soc. chim. biol XLII, 7/8, 817 (1960).

Brocteur, J.: Les groupes des gamma-globulines chez l'homme. Editions ARSCIA S. A. Bruxelles (1962).

Brønnestam, R. und *S. B. Nilsson:* Gammaglobulins (Gm) groups of mothers and their newborn infants. Vox. sang. 2, 316 (1957).

Brugsch, J.: Hämoglobin, der rote Blutfarbstoff. VEB Georg Thieme Verlag Leipzig 2. Aufl. (1955).

Brus, J. S. M.: The haptoglobin content of serum in haemolytic Anaemia. Brit. J. Haemat. 5, 348 (1959).

Budvári, R.: Erfahrungen mit der papierelektrophoretischen Bestimmung der Haptoglobingruppen nach *Klein* und *Knüchel*. Vortrag a. d. Sympos. über „Erbl. Blut- u. Serumeigenschaften“, Berlin (1960).

Budts-Olsen: Haptoglobins and Haemoglobins in Australian Aborigenes, with a Simple Method for the Estimation of Haptoglobins. The Medical Journal of Australia 45/II, 21, 689 (1958).

Büchner, M. und *H. C. Grabsch:* Moderne chemische Methoden in der Klinik. Georg Thieme Verlag Leipzig (Nachdruck) (1958).

Bütler, R. u. c.: Untersuchungen über die Haptoglobingruppen von *Smithies*. Schweizerische Med. Wschr. 89, 40, 1041 (1959).

Bütler, R., S. Rosin und *M. Walter:* Untersuchungen über die Haptoglobingruppen nach *Smithies*. 2. Mitteilung. Schweizer Med. Wschr. 90, 12, 347 (1960).

Bundschuh, G.: Über einige methodische Veränderungen bei der qualitativen Bestimmung von Haptoglobintypen aus dem menschlichen Serum unter besonderer Berücksichtigung neuer hämoglobinbindender Fraktionen. Inaug. Diss. Berlin (1960).

Bundschuh, G.: Über ein vereinfachtes Verfahren zur qualitativen Haptoglobinbestimmung aus menschlichen und tierischen Seren. Dtsch. Ges.wesen, 15. Jg., 43, 2103 (1960_2).

Bundschuh, G.: Methodische Fragen und Fehlerquellen bei der qualitativen Haptoglobinbestimmung. Vortrag, Sympos. über „Erbl. Blut- u. Serumeigenschaften“, Berlin (1960_3).

Bundschuh, G. und *H. Falk:* Die Wahrscheinlichkeitswerte nach Essen-Möller für die Haptoglobinmerkmale mit weiteren Frequenzangaben. Blut, VI, 6, 363 (1960).

Bundschuh, G. und *H. Falk:* Die Technik der Haptoglobinbestimmung aus dem menschlichen Serum. Vortrag 1. Kongreß für Pathologie und klinische Chemie. Dresden (1961). Steinkopff-Verlag Dresden (im Druck).

Bundschuh, G. und *W. Göhler:* Zwei neue, offenbar genetisch bedingte Haptoglobinphänotypen. Z. f. ärztl. Fortb. 56, 14, 765 (1962).

Bundschuh, G., M. Menning und *H. Handge:* Haptoglobinbestimmung aus extravasaler Flüssigkeit. Z. f. ärztl. Fortbildung 56, 14, 767 (1962).

Burtin, P., u. a.: Étude immunochimique de l'haptoglobine. Bulletin de la Société de Chimie biologique XXXVI, 8, 1029 (1954).

Cheftel, R. I., L. Cloarec, J. Moretti, M. Rafelson und *M. F. Jayle:* Étude de l'haptoglobine. III. Bull. soc. chim. Biol. XLII 9/10, 933 (1960).

Chevallier, P. and *R. Wolpe:* La valeur de l'haptoglobine dans les maladies du sang. Sang 16, 327 (1945).

Connell, G. E. und *O. Smithies:* Human haptoglobins: Estimation and purification. Biochem. J. 72, 115 (1959).

Consden, R., A. H. Gordon und *A. J. P. Martin:* Biochem. J. 40, 33 (1946).

v. Curtain, C.: Austral. J. Sci. 22, 167 (1959).

Dickgießer, F. und *K. Wildhagen:* Untersuchungen über das Vorkommen der Blutgruppen-Substanz im fötalen Mekonium. Z. Immun.forsch. 109, 503 (1952).

Dietrich, F.: Zur Differenzierung der Lipoproteide des Serums mittels präparativer Elektrophoresemethoden. Hoppe-Seylers Z. Vol 302, Nr. 4—6, 227 (1955).

Dittmer, A.: Papierelektrophorese. VEB Gustav Fischer Verlag Jena, 1. Aufl. (1856), 2. Aufl. (1961).

Dole, V. P., R. F. Watson, S. Rothbard, E. Braun and *K. Winfield:* Electrophoretic changes in the serum protein patterns of patients with scarlet fever and rheumatic fever. J. clin. Invest. 24, 648 (1945).

Dürwald, W.: Haptoglobinnachweis aus Blutflecken. Vortrag V. Kongreß f. gerichtl. und soziale Med. Wien (1961).

Fairley, N .H. and *R. J. Bromfield:* Laboratory studies in malaria and blackwater fever. Trans. roy. soc. trop. med. (London) 28, 307 (1934).

Falk, H.: Haptoglobine bei Kranken. Vortrag, Sympos. „Erbl. Blut- u. Serumeigenschaften" Berlin (1960).

Falk, H.: Krankheiten und Haptoglobine. Inaug. Diss., Berlin (1961).

Falk, H. und *G. Bundschuh:* Krankheiten und Haptoglobine. Vortrag, 39. Tg. d. Dtsch. Ges. f. gerichtl. u. soz. Med. Graz (1960).

Falk, H. und *O. Prokop:* Die bisherigen Familienuntersuchungen des Berliner Institutes bezüglich der Haptoglobintypen mit weiteren noch unveröffentlichten Familiendaten. Z. ärztl. Fortb. 55, 14, 844 (1961).

Filitti-Wurmser, S., Y. Jacquot-Armand, G. Aubel-Lesure und *R. Wurmser:* Physico-chemical study of human isohaemagglutination. Ann. Eugen 18, 183 (1953/54).

Fine, J. M. und *A. Battistini:* Étude immunologique des haptoglobines humaines individuelles. Experientia XVI, 2, 57 (1960).

Fleischer, E. A. und *J. Lundevall:* Inheritance of Serum groups. Europ. Soc. haematol. Congr. Proc. vo. 2, 906 (1958).

Franklin, A. G. und *J. H. Quastel:* Science 110, 447 (49). Zit. bei Allison u. ap Rees (1957).

Fritz, H. und *A. Simon:* Über die Haptoglobin-Frequenzen im Raum Halle a. d. Saale. Dtsch. Ges.-wesen XV, 39, 1977 (1960).

Fudenberg: zit. nach *Ropartz* (1960).

Fünfhausen, G.: Haptoglobine bei Nerven- und Geisteskranken. Vortr. Sympos. „Erbl. Blut- u. Serumeigenschaften" Berlin (1960).

Fünfhausen, G.: Die Gm^a-Frequenz in Berlin mit Hinweisen f. d. Untersuchungstechnik. Vortrag Intern. Akademie f. gerichtl. und soz. Med. Wien (1961).

Fünfhausen, G.: Die Gm^a-Frequenz in Berlin mit Angaben über die Häufigkeit geeigneter Anti-Rh-Seren. Blut VII, 331 (1961).

Fünfhausen, G., O. Prokop und *H. Runge:* Untersuchungen über die Temperaturamplitude von Gm-Seren. Ztschr. Immunit. Forsch. 122, 158 (1961).

Fünfhausen, G. und *Z. Sagan:* Die Möglichkeit des Nachweises der Gruppeneigenschaft Gm in Blutspuren. Dtsch. Gesdwes. 16, 52, 2468 (1961).

Fünfhausen, G., H. Schramm und *Z. Sagan:* Über den Nachweis von Gm in Blutspuren. Dtsch. Zschr. gerichtl. Med. (im Druck).

Gamrith, J. und *P. Speiser:* Über Titerveränderungen der Antikörper im Rhesussystem und den ABO-Gruppen. Klin. Med. 9, 6, 400 (1951).

Galatius-Jensen, F.: „Investigations of the Genetic Mechanism of the Haptoglobins with a View to the Medico-legal Aspects". Acta Med. Leg. et Soc. Vol. IX, Special-Number, 41 (1956).

Galatius-Jensen, F.: "On Haptoglobins in Relation to Age and Disease". Paper read at the IV. Congress of Haematology Copenhagen (1957_1). "Further investigations of the genetic mechanism of the haptoglobins". Acta genet. 7, 549 (1957_2). Electrophoretic pattern of hereditary human Serum proteins Acta genet. 6, 516 (1956/57).

Galatius-Jensen, F.: "On the genetics of the haptoglobins". Acta genet. 8, 232 (1958_1). "Rare phenotypes in the Hp-system". Acta genet. 8, 248 (1958_2). "The Haptoglobins — A Genetical Study". Dansk Videnskabs Forlag, København (1960_1).

Galatius-Jensen, F.: Pers. Mitt. (1960_2).

Gallango de Rodriguez, M. L. und *T. Arends:* Distribution of Haptoglobins in Native Venezuelans. Nature 183, 4673, 1465 (1959). "Haptoglobin and Transferrin in Monkeys." Tokio. 8 th Congr. Int. Soc. Blood Transf.

Giblett, E. R.: "Haptoglobin Types in American Negroes". Nature 183, S. 192, Nr. 4655 (1959). "The Serum Haptoglobins and Transferrins". Tokio.

Giblett, E. R.: pers. Mitt. (1961).

Giblett, E. R. und *J. G. Steinberg:* The Inheritance of Serum Haptoglobin Types in American Negroes: Evidence for a third Allel

Hp ^{2m}. American J. Hum. Gen. 12, 2, 160 (1960).

Gilles, H. M. and *A. C. Ikeme:* "Haemoglobinuria among Adult Nigerians due to Glucose-6-phosphate Dehydrogenase Deficiency with Drug Sensitivity". Lancet II, 7156, 889 (1960).

Göhler, W. und *I. Göhler:* Haptoglobinbestimmung bei Krankheiten unter besonderer Berücksichtigung von Nerven- und Geisteskrankheiten. Vortrag, V. Internat. Kongr. f. gerichtl. u. soz. Med., Wien (1961).

Gratzer, W. B. und *G. H. Beaven:* Clin. chim. Acta 5, 577 (1960). Zit. bei *Weippl, G.* und *D. M. Kahlich-Koenner* (1961).

Gordon, F. H. und Mit.: The preparation und properties of human serum albumin separated from placental extracts. J. amer. chem. Soc. 75, 5859 (1953).

Griesbach, R.: Austauschadsorption in Theorie und Praxis. Akademie Verlag, Berlin (1957).

Grims, H.: Zur Technik der Haptoglobinelektrophorese. Vortr. auf der wissenschaftl. Sitzung der Österr. Gesellsch. f. Mikrobiol. u. Hyg. (1961).

Grubb, R.: Agglutination of erythrocytes coated with "incomplete" anti-Rh by certain rheumatoid arthritic sera and some other sera. The existence of human serum groups. Acta path. microbiol Scand. 39, 195 (1956).

Grubb, R.: Hereditary gamma globulin groups in man. Ciba Foundation Symposium on Biochemistry of Human Genetics 264 (1959).

Grubb, R.: Interactions between Rheumatoid Arthritic Sera and Human Gamma-Globulin. Acta haemat. 20, 246—252 (1958).

Grubb, R. und *C. B. Laurell:* Hereditary serological human serum groups. Acta path. microbiol. Scand. 39, 390 (1956).

Guinand, S., J. Tonnelat, G. Boussier et *M. F. Jayle:* «Propriétés physiques de l'haptoglobine séromucoide α_2 et de sa combinaison hémoglobinique (1er Mémoire)». Bull. Soc. Chim. Biol. 38, 2—3, 329 (1956).

Hannig, K.: Eine Apparatur zur kontinuierlichen Ablenkungselektrophorese auf Filterkarton bei gleichzeitiger Anwendung hoher Feldstärken. Hoppe-Seylers Z. physiol. Chem. Vol 311, 63 (1958)

Harboe, M.: A new haemagglutinating Substance in the Gm System, Anti Gm. Nature 183, 1468 (1959). A new haemagglutinating substance in the Gm system, Anti-Gm^b. Acta path. microbiol. Scand. 47, 2, 191 (1959).

Harboe, M.: Interactions between red cells coated with incomplete Anti-D and rheumatoid sera. Acta path. microbiol. Scand. 50, 4, 383 (1960).

Harboe, M. und *J. Lundevall:* A new Typ in the Gm System. Acta path. microbiol. Scand. 45, 4, 357 (1959).

Harris, H., S. D. Lawler, E. B. Robson and *O. Smithies:* "The occurrence of two unusual serrum protein phenotypes in a single pedigree". Ann. Hum. Genet. London 24, 63 (1960).

Harris, H., E. B. Robson and *M. Siniscalco:* "β-Globulin Variants in Man". Nature 182, 452 (1958$_2$). "Atypical Segregation of Haptoglobin Types in Man". Nature 182, 4645, 1234 (1958$_1$).

Heide, K.: Gruppenspezifische Blutproteine. Behringwerk-Mitteilungen Heft 38 (1960).

Henningsen, K.: Pers. Mit. (1960).

Henningsen, K. und *J. C. Nielsen:* A rare phenotype within the Gm system. Nature 192, 4801, 476 (1961).

Heubner, W.: Methaemoglobin bildende Gifte. Ergebn. Physiol. 43, 9 (1940).

Hirschfeld, J.: Immunoelectrophoretic demonstration of qualitative differences in human sera and their relation to the Haptoglobins. Acta pathol. microbiol. Scand. 47, 2, 160 (1959).

Hirschfeld, J.: A simple method of determining Haptoglobin groups in human sera by means of agar-gel electrophoresis. Acta path. microbiol. Scand. 47, 2, 169 (1959).

Hirschfeld, J.: Variations in electrophoretic Position of Haptoglobin mixtures in agargel electrophoresis. Nat. 186, 4728, 894 (1960).

Hirschfeld, J.: Immunoelectrophoretic differentiation of Haptoglobins from another group-specific in heritable system in normal human sera. Nat. 187, 4732, 126 (1960).

Hirschfeld, J.: Characterization of prezipitating components in normal human sera. Acta path. microbiol. Scand. 49, 2, 255 (1960).

Hirschfeld, J.: Immunoelectrophoresis-Procedure ad application to the study of group-specific variations in sera. Science *Tools* 7, 2, 18—25 (1960).

Hirschfeld, J.: Inheritance of a new group-specific System demonstrated in normal human sera by means of an immuno-electrophoretic technique. Nature 185, 4717, 931 (1960).

Hirschfeld, J. und *L. Beckman:* A new-group-specific serum system (Gc-Groups) in relation to Blood and serum groups. Acta genet. 10, 1—3, 48 (1960).

Hirszfeld, L.: Probleme der Blutgruppenforschung. Fischer, Jena (1960).

Hilschmann, N. und *G. Braunitzer:* Über die Konstitution der Proteinkomponente des menschlichen Hämoglobins. Blut, V., 6/7 (1959).

Hommes, F. A.: "A new method for the quantitative determination of haptoglobin". Clin. Chim. Acta 4, 707 (1959).

Hoppe, H. H. und *E. Hain:* Zum Beweiswert der Blutgruppenuntersuchung im Vaterschaftsprozeß mit besonderer Berücksichtigung des Rh-Systems. Ztschr. Hyg. 141, 429 (1955).

Horsfall, W. R. and *O. Smithies:* "Genetic Control of Some Human Serum β-Globulins". Science 128, 3314, 35 (1958).

Huehns, E. R. und *E. M. Shooter:* Polypeptide chains of Haemoglobin A_2. Nat, 189, 4766, 918 (1961).

Iványi, J.: The Haptoglobin Level in Haemoblastoses. Acta Haematologica 25, 2, 98 (1961).

Jarosch, K.: Die Haptoglobinbestimmung — ein neues Ausschlußverfahren im Vaterschaftsprozeß. Österr. Richterz. XXXVIII, 11 (1960).

Jarosch, K. und *H. Grims:* Die Gm-Serum-Gruppen und ihre Bedeutung für die forensische Anwendung. Österr. Richterzeitung XXXIX, 6, 89 (1961).

Javid, J.: "Inability of Haptoglobin to bind Myoglobin". Blood- the Journal of Hematology XIV, 6, 683 (1959).

Jayle, M. F.: «Étude biochimique et physiopathologique des peroxydases animales. These de Doctorat en Medicine Paris (1939)». Bull. Soc. Chim. Biol. 21, 14 (1939). «Méthode de dosage de l'haptoglobine sérique» Bull. Soc. Chim. Biol. 33, 876 (1951). «Biochimie et interêt clinique a_1-et a_2-seromucoides». Schweizerische Med. Wschr. 51 bis 52, 1425 (1956). «Evaluation moléculaire de l'haptoglobine par une réaction enzymatique de peroxydation».

Jayle, M. F. et *G. Boussier:* «Isolement a l'état pur de l'haptoglobine, mucoprotéine α_2 du sérum propiétes et interêt clinique». La Presse Medical 62, 85, 1752 (1954). «Obtention a l'état homogène d'une mucoprotéine serique l'haptoglobine». Bull. Soc. Chim. Biol. 36, 959 (1954). «Les seromucoides du sang leur relations avec les mucoprotéines de la substance fondamentale du tissu conjunctif». Expos. ann. Biochim. méd. 16, 1657 (1955). «L'Haptoglobine, séromucoide α_2 du sérum sanguin». Expos. ann. Biochim. med. 17, 172 (1955).

Jayle, M.-F, G. Boussier et *J. Tonnelat:* «Isolement à partir du sérum humain de la combinaison hémoglobine — haptoglobine à l'état homogène (2e Mémoire)». Bull. Soc. Chim. Biol. 38, 2—3, 343 (1956).

Jayle, M.-F., G. Boussier et *J. Badin:* Bull. Soc. Chim. Biol. 34, 1063 (1952).

Jayle, M.-F., G. Boussier et *M. J. Batias:* Relations entre le taux de l'haptoglobine, celui des globulines α_2 et des mucopolysaccharides circulants en pathologie. C. R. Soc. Biol. 149, 46 (1955).

Jayle, M. F. und *O. Judas:* Helv. chim. Acta, 29, 1310 (1946).

Jayle, M. -F., J. Serpicelli et *L. Robert:* Étude polarographique des mucoïdes, sulfosalicylosolubles du sérum sanguin. Clin. chim. Acta 1, 452 (1956).

Jayle, M.-F. et *J. Vallin:* «Variations de la formule protéinique du plasma au cours des affections hépatiques». Sém. Hop. Paris, 28, 3133 (1952).

Kahlich-Koenner, D. M.: Über die Haptoglobin-Bestimmung und ihre Anwendung im Vaterschaftsprozeß". Wiener Med. Wschr. 110, 23, 492 (1960). „Über unsere Erfahrungen mit den Haptoglobinbestimmungen im Vaterschaftsnachweis". Berlin, Vortrag f. erbl. Serumeigenschaften Humboldt-Universität (1960).

Kahlich-Koenner, D. M. und *G. Weippl:* „Haptoglobintypen beim Neugeborenen". Wiener klin. Wschr. 72, 39, 674 (1960). Irrtumsmöglichkeiten bei der Haptoglobintypenbestimmung. Vortrag V. Kongreß f. Gerichtl. und Soziale Medizin Wien (1961).

Kerde, Ch.: Immunisierungsversuche an Ziegen und Kaninchen. Vortrag Symposion für erbliche Serumeigenschaften Berlin, Humboldt-Universität (1960).

Kerde, Ch., G. Fünfhausen, Brunk, Re. und *Ru.:* Über die Gewinnung von hochwertigen Anti-P-Immunseren durch Immunisierung mit Echinokokkencystenflüssigkeit. Z. f. Immunforsch. u. exp. Therap. 119, 216 (1960).

Kirk, R. L., L. Y. C. Lai, S. Mahmood und *R. Bragwan Singh:* "Haptoglobin Types in South-East Asia". Nature 185, 4707, 185 (1960).

Klein, H.: „Haptoglobin a) Genetik, Grundlagen u. Probleme. 39. Tagung d. Dtsch. Ges. f. gerichtl. u. soziale Med. Graz (1960_1). Haptoglobinfragen Vortrag Symposion f. erbl. Serumeigenschaften. Humboldt-Universität, Berlin (1960_2).

Klein, H.: Haptoglobin: Grundlagen, Probleme, Erfahrungen. Dtsch. Z. f. gerichtl. Med. 51, 3, 455 (1961).

Klein, H. und *F. Knüchel*: „Papierelektrophoretische Bestimmung der Haptoglobingruppen des Menschen". Dtsch. Ztschr. f. gerichtl. Med. 50, 278—286 (1960).

Kluthe, R., *R. Bütler* und *H. Isliker*: „Reindarstellung und Charakterisierung von Serumhaptoglobinen". Helv. Physiol. Acta 18, 35—37 (1960).

Kluthe, R. und *H. Isliker*: „Isolierung von Serumhaptoglobinen als Haptoglobin-Hämoglobin-Komplex durch Zinkfällung und Säulenchromatographie". Helvetica Physiologica et Pharmacologica Acta 18, 3, 404 (1960).

Kluthe, R. und *P. Meyer*: „Bestimmung des α_2-Haptoglobinspiegels bei Nierenerkrankungen". Klin. Wschr. 39, 4, 205 (1961).

Knedel, M. und *F. Sperl*: „Über ein präparatives Elektrophorese-Verfahren mit Kartonpapier als Trägermaterial". Blut, Bd. V, 2, 65 (1959).

Knüchel, F.: Färbung, Registrierung und Auswertung von Haptoglobinen, Fermenten und Gesamtproteinen im Serum nach elektrophoretischer Trennung im Stärkegel, Z. gerichtl. Med. 51, 3, 464 (1961).

Knüchel, F.: „Haptoglobin, b) Physiologie und Pathologie". 39. Tg. d. Dtsch. Ges. f. gerichtl. u. soziale Med. Graz (1960). „Haptoglobinfragen". Vortrag a. d. Sympos.: „Erbliche Blut- und Serumeigenschaften" Berlin (1960).

Kobiela, J.: „Kurze Mitteilung über Haptoglobinuntersuchungen und Blutgruppenbestimmungen in Vaterschaftsfragen". Vortrag a. d. Sympos.: Erbliche Blut- und Serumeigenschaften", Berlin (1960).

Kunkel, H. G. und *R. J. Slater*: Proc. Soc. Exper. Biol. Med. 80, 42 (1952).

Lathem, W. and *W. N. Jensen*: „Plasma Hemoglobin-Binding Capacity in Sickle Cell Disease". Blood XIV 1047 (1959).

Lauer, A. und *H. Hoppe*: Plexiglas als Objektträger. Dtsch. med. Wschr. 50, 1579 (1952).

Laurell, C. B.: "Determination of the Haptoglobin Group". The Scandinavian Journal of Clinical and Laboratory Invest. 11, 18 (1959). "Purification and properties of different haptoglobins". Clin. Chim. Acta Vol. 4, 1, 79 (1959_2). „Serumproteine und Eisentransport" a. d. Buch v. Keierling, W.: „Eisenstoffwechsel", Thieme-Verlag, Stuttgart (1959_3). „Methoden zur Isolierung der Haptoglobine und Hämoglobinbindungskapazität-Bestimmung". Prot. Biol. Fluids (Proc. 6th Colloqu., Brügge 1958) Elsevier Publishing CO., Amsterdam (im Druck).

Laurell, C. B. and *M. Nyman*: "Studies on the Serum Haptoglobin Level in Hemoglobinemia and its influence on Renal Excretion of Hemoglobin". Blood XII, 493 (1957).

Lawler, S.: Genetical studies of the Gm groups in human serum. Immunology, 3, 90 (1960).

Lenz, W.: Medizinische Genetik. Georg Thieme Verlag Stuttgart (1961).

Leuthardt, F.: Lehrbuch der physiologischen Chemie, begründet von Edlbacher, S. Walter de Gruyter & Co. 14. Auflage, Berlin (1959).

Lévy-Solal, E., *J. Badin* et *R. Vénès*: «Étude de quelques réactions non specifiques des protéines plasmatiques». Gynéc. et obst. 48, 221 (1949).

Lille-Szyszkowicz, I., *L. Podliachouk* und *A. Eyquem*: 8. Kongress Europ. Haematol. Wien (1961).

Linnet-Jepsen, P., *G. Galatius-Jensen* und *M. Hauge*: On the inheritance of the Gm serum group. Acta genet. statist. med. 8. 2. 164 (1958).

Longsworth, L. G., *T. Shedlovsky* and *D. A. MacInnes*: Electrophoretic patterns of normal and pathological human blood serum and plasma. J. Exper. Med. 70, 399 (1939).

Mäkelä, O. und *A. Tiilikainen*: Inheritance of the Gm serum group. Ann. med. exper. Fennial, 37, 2, 180 (1959).

Mäkelä, O. u. a.: "On the Inheritance of the Haptoglobin Serum Groups". Acta genetica Vol. 9, Nr. 2, 149 (1959). "Electrophoretic patterns of Haptoglobins in Apes". Nature 185, 4716, 852 (1960).

Manuila, A.: Blood Groups and Disease — Hard Facts and Delusions. J. Am. Med. Ass. 167, 17, 2047 (1958).

Martin du Pan, R., *J. J. Scheidegger* und *H. Roulet*: Arch. franc. Pédiat. 10, 1013 (1953).

Martin du Pan, R., *J. J. Scheidegger*, *P. Wenger*, *P. Koechli* und *J. Roux*: Blut, 5, 104 (1959).

Mehta, S. R. and *W. N. Jensen*: „Haptoglobins in Haemoglobinopathy: A Genetic and Clinical Study". Brit. J. of Haematology 6, Nr. 3, 250 (1960).

Matsunaga, E. and *K. Murai:* "Haptoglobintypes in a Japanese Population". Nature 186, 4721, 320 (1960). "Genetic Study of Haptoglobin Types in a Japanese Population". Vortrag 8. Intern. Kongress f. Bluttransfusion Tokio (1960).

Milgrom, F., St. Dubiski und *G. Woźniczko:* Human sera with "Anti-Antibody". Vox. sanguinis 1, 172 (1956).

Milgrom, F., T. Łuszczynski und *St. Dubiski:* Nat. London, 177, 329 (1956).

Milgrom, F., G. Woźniczko und *Z. Dudziak:* O fizjologicznym wytwarzaniu przeciwcial anti-O. *Polskiego Tygodnika Learskiego* XII, 10 (1957).

Mino, P.: Über die angebliche Existenz von mehr als zwei Isoagglutininen im menschlichen Blute. Münch. Med. Wschr. 1129 (1924).

Mino, P.: Einiges über Konstitutionslehre und serologische Forschung. Dtsch. Med. Wschr. 45, 1533 (1924).

Moretti, J., G. Boussier et *M. F. Jayle:* «Réalisation technique et premières applications de l'électrophorèse sur gel d'amidon». Bull. Soc. Chim. Biol. 39, 5/6, 593 (1957). «Nouvelle méthode de purification des protéines par électrophorèse dans un gel d'amidon». Bull. Soc. Chim. Biol. 40, 59—65 (1958).

Moretti, J. et *J. Yon:* «*Étude* cinétique de l'activité peroxydasique du complexe hémoglobine-haptoglobine». Biochim. Biophys. Acta 46, 3, 545 (1961).

Moullec, J. u. a.: "Haptoglobin Types in 398 Blood Donors from Dakar (Senegal)". Nature 187, 4736, 517 (1960).

Moullec, J. et *J. M. Fine:* "Frequencies of the Haptoglobin Groups in 406 French Blood Donors". Nature, Vol. 184, Nr. 4681, 196 bis 197 (1959).

Moullec, J., J. M. Fine et *J. Linhard:* «Les groupes d'haptoglobine dans un échantillon de population Africaine de Dakar». Imprimé avec le périodique Revue d'Hématologie. Extraid du Tome 15, No. 2—3, pp. 174—182 (1960).

Moullec, J., J. M. Fine, Cl. Henry und *Ch. Silverie:* Proc. VIIth Congress of Int. Soc. of Blood. Transfusion 250, 881, Rom (1958).

Moullec, J., R. Kherumian, E. Sutton und *P. Espagnon:* L'étude du facteur de groupe Gm[a] du plasma humain. Rev. hemat. 11, 512 (1965).

Moullec, J., J. M. Fine und *C. Henry:* Le facteur Gm[a] et quelques propriétés du sérum des Noirs africains. VIIe Congrès Transfusion Sanguine Rome (1958).

Muralt, G. v. und *E. Gugler:* Die Reifung der Immunglobuline. Helv. med. Acta 26, 3/4, 410 (1959).

Murawski, K. und *T. Miszczak:* Haptoglobin Types in Poland. Science, 133, 3462, 1427 (1961).

Murray, R. K. and *G. E. Connell:* "Elevation of Serum Haptoglobin in Rabbits in Response to Experimental Inflammation". Nature 186, 4718, 86 (1960).

Neale, F. C., G. M. Aber and *B. E. Northam:* "The demonstration of intravascular haemolysis by means of serum paper electrophoresis and a modification of Schumm's reaction". J. Clin. Path. 11, 206 (1958).

Nielsen, J. C. und *K. Henningsen:* A new allele within the Gm system? Vox Sang. 6, 634 (1961).

Nyman, M.: „Haptoglobin in pernicious anemia". Scand. J. clin. Lab. Invest. 9, 168 (1957). „Über Haptoglobinbestimmung im Serum, Normalkonzentration und Verhältnis zu Smithies Serumgruppen". Clin. chim. Acta 3, 111 (1958). "Serum Haptoglobin. — Methodological and Clinical Studies". Scand., J. Clin. Lab. Invest. 11, Suppl. 39 (1959). "On Plasma Proteins with Heme or Hemoglobin Binding Capacity". The Scandinav. J. of Clin. a. Lab. Invest. 12, 1, 121 (1960). "Haptoglobin". Nordisk Med. 63, 18, 540 (1960). "Private communication".

Nyman, M., K. Gydell and *B. Nosslin:* „Haptoglobin und Erythrokinetik". Clin. Chim. Acta 4, 82 (1959).

Nosslin, B. F. and *M. Nyman:* "Haptoglobin determination in diagnosis of haemolytic diseases." Lancet 1, 1000 (1958).

Owen, J. A., I. R. Mackay and *C. Got:* "Serum haptoglobins in hepatobiliary disease". Brit. med. J., i, 1454 (1959).

Owen, J. A. u. a.: "Detection of Haemoglobin, Haemoglobin-Haptoglobin Complexes and other Substance with Peroxydase Activity after Zone Electrophoresis". Nature 182, 4646, 1373 (1958). *Owen, J. A., J. P. Carew, D. C. Cowling, J. P. Hoban* und *H. Smith:* "Serum Haptoglobins in Megaloblastic Anaemia". Brit. J. of Haematology 6, 3, 242 (1960). *Owen, J. A., G. C. de Gruchy* and *H. Smith:* "Serum haptoglobins in haemolytic states". J. Clin. Path. 13, 6, 478 (1960).

Owen, J. A., F. C. Better and *J. Hoban:* "A simple method for the determination of serum haptoglobins". J. Clin. Path. 13, 163 (1960).

Pioch, W.: Experimentelle Untersuchungen über die Temperaturamplitude von Spontan- und Immun-Blutgruppenantikörper. Diss. Bonn (1953).

Podliachouk, L., A. Eyquem und *F. Jaqueline:* Observations sur certaines propriétés du facteur sérique Gm^a (Communication présentée a la Société Française de Microbiologie 1960).

Podliachouk, L., F. Jaqueline und *A. Eyquem:* Le facteur sérique Gm^a au cours des rheumatismes inflammatoires chroniques, Ann. Inst. Pasteur 94, 590, (1958).

Polonovski, M.: L'haptoglobine et sa signification clinique. Recherches médicales en France pendant la guerre 1939—1945. Paris (1945).

Polonovski, M.: "Haptoglobine et globine du plasma sanguin". R. soc. biol. 289, 138 (1944).

Polonovski, M. et *M. Jayle:* «Existence dans le plasma sanguin d'une substance activant l'action peroxydasique de l'hemoglobin». C. R. Soc. Biol. (Paris) 129, 457—460 (1938). «Peroxydases animales, leur spécificité et leur rôle biologique». Bull. Soc. Chim. biol. (Paris) 21, 66—91 (1939). «Sur la préparation d'une nouvelle fraction des protéines plasmatiques, l'haptoglobins». C. R. Acad. Sci. (Paris) 211, 517—519 (1940).

Poulik, M. D.: "Tests of Purity of Diphtheria Toxins by Electrophoresis in Starch Gel". Nature 177, 4517, 982 (1956). "Starch gel electrophoresis in a discontinous system of buffers". Nature 180, 1477 (1957). "Separation of Prealbumins by Starch Gel Electrophoresis". Nature 184, 4692, 1067 (1959). (Suppl. Nr. 14). "Separation of Fast-moving γ-Globulins by Starch Gel Electrophoresis". Nature 184, 4701, 1800 (1959).

Poulik, M. D. and *O. Smithies:* "Comparison and Combination of the Starchgel and Filter-Paper Electrophoretic Methods Applied to Human Sera: Two-Dimensional Electrophoresis". Biochem. J. 68, 636 (1958).

Poulik, M. D., W. W. Zuelzer and *R. Meyer:* "Separation of human Serum Albumins". Nature 188, 4749, 506 (1960).

Probst, V., G. Schumacher und *E. Müller:* „Über die Abhängigkeit ‚normaler' postoperativer Serumeiweißveränderungen von der Schwere des operativen Gewebstraumas". D. Medizinische 1, 38 (1958).

Prokop, O.: Laburnum Watereri. Tgg. Dtsch. Gesell. Ger. Med. Bonn (1953).

Prokop, O.: „Familienuntersuchungen über Haptoglobine". Vortrag a. d. Symp. über „Erbliche Blut- u. Serumeigenschaften", Berlin (1960). „Lehrbuch der gerichtlichen Medizin". (Kapitel über erbliche Serumeigenschaften.) VEB Verlag Volk u. Gesundheit, Berlin (1960).

Prokop, O.: Familienuntersuchungen mit Anti-Gm^a, Anti-Gm^x und Anti-Gm^b mit Angaben zur Phaenotypenfrequenz Zschr. ärztl. Fortbild. (Sonderheft Blutgruppen) 14, 770 (1962).

Prokop, O., G. Fünfhausen und *A. Rackwitz:* Familienuntersuchungen über die Vererbung von Gm^a mit Haptoglobindaten. Blut 1961, VII, 301 (1961).

Prokop, O. und *G. Bundschuh:* Bisherige Kenntnisse über die Haptoglobine. Ber. 9. Tag. dtsch. Ges. Bluttransf. Braunschweig (1960). Bibl. haemat. 12, 289 (1961).

Prokop, O., G. Bundschuh und *H. Falk:* „Über einige neue Ergebnisse auf dem Gebiet der Haptoglobinforschung". Vortrag, 39. Tg. d. Dtsch. Ges. f. gerichtl. und soziale Med. Graz (1960). Erschienen in Dtsch. Z. f. gerichtl. Med. 51, 3 (1961).

Prokop, O. und *H. Hunger:* Die Gm^a-Vaterschaftswahrscheinlichkeitszahlen nach *Essen-Möller*. Ztschr. f. ärztl. Fortbildung 24, 1436 (1961).

Prokop, O., K. Krämer und *A. Rieger:* Ein Mikroverfahren zum Nachweis der Gm-Gruppen in Blutspuren. Zschr. f. ärztl. Fortbildung. 56, 772 (1962).

Prokop, O., O. Serfas, H. Fritz und *F. Zschocke:* „Bedeutung und Technik der Haptoglobinbestimmung unter besonderer Berücksichtigung einer landeseigenen Stärke". Ztschr. f. ärztl. Fortbild. 54. Jg., H. 11, 675 (1960).

Race, R. R. und *R. Sanger:* Die Blutgruppen des Menschen. Deutsche Übersetzung Prof. Dr. *O. Prokop*. Georg Thieme Verlag Stuttgart (1958).

Rapoport, S. M. und *H. J. Raderecht:* Physiologisch-chemisches Praktikum. VEB Verlag Volk und Gesundheit Berlin 2. Aufl. (1960).

Rauen, H. M.: Biochemisches Taschenbuch. Springer Verlag (1956).

Reimann, W.: Die Gm-Serum-Gruppen. Vortrag Sympos. über erbliche Blut- und Serumgruppen. Berlin (1960).

Reimann, W.: Die Gm-Serumgruppen. Die Medizinische 3, 138 (1962).

Remsen-Reihlen: Einleitung in das Studium der Chemie. Verlag Theodor Steinkopff Dresden und Leipzig, 16. Aufl. (1951).

Riva, G.: „Das Serumeiweißbild des Menschen". Verlag Hans Huber, Bern und Stuttgart (1957).

Robert, L., G. Boussier und *M. F. Jayle:* Groupements sulfhydrique de l'haptoglobine et de sa combinaison hémoglobinique. Experimentia Basel, 13, 111 (1957).

Robert, L., J. Serpicelli et *M.-F. Jayle:* Interêt de la réaction polarographique du sérum dans la détection du cancer et d'antres maladies. Rev. franc. Ét. clin. biol. 1, 976 (1956).

Ropartz, C.: Les Groupes seriques Gm. Rev. franc. d'etudes cliniques et biol. V, 9, 933 (1960).

Ropartz, C., J. Lenoir, Y. Hemet und *L. Rivat:* Possible Origins of the Anti-Gm-Sera. Nature 188, 4756, 1120 (1960).

Ropartz, C., J. Lenoir und *L. Rivat:* A new Inheritable Property of Human Sera: the InV Factor. Nature 189, Nr. 4764, 586 (1961).

Ropartz, C., L. Rivat und *S. Lanset:* Les facteurs Gm dans la salive et les liquides pleuraux. (In Vorbereitung!).

Ropartz, C., L. Rivat et *J. Lenoir:* Fréquence des facteurs Gm^a, Gm^b, Gm^x, Gm-like et In_V chez 400 Noirs africains (Rev. Franc. Études Clin. et Biol. 5, 814 (1960).

Rowe, D. S. and *J. F. Soothill:* "Oberservations on Globin, Haemoglobin and Haptoglobin using a Rabbit Antiglobin Serum". Nature 186, 4729, 975 (1960).

Royen, van, A. H. H.: „Het Haptoglobine een bidrage tot de kennis der α_2-globulinen". Diss. Amsterdam Drukkerij Waltman, Delft (1950).

Serfas, O.: Die Haptoglobine. Forschungen und Fortschritte 34, 347 (1960).

Serfas, O. und *G. Schubert:* Zur Haptoglobinverteilung im Raume Berlin. Blut, VI, 304 (1960).

Smithies, O.: "Zone Electrophoresis in Starch Gels: Group Variations in the Serum Proteins of Normal Human Adults". Biochem. J. 61, 629 (1955). "Variations in Humanserum β-Globulins". Nature 180, 1482 (1957). "Zone electrophoresis in starch gels and its application to studies of serum protein". Advances in Protein Chemistry XIV Academic Press New-York, London, 65—113 (1959_2). "An Improved Procedure for Starch-gel Electrophoresis: Further Variations in the Serum Proteins of Normal Individuals". Biochem. J., Vol. 71, 3, 585 (1959_1).

Smithies, O. und *G. F. Connell:* Biochemical Aspects of the Inherited Variations in Human Serum Haptoglobins and Transferrins. Ciba Foundation Symposion on Biochemistry of Human Genetics (1959).

Smithies, O., G. E. Connell und *Dixon, G. H.:* Gene action in the Haptoglobins. Vortrag 8. Kongress Europ. Gesell. f. Haematologie Wien (1961) Abstracts S. 228 (1961).

Smithies, O. and *O. Hiller:* "The Genetic Control of Transferrins in Humans". Biochem. J. 72, 121 (1959).

Smithies, O. and *M. D. Poulik:* "Two-Dimensional Electrophoresis of Serum Proteins". Nature 177, 4518, 1033 (1956).

Smithies, O. and *N. F. Walker:* "Genetic Control of some serum proteins in normal humans". Nature 176 (London), 1265—1266 (1955). "Notation for Serumprotein Groups and the Genes controlling their Inheritance". Nature 178, 4535, 694 (1956).

Sonnet, J. and *J. L. Michaux:* "Glucose-6-phosphate Dehydrogenase Deficiency, Haptoglobin Groups, Blood Groups and Sickle Cell Trait in the Bantus of West Belgian Congo". Nature 188, 4749, 504 (1960).

Speiser, P.: Aussprache zu G. Weippl: „Untersuchungen über Haptoglobine". Wiener Klin. Wschr. 72, 3, 55 (1960).

Speiser, P.: Der Beweiswert des Haptoglobinsystems zur Feststellung der Nichtvaterschaft. Österr. Richterzeitung Sept. 1961.

Speiser, P. und *R. Neuhold:* Experimentelle Untersuchungen über die Zeitspanne der Nachweisbarkeit der Haptoglobintypen im Leichenblut. Vortrag V. Intern. Kongreß f. gerichtl. u. soz. Medizin, Wien (1961).

Sutton, H. E. u. a.: "Serum protein differences between Africans and Caucasians". Nature 178, 1287 (1956). "The frequencies of Haptoglobin types in five populations". Ann. Hum. Genet. 23, 175 (1959).

Schleyer, F. und *Wichmann, D.:* „Haptoglobine, allgemein-serologische Grundlagen, eigene Untersuchungstechnik und Ergebnisse". 39 Tag. d. Dtsch. Ges. f. gerichtl. u. soziale Med. Graz (1960).

Schubert, G.: Der Haptoglobingehalt von Transsudaten, Exsudaten, Ascites und anderen Körperflüssigkeiten sowie ein Beitrag zur Haptoglobinverteilung in 2246 menschl. Seren. Inaug. Diss. Berlin (1961).

Schlesinger, D.: „Die Frequenzen der Haptoglobingruppen in der polnischen Bevölkerung".

Vortrag a. d. Sympos. über „Erbliche Blut- und Serumeigenschaften", Berlin (1960).
Schultze, H. E. und *K. Heide:* Der neueste Stand der Plasmaproteinforschung. Beitrag zu *Bauer, K. Fr.:* Medizinische Grundlagenforschung Bd. III Georg Thieme Verlag Stuttgart (1960).
Schultze, H. E., H. Biel, H. Haupt und *K. Heide:* Über die Gc Komponenten von Hirschfeld, 1. und 2. Mitteilung. Naturwissenschaften 49, 1, 16 (1962).
Schumacher, G.: „Properdin und α_2-Globuline bei posttraumatischer Entzündung." Proc. of the VIIth. Int. Congress of the Internat. Soc. of Hematology, Rom (1958).
Stäps, R., G. Bundschuh und *H. Falk:* „Über Haptoglobinbefunde an Kranken der Berliner Universitäts-Hautklinik". Dtsch. Gesundh.wesen, 16. Jg. H. 2, 58 (1961).
Steinbach, M. und *L. Pejaudier:* "The Behaviour of Haptoglobin during Routine Fractionation". Nature 184, 4683 (1959).
Steinberg, A. G. und *B. D. Giles:* Zit. nach *Steinberg, Stauffer* und *Fudenberg.*
Steinberg, A. G., R. Stauffer und *S. H. Boyer:* Evidence for a Gm^{ab} Allele in the Gm-System of American Negroes. Nature, 4745, 169 (1960).
Steinberg, A. G., R. Stauffer und *H. Fudenberg:* Distribution of Gm^{a} and Gm-like among Javanese, Djuka Negroes, and Oyana and Carib Indians. Nature, 185, No. 4709, 324 (1960).
Stürner, K. H. und *H. Christen:* Die Verteilung der Hp-Typen in Schleswig-Holstein. Schleswig-Holsteinisches Ärzteblatt 14, 11, 387 (1961).

Tarukoski, P. H.: „Gene Frequencies of Haptoglobin Types in a Swedish Population". Nordisk Med. 62, Nr. 39, 1425 (1959).
Thomas, K. und *G. Kampf:* „Haptoglobine". Dtsch. Gesundh.wesen XV, 45, 2227 (1960).
Tombs, M. P.: "A Haemoglobin-Binding β-Globulin in Human Serum". Nature 186, 4730, 1055 (1960).
Troisier, J., M. Polonovski, M.-F. Jayle et *H. E. Brissaud:* Indice de posaptoglobinémie chez les tuberculeux. Bull. Acad. Méd. 123, 239 (1940).

Unger, L. J., A. S. Wiener und *L. Katz:* Studies on blood factors Rh^{A}, Rh^{B}, Rh^{C}. J. Exper. Med. 110, 4, 495 (1959).

Vogt, A.: „Haptoglobin-Titer-Bestimmungen in Familien. Vortrag a. d. Sympos. über „Erbliche Blut- und Serumeigenschaften", Berlin (1960).

Waller, M. V. und *I. H. Vaughan:* Use of anti-Rh-sera for demonstrating agglutination activating factor in rheumatoid arthritis. Proc. Soc. Exper. Biol. Med. 92, 198 (1958).
Weippl, G.: Diskussionsbeitrag. Sitzg. d. Österr. Gesellschaft f. Mikrobiol. und Hyg. Januar (1961).
Weippl, G. und *D. M. Kahlich-Koenner:* Sporadisches Doppel-A_2-Hämoglobin (A_2). Blut, Bd. VII, 303 (1961).
Wichmann, D. und *F. Schleyer:* Untersuchungen über die Häufigkeit der Hp-Typen in Nordrhein-Westfalen und ihre forensische Verwertbarkeit. Z. Immun.forsch. 121, 196 (1961).
Wiener, A. S.: Modern Blood Group Mythology. J. of Forensic Med. (Südafrika) 7, 4, 166 (1960).
Wuhrmann, F., Ch. Wunderly und *P. de Nicola:* „Über die Heterogenität der γ-Globuline im krankheitshalber veränderten Blutserum". Klin. Wschr. 39/40, 667—672 (1950).
Wuhrmann, F. und *Wunderly, Ch.:* Die Eiweißkörper des Menschen, Benno Schwabe u. Co. Verlag Basel/Stuttgart (1957).

Nachtrag

Aber, G. M. und *D. S. Rowe:* Electrophoresis of haemoglobin with serumproteins. Brit. J. Haem. Vol. 6, 2, 166 (1960).
Aber, G. M. und *D. S. Rowe:* The binding of Hämatin by serumproteins. Brit. J. Haem. Vol. 6, 2, 160 (1960).
Bearn, A. G. und *E. C. Franklin:* Some genetical implications of physical studies of human haptoglobins. Science 128, 3324, 596 (1958).
Beckman, L., G. Holmgren, O. Mäkelä und *R. Lehtovaara:* Serum protein variations in monkeys. Acta genet. et statist. medica 11, 126 (1961).
Blumberg, B. S. und *Z. Gentile:* Haptoglobins and Transferrins of two tropical populations. Nature 189, 4768, 897 (1961).
Boyer, S. H. und *E. J. Watson-Williams:* The γ-Globulin, Gm^{a}, in Negerians. Nature 190, 4774, 456 (1961).

Budvári, R.: A haptoglobincsoportok. Orvosi Hetilap 103, No. 24, 1113 (1962).

Bütler, R.: Über gruppenspezifische Eigenschaften menschlicher Serumproteide. Schweiz. med. Wschr. 91, 39, 1125 (1961).

Bütler, R., A. Hässig und *M. Hess:* Die Anwendbarkeit von Serumgruppen in Vaterschaftsgutachten. Praxis (Schwz.) 50, 33, 832 (1961).

Buondonno, E., G. Flammia und *E. Polimanti:* Determinazione dell'aptoglobinemia in soggetti schizofrenici. Minerva medica Vol. 52, No. 95, 4124 (1961).

Connell, G. E., G. H. Dixon und *O. Smithies:* Subdivision of the three common Haptoglobin types based of „hidden" differences Nature 193, 4814, 505 (1962).

Franklin, E. C., M. Oratz, M. A. Rothschild und *D. Zucker-Franklin:* Haptoglobin Hemoglobin Metabolism in Rabbits Studied with J^{131} and Fe^{59} Labelled Complexes. Proc. soc. exp. biol. 105, 167 (1960).

Gordon, A. H.: A Technique for Elution of Proteins from Starch Gel. Biochim. biophys. Acta Vol. 42, No. 1, 23 (1960).

Hess, M. und *R. Bütler:* Anti-Gm specificities in sera of Rhesus monkeys immunized with human gamma globulin. Vox Sang. 7, 93 (1962).

Mäkelä, O., O. V. Renkonen und *E. Salonen:* Electrophoretic Patterns of Haptoglobins in Apes. Nature 185, 4716, 852 (1960).

Marti, H. R.: Technische Probleme der Hämoglobin-Elektrophorese im Stärkeblock. Experientia 17, 235 (1961).

Müller, H.: Über die Absorbierbarkeit und Präzipitierbarkeit der menschlichen Haptoglobine. Zschr. ges. Hyg. 8, 2, 144 (1962).

Sachregister

Kolibri 360 GmbH
Ferdinand-Jühlke-Straße 7
99095 Erfurt, Deutschland
produktsicherheit@kolibri360.de